U0199542

“十三五”国家重点图书出版规划

药物临床试验设计与实施丛书

血液病药物临床试验设计与实施

主　编　陈方平　李　昕　张凤奎

编　委（按姓氏笔画排序）

王　迎　付　斌　母光福　安　刚　许　聪
李　昕　李　颖　张　帆　张　简　张凤奎
陈方平　赵旻奕　姜　波　姜尔烈　梁　婷
彭　捷　蒋端凤

人民卫生出版社

·北　京·

图书在版编目(CIP)数据

血液病药物临床试验设计与实施 / 陈方平，李昕，张凤奎主编. —北京：人民卫生出版社，2020. 12
(药物临床试验设计与实施丛书)
ISBN 978-7-117-31106-9

Ⅰ. ①血… Ⅱ. ①陈… ②李… ③张… Ⅲ. ①血液病-临床药学-药效试验 Ⅳ. ①R552. 05

中国版本图书馆 CIP 数据核字(2020)第 264458 号

人卫智网	www.ipmph.com	医学教育、学术、考试、健康，购书智慧智能综合服务平台
人卫官网	www.pmph.com	人卫官方资讯发布平台

药物临床试验设计与实施丛书
血液病药物临床试验设计与实施
Yaowu Linchuang Shiyan Sheji yu Shishi Congshu
Xueyebing Yaowu Linchuang Shiyan Sheji yu Shishi

主　　编：陈方平　李　昕　张凤奎
出版发行：人民卫生出版社（中继线 010-59780011）
地　　址：北京市朝阳区潘家园南里 19 号
邮　　编：100021
E - mail：pmph @ pmph.com
购书热线：010-59787592　010-59787584　010-65264830
印　　刷：北京顶佳世纪印刷有限公司
经　　销：新华书店
开　　本：787×1092　1/16　印张：17
字　　数：372 千字
版　　次：2020 年 12 月第 1 版
印　　次：2020 年 12 月第 1 次印刷
标准书号：ISBN 978-7-117-31106-9
定　　价：76. 00 元
打击盗版举报电话：010-59787491　E-mail：WQ @ pmph. com
质量问题联系电话：010-59787234　E-mail：zhiliang @ pmph. com

前言

在一个新药正式上市前，药物临床试验往往是最关键的一步，它能够检验药物是否可以在保证安全的前提下发挥可靠疗效。临床试验是在人体进行研究的一门学科，也是一门非常科学严谨的学科。随着不断研发的新药问世，全球多中心临床试验项目逐年增多，临床试验伦理要求及相关法律法规、临床试验的规范设计、创新药物设计的思路引起国际上临床研究的广泛关注。其中，针对血液病方面的新药层出不穷，但我国在这个领域的一类新药研发还有待加强，血液病的新药临床试验目前亦缺乏实操性强的指导书籍。因此，国内两大临床试验经验丰富的血液中心联手编写了本书，本书的主要编者为血液病领域的中青年专家，他们不仅对血液病的诊疗有着较深的造诣，而且在血液病药物临床试验领域有丰富的经验。

本书着眼于血液病新药临床试验的科学和伦理原则，构建了从试验设计原则、操作规范流程、试验方案设计到实际操作要点等的完整系统。本书共有七章，第一章为血液病药物临床试验的设计与要求，重点介绍血液病临床试验的理论基础，包括血液病药物临床试验的基本内容、相关伦理原则与法律法规、生物统计学知识概述、药物临床试验设计原则和标准操作规程、临床试验安全性及有效性评价、血液病药物临床试验的相关影响因素等。第二章到第七章分别介绍血液肿瘤化疗药物、靶向药物、促造血药物、止血与抗栓药物、血液病合并感染抗感染药物、抗移植物抗宿主病药物等临床试验设计规范和实践操作要点。

本书在编写上独具特色：强调临床试验操作要点，具有很强的实践性和可操作性，与血液专科理论知识学习相辅相成，构成了理论与实践相结合的完整体系。在内容方面，涵盖了在血液病新药研发过程中，药物临床试验各阶段承担的任务，特别是药物临床试验过程中的伦理学保护等内容。在编排形式方面，在各类药物临床试验介绍中列举了大量真实的临床研究案例，使本书通俗易懂，便于自学、互学。本书的编写及出版有望为从事临床药学和医学实践的学生和工作者提供完整、系统、规范的参考和借鉴，同时可加强血液专科医药方向人员的实践操作能力培养，促进血液专科人才的培养。

陈方平

2020 年 9 月

目 录

第一章　血液病药物临床试验的设计与要求 …… 1

第一节　血液病药物临床试验的基本内容 …… 1

一、临床药理学研究 …… 2

二、探索性研究 …… 5

三、确证性研究 …… 7

四、上市后研究 …… 9

第二节　相关伦理原则与法律法规 …… 10

第三节　生物统计学知识概述 …… 13

一、临床试验的统计设计 …… 14

二、临床试验的数据管理与质量控制 …… 15

三、临床试验的数据统计分析 …… 15

四、统计学应用在临床试验中常遇到的问题 …… 16

第四节　药物临床试验设计原则和标准操作规程 …… 17

一、临床试验设计的“四性”原则 …… 17

二、对照试验 …… 18

三、临床试验设计要点及操作流程 …… 21

第五节　有效性评价 …… 25

第六节　安全性评价 …… 30

第七节　血液病药物临床试验的相关影响因素 …… 33

一、研究计划设定 …… 33

二、试验设计 …… 33

三、操作变异和试验误差 …… 35

第二章　血液肿瘤化疗药物临床试验 …… 38

第一节　血液肿瘤与化疗药物选择概述 …… 39

一、血液肿瘤 …… 39

二、常见血液肿瘤与化疗药物选择 …… 39

第二节　相关法律法规及技术规范要点 …… 43

第三节　临床试验设计 …… 44

一、基本研究内容 …… 45
二、生物统计知识概述 …… 47
三、设计原则及操作流程 …… 48
第四节 有效性评价 …… 56
一、Ⅰ期临床试验疗效指标 …… 57
二、Ⅱ期临床试验疗效指标 …… 58
三、Ⅲ期临床试验疗效指标 …… 58
四、Ⅳ期临床试验疗效指标 …… 58
第五节 安全性评价 …… 59
一、Ⅰ期临床试验安全性指标 …… 59
二、Ⅱ期临床试验安全性指标 …… 60
三、Ⅲ期临床试验安全性指标 …… 61
四、Ⅳ期临床试验安全性指标 …… 61
第六节 抗白血病化疗药物临床研究 …… 61
一、急性髓细胞性白血病 …… 62
二、急性淋巴细胞白血病 …… 65
三、慢性髓细胞性白血病 …… 68
四、慢性淋巴细胞白血病 …… 69
第七节 抗淋巴瘤化疗药物临床研究 …… 71
一、霍奇金淋巴瘤 …… 71
二、弥漫大B细胞淋巴瘤 …… 72
三、滤泡性淋巴瘤 …… 75
第八节 抗多发性骨髓瘤化疗药物临床研究 …… 78
一、适合自体造血干细胞移植多发性骨髓瘤患者的临床试验 …… 78
二、不适合自体造血干细胞移植多发性骨髓瘤患者的临床试验 …… 78
三、高危多发性骨髓瘤的临床试验 …… 79
四、复发或难治多发性骨髓瘤的临床试验 …… 79
五、多发性骨髓瘤维持治疗的临床试验 …… 80
第九节 临床研究实例介绍 …… 81
一、针对急性髓细胞性白血病的化疗药物 …… 81
二、针对急性淋巴细胞白血病的化疗药物 …… 83
三、针对慢性髓细胞性白血病的化疗药物 …… 84
四、针对慢性淋巴细胞白血病的化疗药物 …… 85
五、针对非霍奇金淋巴瘤的化疗药物 …… 87
六、针对多发性骨髓瘤的化疗药物 …… 90

第十节　血液肿瘤化疗药物研发现状及展望 ………………………………… 94
一、血液肿瘤化疗药物的研发现状 ………………………………… 94
二、血液肿瘤化疗药物的研发展望 ………………………………… 98

第三章　靶向药物临床试验 ………………………………… 103
第一节　血液病的靶点及相关靶向药物概述 ………………………………… 104
一、靶点分类 ………………………………… 104
二、靶向制剂的分类 ………………………………… 109
第二节　相关法律法规及技术规范要点 ………………………………… 109
第三节　临床试验设计 ………………………………… 111
一、血液病靶向药物的临床研究基本内容 ………………………………… 111
二、生物统计知识概述 ………………………………… 112
三、设计原则及操作流程 ………………………………… 112
第四节　有效性评价 ………………………………… 119
一、靶向效应疗效判断 ………………………………… 119
二、缓解率及生存指标疗效判断 ………………………………… 121
第五节　安全性评价 ………………………………… 122
第六节　临床研究实例介绍 ………………………………… 124
一、针对急性髓细胞性白血病的靶向药物 ………………………………… 124
二、针对急性淋巴细胞白血病的靶向药物 ………………………………… 125
三、针对慢性髓细胞性白血病的靶向药物 ………………………………… 127
四、针对慢性淋巴细胞白血病的靶向药物 ………………………………… 129
五、针对多发性骨髓瘤的靶向药物 ………………………………… 132
六、针对骨髓增生异常综合征的靶向药物 ………………………………… 136
第七节　血液病靶向药物的研发现状及展望 ………………………………… 137
一、国际血液病靶向药物的研发现状 ………………………………… 137
二、我国血液病靶向药物的研发现状 ………………………………… 141
三、血液病靶向药物的研发展望 ………………………………… 142

第四章　促造血药物临床试验 ………………………………… 146
第一节　促造血药物概述 ………………………………… 146
一、常用促造血药物 ………………………………… 146
二、促造血药物治疗的常见血液病 ………………………………… 148
第二节　相关法律法规及技术规范要点 ………………………………… 151
第三节　临床试验设计 ………………………………… 151
一、临床试验设计概述 ………………………………… 151

二、临床前研究 …… 152
三、Ⅰ期临床试验研究 …… 153
四、Ⅱ、Ⅲ期临床试验研究 …… 154
五、Ⅳ期临床试验研究 …… 156
六、数据分析 …… 157
第四节 有效性评价 …… 157
一、促造血作用的评价 …… 157
二、中医证候 …… 158
三、系统误差的控制 …… 159
四、目前存在的争议和问题 …… 159
第五节 安全性评价 …… 159
一、安全性评价的一般原则 …… 159
二、安全性评价的指标和标准 …… 160
第六节 临床研究实例介绍 …… 161
一、治疗特发性血小板减少性紫癜口服药物 …… 161
二、治疗特发性血小板减少性紫癜注射药物 …… 162
三、治疗再生障碍性贫血药物 …… 163
四、预防化疗所致中性粒细胞减少药物 …… 166
五、治疗骨髓增生异常综合征贫血药物 …… 168

第五章 止血与抗栓药物临床试验 …… 170
第一节 止血与抗栓药物概述 …… 170
一、生理性止血与纤溶机制 …… 170
二、止血药物概述 …… 170
三、抗栓药物概述 …… 173
第二节 相关法律法规及技术规范要点 …… 175
第三节 止血与抗栓药物临床试验设计 …… 178
第四节 有效性评价 …… 184
第五节 安全性评价 …… 186
第六节 临床研究实例介绍 …… 187
一、止血药物 …… 187
二、抗栓药物 …… 195
第七节 止血与抗栓药物的研发现状及展望 …… 198
一、国际止血与抗栓药物的研发现状 …… 198
二、我国止血与抗栓药物的研发现状 …… 202

三、止血与抗栓药物的研发展望 …… 202

第六章 血液病合并感染抗感染药物临床试验 …… 205
第一节 血液病抗感染药物概述 …… 205
一、抗细菌药物 …… 205
二、抗真菌药物 …… 207
三、抗病毒药物 …… 208
第二节 相关法律法规及技术规范要点 …… 210
一、抗菌药物相关法律法规 …… 210
二、抗菌药物技术规范要点 …… 210
第三节 临床试验设计 …… 211
一、抗菌药物临床试验设计 …… 211
二、血液病合并感染抗菌药物临床试验设计 …… 211
第四节 有效性评价 …… 215
第五节 安全性评价 …… 217
第六节 临床研究实例介绍 …… 218
一、针对粒细胞缺乏伴发热的抗感染药物 …… 218
二、针对造血干细胞移植术后合并感染的抗感染药物 …… 221
第七节 抗感染药物的研发现状及展望 …… 224
一、国际抗感染药物的研发现状 …… 225
二、我国抗感染药物的研发现状 …… 229
三、抗感染药物的研发展望 …… 230

第七章 抗移植物抗宿主病药物临床试验 …… 233
第一节 移植物抗宿主病与其相关药物选择 …… 234
一、临床表现 …… 234
二、移植物抗宿主病常用药物概述 …… 234
三、移植物抗宿主病的预防与治疗 …… 237
第二节 相关法律法规及技术规范要点 …… 239
第三节 临床试验设计 …… 240
第四节 有效性评价 …… 243
第五节 安全性评价 …… 244
一、药物安全性评价 …… 244
二、安全性评价指标 …… 245
第六节 临床研究实例介绍 …… 246
一、预防异基因造血干细胞移植后急性移植物抗宿主病药物 …… 246

二、预防异基因造血干细胞移植后慢性移植物抗宿主病药物 …………………… 248
三、治疗急性移植物抗宿主病药物 ……………………………………………… 250
四、治疗慢性移植物抗宿主病药物 ……………………………………………… 251
五、治疗皮质类固醇抵抗型急性移植物抗宿主病药物 ………………………… 253
六、联合治疗慢性移植物抗宿主病药物 ………………………………………… 255
第七节　抗移植物抗宿主病药物的研发现状及展望 ……………………………… 256
一、抗移植物抗宿主病药物的研发现状 ………………………………………… 256
二、抗移植物抗宿主病药物的研发展望 ………………………………………… 261

第一章

血液病药物临床试验的设计与要求

第一节　血液病药物临床试验的基本内容

血液病在人类的疾病谱中一直占据着重要地位，大致可分为良性疾病及恶性疾病。因血液系统恶性疾病具有难治、易复发的特点，其治疗疗程长，过程痛苦，传统治疗方法治愈的概率较低，给患者及家庭带来了身体、精神及经济上的巨大压力，因此，血液系统恶性疾病一直是基础及临床研究的热点问题。

血液病学是一门基础医学与临床医学紧密相结合的医学学科。近年来，得益于免疫学、生物化学、细胞遗传学及分子生物学等基础学科的进步，血液学及其相关学科发展日新月异。这些学科与血液病学相互渗透，使血液病的诊断及治疗也发生了突飞猛进的进展，各种新的诊断及治疗技术不断涌现，给很多血液病患者带来了新的希望：目前已能够治愈约70%的儿童急性白血病，能治愈约95%的成人急性早幼粒细胞白血病，多发性骨髓瘤患者的生存期得到了极大的延长等等。根据2019年全球新药研发报告的数据，2019年在全球范围内共有56种新分子实体和生物药首次获批上市，其中恶性肿瘤相关药物13种，血液系统相关药物6种，可见血液病的新药研发力度较高。尽管血液病学已取得了如此多的进展，但仍然有很多患者面临着不确定的结果以及大大缩短的预期寿命，因此，世界范围内的研究人员仍在为开发治疗和预防血液病的药物而做着不懈努力。

临床试验按研发阶段分类，分为Ⅰ期临床试验、Ⅱ期临床试验、Ⅲ期临床试验和Ⅳ期临床试验；按研究目的分类，可分为临床药理学研究、探索性研究、确证性研究及上市后研究。

临床药理学研究的目的是：评价药物耐受性，明确并描述药动学及药效学特征，探索药物代谢和药物相互作用，以及评估药物活性。探索性研究的目的是：探索目标适应证后续研究的给药方案，为有效性和安全性确证的研究设计、研究终点、方法学等提供基础。确证性研究的目的是：确证有效性和安全性，为支持注册提供获益/风险关系评价基础，同时确定剂量与效应的关系。上市后研究的目的是：改进对药物在普通人群、特殊人群和/或环境中的获益/风险关系的认识，发现少见不良反应，并为完善给药方案提供临床依据。

临床试验的过程是一个不断评估和决策的过程,临床研发计划应随着研究结果做适当调整。在每个临床试验进行时,都应及时进行阶段性获益及风险评估,以决定终止或继续进行临床研发。明确缺乏有效性或存在明显安全性问题,临床试验应及时终止。如研究数据提示研究药物具备一定研发前景,临床试验应在已有研究数据支持的基础上,尽快向前推进。例如,临床有效性验证的研究结果可能提示需要进行更大样本量的人体药理学研究;或在某些情况下,根据临床试验初步结果,需要变更原来拟定的适应证。

一、临床药理学研究

临床药理学是研究药物与人体相互作用规律的一门学科,它以药理学和临床医学为基础,阐述药物代谢动力学(pharmacokinetics,PK,简称药动学或药代动力学)、药物效应动力学(pharmacodynamics,PD,简称药效学)、不良反应的性质和机制及药物相互作用规律等,是药物临床试验的重要组成部分。

新药上市申请应有在临床药理学研究支持下对药物的安全性和有效性进行的评估。在不同临床试验阶段,临床药理学的研究任务和内容又各不相同。临床药理学研究一般在临床试验早期进行,也可根据药物研发需要在临床试验其他阶段进行。为减少疾病本身对结果判定的影响,临床药理学研究通常在健康志愿者中进行,具备非治疗性目的。但如抗肿瘤药物对健康人群可能有一定危害,只能在患者中进行研究。临床药理学研究大多采用随机、盲法、对照的试验设计,有些情况也可采用其他设计。

1. 临床药理学研究的基本任务　在药物临床试验中,临床药理学研究的基本任务是应用符合法律法规和伦理要求的当前最佳科技手段,提供临床药理学和生物药剂学数据,支持药物在新药临床试验(investigational new drug,IND)申请和新药上市申请(new drug application,NDA)过程中的安全性和有效性评估。其研究内容包括药物对人体的效应(药效学和不良反应)、人体对药物的处置(药动学)、剂量-暴露量-效应关系、药物相互作用、特殊人群的临床药理学、药物基因组学、定量药理学与统计分析等。为便于叙述,以下将临床试验分为早期临床试验阶段(Ⅰ~Ⅱa 期)和后期临床试验阶段(Ⅱb~Ⅳ期)。

2. 早期临床试验的药理学研究　早期临床试验几乎全部是临床药理学相关研究。早期临床试验承接药物非临床研究(主要指毒理学实验、药动学实验和药效学实验)的结果,并将其转化到人体中开展耐受性、药动学和药效学试验。其主要目的在于:对非临床研究的动物实验结果进行概念验证,并分析人和动物的种属差异;初步评估药物在人体上的安全性和有效性,做出是否继续研发的决策;若继续研发,为后期临床试验优化出能够平衡获益和风险的剂量及给药方案。

(1)首次人体试验剂量的选择:首次人体试验是创新药物研发过程中的重要内容之一。在物种差异尚未完全明确的情况下,本试验是安全性风险最高的临床试验,因而在试验设计和具体实施上要格外慎重。试验中,最大推荐起始剂量的具体算法可参考国内外相关指导原则;最大剂量根据动物毒性实验的结果或同类产品应用的剂量来确定,起码应相当于或略高于拟应用于临床的常用剂量的高限。

(2)耐受性试验:人体耐受性试验,是为了确定人体最大药物耐受剂量,也可发现最初出现的不良反应。给药方式包括单剂量和多剂量给药。在进行人体耐受性试验前,应掌握两个方面的信息:非临床研究评价结论、研究药物或类似药物已有的临床研究及文献信息。上述信息对于估算人体试验的安全起始剂量、选择监测不良反应指标具有重大意义。

耐受性试验以非治疗为目的,常在健康志愿者或者某类患者中进行。从伦理学和科学性方面考虑,具有潜在毒性药物(如细胞毒类药物)的耐受性试验,通常选择患者作为研究对象。进行耐受性试验时,结合开展药动学研究进行,可以获得更多安全性方面的暴露量-效应关系信息。试验结果应包括受试者一般状况分析,如用药前后的症状、体征、实验室检查。试验要说明各剂量组各项观察指标结果、毒性反应结果及原因分析,最后得出结论,如耐受剂量、毒性反应。

耐受性试验起始剂量的确定,参考有关指导原则和相关方法(包括定量药理学方法等)。人体首次临床试验的最大推荐起始剂量(maximum recommended starting dose, MRSD),应是预期在人体不出现不良反应的剂量。以起始临床剂量给药时应避免在人体出现不良反应,同时选择的剂量应允许以合理的速度和梯度迅速达到耐受性试验的终止目标(如基于评价耐受性、药效学或药动学特点的判断指标)。

在人体耐受性试验前,应设定耐受性试验终止标准,即出现哪些不良事件或达到什么暴露浓度时,剂量递增试验应终止。设定终止标准时需考虑:在健康志愿者进行试验时,尽量不要给受试者带来健康危害。应根据药物拟定的目标适应证人群特点,确定终止试验的标准。另外,对于一些具有潜在高风险药物,还要特别关注来自动物实验的安全性数据与人体安全性间是否可能存在的种属差异。特别是对于生物制剂以及基于新机制、新靶点、新信号通路等研发的药物。

在药物首次用于人体时,一般应首先计算和确定 MRSD,然后再进行该剂量的单次给药耐受性试验。对于存在潜在严重安全性风险的药物,应考虑到由于可参考的安全性数据有限,动物实验结果与人体之间可能存在差别等,首次人体耐受性试验应在少数个体中进行试验,如生物大分子药物。首例耐受性试验应从单个受试者开始,在得到了安全性数据后再决定进行以后的试验,以降低风险和保护受试者。

一般情况下,多次给药耐受性试验通常在单次耐受性试验获得结果后再开展,并且通常在获得了单次给药的人体药动学试验结果后进行。单次耐受性试验和单次药动学试验结果应能够指导多次给药耐受性试验的设计,如剂量选择及给药方式的确定、给药与进餐的关系、不良反应的性质和程度等。

许多情况下,在单次给药耐受性试验的同时可进行单次药动学研究,多次给药的药动学研究与多次给药的耐受性试验同时进行。耐受性试验属于临床早期的安全性探索试验,为获得更为可靠的研究结果,如果条件允许建议尽量采用随机、双盲、安慰剂对照的试验设计。

(3)临床药动学研究：早期临床试验，通常在健康受试者中进行下列研究。①单次给药的药动学研究；②多次给药的药动学研究；③如果是口服制剂，需进行进食影响研究；④人体药物代谢物确证、生物转化、物质平衡、代谢物的药动学及生物活性等研究；⑤对于仅在人体中出现的代谢产物，或人体中代谢产物水平远高于已知或已进行评价的实验动物种属中的水平时，应考虑进行非临床安全性评价；⑥完善与药动学相关体外研究，如血浆蛋白结合率，药物代谢酶和转运体的表型、抑制和诱导等；⑦完善遗传多态性与药物基因组学相关体外研究。

目前在我国的临床药动学研究申报资料中，多数仅完成单次给药、多次给药和食物影响的研究。而上述第④~⑦项的研究或未进行，或不完善，希望引起申请人和研究机构的重视，并在今后的研究中予以加强。申请人应加大研究投入，研究机构应提升研究水平，审评部门也应逐步提高相关要求。

(4)临床药效学研究：药效学研究可以是独立的试验，但更多采用药动学-药效学(PK-PD)结合模型进行研究，通常在Ⅰb、Ⅱa阶段选择在目标适应证患者中进行。因目标适应证患者的疾病状态可能对药物的药动学产生重要影响，通常同时进行目标适应证患者的药动学和药效学研究。研究项目包括单次给药和/或多次给药的PK-PD研究，也可进行群体药动学研究。

进行药效学研究时，需重点考虑所选择的效应终点(即临床终点或替代终点、生物标记物)的基础及测定方法。选择效应终点时，通常考虑以下因素：与疾病的发病机制和进程的相关性；与药物作用机制的相关性；检测方法的可行性。效应终点可以选择一个或多个，而多个效应终点可以提供更大的信息量。既可以选择有效性终点，也可以选择安全性终点。

(5)剂量-暴露量-效应关系：剂量-暴露量-效应关系是确定药物安全性和有效性的关键，是探索确定剂量、剂型、给药途径、给药方案的依据。早期临床试验阶段，需统筹研究和考虑安全性、有效性方面的暴露量-效应关系，才能为后续的临床试验推荐出合理的剂量范围和给药方案。因此，暴露量-效应关系研究是早期临床试验药理研究的核心。

目前，剂量(含给药途径)与暴露量(血药浓度等药动学参数)间的关系(线性或非线性、长期给药时药动学参数随时间的变化等)研究技术已经比较成熟。药理效应(药效学参数)的大小和效应部位的药物浓度直接相关，而暴露量(药动学参数)通常依据的是血药浓度，所以暴露量-效应的关系比较复杂。与血药浓度相比，临床试验测量的药理效应发生时间通常是滞后的或者持续的，使得暴露量-效应存在偏移量。根据研究的目的和所做的测量，暴露量-效应的关系可以在稳态、不考虑随着时间延长暴露量-效应的波动的影响下获得，也可以探究给药间隔或者单次给药后不同时间的血药浓度和效应。

(6)分析方法的建立与验证：分析方法建立时，应该考虑如下问题。①需要采集什么样的生物样本(如血液、尿液、粪便、泪液和其他特殊生物样本)？②要测定哪些成分(如原型药物、代谢物、生物标记物、药物抗体等)？③测定对象是游离药物、血浆蛋白结合药物，还是总药物？④选择什么分析方法(如色谱法、免疫法、微生物法以及相应的生物样本的处理方法等)？⑤内源性物质的基线扣除方法。

验证分析方法时要考察,选择性(和基质效应);准确度、精密度;提取回收率;标准曲线(工作范围、浓度-响应关系及曲线拟合技术、质控样品);灵敏度(定量下限);重现性;稳定性;有时还要考察稀释因子和残留效应等。分析生物样本时,应制定质控计划和数据接受标准。每个分析批都要新建标准曲线,并合理穿插质控样品。部分样本要进行重复测定。分析实验室应该建立严格的质量管理体系和标准操作规程,确保分析方法和检测数据的重现性和真实性。

3. 后期临床试验的药理学研究　在后期临床试验阶段,仍要继续进行临床药理学相关研究,包括特殊人群的临床药理学研究、药动学相互作用研究和药效学相互作用研究。其主要目的在于:研究内在因素(年龄、性别、疾病、遗传多态性等)和外在因素(药物、饮食、吸烟等)对暴露量(和/或效应)的影响;评价这些暴露量的变异对有效性或安全性的影响;根据所了解的暴露-效应关系和变异情况,针对每个因素调整剂量和给药方案。

(1)特殊人群的临床药理学研究:特殊人群的内在因素通常会对药物的暴露和效应带来变异,这些变异又会影响药物的有效性和安全性。临床试验中,需要利用这些研究结果来调整针对特殊人群的剂量和给药方案,并形成说明书信息。主要按照相关指导原则进行以下特殊人群的研究:老人、儿童、肾功能损害、肝功能损害、药物基因组学相关人群,孕妇和哺乳期人群,对药物的有效性和安全性评价很重要的其他人群。

(2)药物相互作用研究:患者的联合用药(中药、西药)或者生活习惯(饮食、吸烟和饮酒)等外在因素,通常会给药物的暴露量和效应带来变异。这些变异也会影响药物的有效性和安全性。临床试验中,通常需要进行药物相互作用研究,提出相应的剂量调整方案。通常考虑进行下列因素的临床相互作用研究:①有体外药动学相互作用研究基础的体内药动学相互作用研究,通常考虑药物是否是 CYP 酶的底物,代谢是否受遗传影响,药物是否是 CYP 酶的抑制剂和/或诱导剂,药物是否是 P-糖蛋白转运体的底物和/或抑制剂,是否有其他的代谢/转运途径;②评估说明书中明确与其他药物合并用药,以及其他可能会给予目标患者人群的联合用药之间的药动学和药效学相互作用。

例如,PD-1/PD-L1 抗体药物的临床药理学研究有以下关注要点:不同于传统的小分子化学药,PD-1/PD-L1 抗体等治疗性蛋白药物大多通过静脉滴注给药,所以一般对药物吸收、生物利用度或食物影响等因素不做单独的试验考察,同时由于单抗药物降解代谢后变为小肽和氨基酸,在体内会进入体循环被其他蛋白再利用,所以临床药理学研究常规关注的质量平衡、药物代谢和排泄特征等问题对治疗性蛋白药物并不适用。上述单抗产品在 FDA、EMA 和 PMDA 申请注册时,对临床药理学研究主要回答了以下几方面的问题:临床剂量、给药方法选择,药物及其代谢物的 PK 特征及主要参数,量效关系,年龄、性别、体重、种族等内在因素的影响差异,免疫原性及对 PK 的影响等。

二、探索性研究

探索性研究指的是在临床前实验完成后,Ⅰ期临床试验之前开展的在少数人群中进行的试验，评估研发药物是否具有进一步开发为新药或生物制剂的可能性，又称为0期临床试验。这是从临床前实验过渡到Ⅰ期临床试验的中间环节，该研究对开发新药有重要意义，尤其是对于降低高昂的新药开发科研成本及经济成本具有重要意义。探索性研究通常需要对受试者进行严格筛选，以保证受试者人群的同质性，并对受试者进行严密监测。早期的探索性研究可采用多种研究设计，包括平行对照和自身对照。随后的临床试验通常是随机化和对照研究。

每一种新的研究总是有其独特的优势，当前国际上一个创新药物的开发耗时长、耗资巨大，尤其是抗肿瘤药物。目前肿瘤是世界疾病难题，相关药物研究进展缓慢，通过FDA批准的新药也越来越少，甚至处于萎缩状态，因此，探索性研究这种富有优势的新药研究模式得到了FDA的认可。这种探索性研究的最大优势在于在实验室实验后，通过该研究快速评估研发药物是否具有进一步开发为新药或生物制剂的可能性，从中确定最有研发价值的先导化合物进行Ⅰ期临床试验及后续的研发，从而加快研究，是一种高效、经济的研究模式，是新药创新性研究的趋势之一。另外，尽早了解先导化合物在人体的代谢特征，对于非临床安全性研究的动物选择、提高动物实验结果的预测价值也非常有意义。

开展探索性研究应限制剂量和使用时间以及采用剂量逐步增加的研究方法，剂量设计应作为研究药效学终点，而非确定耐受性限量。人体药动学或分布图像临床研究则采用微剂量实验，要提供单剂量毒理学资料。微剂量定义：一般不大于100mg或小于1%的标准剂量。微剂量实验是为研究制品人体药动学或人体分布图像设计的，而不是用于产生药理反应，因此微剂量实验研究风险有限。而与低风险的微剂量实验比较，药理学相关剂量临床试验的每个候选制品的安全性都要评估。连续用药不超过7天，提供临床前安全数据（2周毒理学实验）相当重要。其对毒理学动物实验要求非常重视，这是安全实验的前提。药动学研究则依据药理学、毒理学等资料，采用从起始剂量逐步增量的方法。

早期探索性研究常采用剂量递增设计，以初步评价药物剂量与效应关系。针对所探讨的适应证，后期探索性研究常采用公认的平行组剂量效应设计。探索性研究所使用的药物剂量，通常低于临床药理学研究所提示的最大耐受剂量，如果高于该剂量，应补充开展相应的临床药理学研究，以提供必要的数据支持。探索性研究的其他目的包括对可能在下一步临床研究中设定的研究终点、治疗方案（包括合并给药）和目标人群（如轻度、重度疾患比较）的评价，这些目的可通过亚组数据和多个研究终点分析来实现，其分析结果可用于进一步的探索性研究或确证性研究。

一般来说，探索性研究方案的选择是根据适应证特点，并结合前期研究结果，判断推荐给药方法是否科学合理。例如，在抗菌药物的探索性研究中，Ⅰ期临床试验根据体外药动学/药效学、抗菌谱、抗菌活性、最小抑菌浓度分布、杀菌模式、动物药动学、组织分布，以及健康人药动学作为临床剂量选择参考，比较不同给药方案对目标病原菌达到靶值的概率，Ⅱ期临床试验在目标人群中建立药动学/药效学模型，比较不同给药方案组合的达标概率。

三、确证性研究

确证性研究的目的在于为获得上市许可提供足够的证据，研究内容涉及剂量-效应关系的进一步确认，或对更广泛人群、疾病的不同阶段，或合并用药等情况的研究等。对于预计长期服用的药物，药物延时暴露的试验通常在本期进行，尽管此类研究可能开始于早期临床试验。确证性研究为完成药物使用指南提供了最后一份所需要的信息。

确证性研究把确定治疗获益作为试验的首要目的，是为了进一步确证探索性研究所得到的有关研究药物有效和安全的初步证据，其目的在于为获得上市许可提供足够的证据。

对于预计长期服用的药物，药物延时暴露的试验通常在确证性研究中进行，尽管此类研究可能开始于探索性研究。关于长期用药和老年人用药临床安全性数据的考虑，原CFDA发布的《药物临床试验的一般考虑指导原则》未予以阐述。确证性研究需要为完善药物说明书提供重要的临床信息。在确证性研究开展的同时可进行群体药动学研究、药物基因组学研究等。

进入确证性研究阶段意味着在探索性研究的基础上，对目标适应证的疗效进行确证。此时的研究在试验的设计、实施、分析、报告、评价等方面均已经有了探索性研究的基础，主要体现在：适应证目标人群、疗效和安全性主要观察指标、疗效评价标准、治疗指数和变异，以及可能影响疗效和安全性的重要因素、依从性和脱落率等方面。在确证性研究阶段应该充分考虑和利用已经在探索性研究中收集到的各类信息，降低试验的风险。

最常见的确证性研究采用平行组设计，而较少采用交叉、析因等研究类型。一般应该采用多中心试验，主要有两方面的理由：首先，多中心临床试验可以加快患者入选的速度，加快试验的进程，其次是多中心临床试验可以使入选对象具有更好的代表性，更接近于上市后的使用人群。

选择受试人群应考虑到研究阶段和适应证，确证性研究的入选人群不同于早期临床试验的入选人群，在早期试验中被研究的患者或健康志愿者的组群变异可以用严格的筛选标准限制在狭小范围内，但当研究向前推进到确证性研究阶段时，受试人群应扩大以反映目标人群。此时应该尽可能入选更宽范围的患者，包括不同年龄阶段、性别、不同严重程度、合并不同疾病、合并使用不同药物等人群。育龄期妇女在参加临床试验时通常应采用高度有效的避孕措施。对于男性志愿者，应考虑试验中药物暴露对其性伙伴或子代的危害。当危害存在时（如试验涉及有诱变效力或有生殖系统毒性的药物），试验应提供合适的避孕措施。

根据探索性研究的结果，选择合适的剂量进行研究，并在此期研究中确定药物对于适应证的量效关系。此期临床研究结束后，应该能为药品上市准备一份清晰的指导医患使用的用药方法，其中至少应该包括剂量范围和给药方法。

试验应选择适宜的对照组,包括安慰剂、无治疗对照、阳性对照或受试药物不同剂量组间的对照,对照品的选择取决于试验目的。确证性研究大多应该包含阳性药物对照,以比较新药与目前标准治疗的疗效和安全性。

对新药与现行标准治疗药之间的比较研究,可以观察到与现有药物相比,新药的相对疗效和特点,这种研究一定要采用合适的方法分析试验的敏感性。有多种办法可以帮助分析试验的敏感性,例如,在用于观察有效性的长期研究(也可了解长期用药的安全性)中,在给药末期可采用安慰剂对照的随机撤药研究以了解试验的敏感性,并评价可能的撤药反应。另一种办法为阳性药对照的长时间试验,在开始时即将患者随机分为三组进行治疗(试验药、阳性对照药和安慰剂),这种有安慰剂对照的试验也可支持试验敏感性,安慰剂组试验时间的长短要考虑伦理方面的问题。

试验规模受研究疾病、研究目的和研究终点的影响。样本大小的统计学评价应该根据治疗作用的预期量值、数据的变异度、指定的错误发生概率和对信息、人群子集或次要终点的期望。在一些条件下,确定药物的安全性需要较大的数据库。探索性研究的结果为此期临床试验样本量的计算提供了基本的数据。

研究终点是用于评价与药动学参数、药效学测定、药物疗效和安全性等药物作用有关的效应变量。主要终点应反映临床相关作用,并应根据研究的主要目的选择;次要终点评价药物其他作用,可以与主要终点相关或不相关。研究终点及其分析计划应在设计方案中预先特别指明。研究的终点因药物开发的不同阶段而不同,可以预期这些终点的量效关系可能是不同的。对于上市申报必须研究的终点的选择因具体情况而异。

替代终点是与临床重要结果相关的终点,但其本身并不是临床获益的衡量指标,合适的时候,替代终点可以作为主要终点(当替代终点极可能或已知可以合理地预测临床结果时)。应该根据探索性研究的结果确定合适的给药周期,对于观察长期给药的疗效和安全性的试验,应该根据主要的试验目的和需要获取的数据信息,决定合适的治疗周期。

确证性研究应该基本确定药物在受试人群中可以接受的安全性。不同的适应证可能需要不同的安全性数据库,应特别着重研究该药物由于作用机制而可能发生的潜在副作用或不良反应。对于危险性高的患者组——老年患者、肝肾功能不全患者等,应特别关注。一般而言,对于长期用药,通常需要 1 500 名患者(其中应该包括 300~600 名患者 6 个月,100 名患者 1 年)的安全性数据。

对试验结果采用合适、正确的统计学方法进行分析,有助于试验结论的得出。针对不同的试验设计类型可以采用不同的分析集进行分析,其目的是偏倚达到最小,并控制 I 类错误的增加。所选择的统计模型应能反映目前医学和统计学关于所分析的变量及试验设计的知识。

在不同试验中要注意结果的稳健性。一系列试验开始时,即采用疾病通用的诊断标准、共同定义的医学参数、共同的疗效判断标准、统一的实验室生物样本分析方法、统一的试验管理模式等,对于数据进行整合分析具有很重要的意义。

确证性研究要能为药物的获益/风险评估提供上市前的最后依据,不同严重程度的疾病，获益/风险平衡的掌握可能完全不同。在临床研究中监视和证明药品独特的作用机制、优良的剂型特点、依从性更好的给药途径和方法、与标准药物相比更好的疗效和/或安全性都将有助于评价研究药物的获益/风险比。在获益/风险评价中是否需要进行以临床终点（非替代终点）为目标的临床研究，需要根据不同的疾病和各适应证相关的临床研究技术指导原则要求进行。

四、上市后研究

上市后研究是指药品批准上市后所进行的临床试验，目的是扩大对上市药品有效性的了解，确认该药品在实际使用情况下对广泛人群的安全性。由于药品上市前临床试验的局限性，致使药品上市后研究成为不可或缺的研究方法之一。

根据研究目的，药品上市后研究可以分为两类：①监管部门要求的研究，用以描述所有依据法律法规等提出上市后研究的要求，包括必须进行的上市后安全性研究和注册批件中要求完成的研究内容；②自主实施的研究，除监管部门要求以外，申请人或第三方承诺或自行实施的研究。

上市后研究通常包括以下内容：附加的药物间相互作用、长期或大样本安全性、药物经济学，以及进一步支持药物用于许可的适应证的终点事件研究等（如死亡率/发病率的研究等）。

根据研究目的和内容，宜选择适当的研究模型或工具来开展相应工作。研究方法包括临床药理学研究、临床试验、观察性药物流行病学研究和荟萃分析等。不同的研究方法所得结果的价值不同，解决的问题也不同。

上市后研究的操作规范主要是保护参与临床试验的受试者的权利、安全和隐私，同时也是一套规范临床试验申办者和组织者责任的标准。

1. 申办者要提供科学合理的临床试验方案，方案中要拟订各个试验环节的质量控制措施、数据管理程序和统计方案。

2. 临床试验方案必须获得伦理委员会批准。

3. 由于样本量的要求，上市后临床试验参与单位较多，要求参与临床试验机构的设施与条件应能满足临床试验的要求，所有研究者都应具备承担该项临床试验的专业特长、资格和能力。

4. 临床试验申办者或组织者应与所有临床试验机构签订书面合同。

5. 申办者要对所有研究者进行试验前培训，内容包括：试验药品的相关信息、试验方案、临床试验管理规范等。

6. 申办者要设置合格的、足够的临床试验监查员。

7. 临床试验过程中出现不良反应应按《药品不良反应报告和监测管理办法》报告。

8. 超过一年的临床试验应有年度报告。

9. 临床试验的数据管理和统计要符合方案，必要时要接受核查。

10. 数据管理应能把试验数据迅速、完整、无误地纳入报告，所有涉及数据管理的各种步骤均需记录在案，用适当的程序保证数据库的保密性；档案应妥善保存，原始报告要有可追溯性。

第二节　相关伦理原则与法律法规

任何一项新成果或治疗手段，在广泛应用到临床之前，为了确定其疗效和安全性，必须在人体进行进一步研究，例如，为揭示药物对人体的有效性和安全性，必须在患者或健康志愿者身上开展临床试验。临床试验的最终目的是减轻患者的痛苦，提高人民大众的健康水平，造福于人类。作为在人体内研究药物有效性和安全性的手段，临床试验可能会对参加试验的受试者带来潜在风险，有时甚至是致命的。因此严格遵循伦理道德准则，保护受试者的权益、健康和安全是临床试验的首要原则。

开展任何临床试验之前，其非临床研究或以往临床研究的结果必须足以说明药物在所推荐的人体研究中有可接受的安全性基础。在整个药物研发过程中，应当由药理毒理专家和临床专家等动态地对药理毒理数据和临床数据进行评价，以评估临床试验可能给受试者带来的安全性风险。对于正在或将要进行的临床试验方案，也应进行必要的调整。

在涉及人体研究的科学研究中，必须坚持对人类受试者的安全、健康和权益的保护。为此，国际上曾先后制定过多个涉及人类受试者的伦理学准则。其中重要也具有普遍性指导意义的文件，即《纽伦堡法典》《赫尔辛基宣言》《贝尔蒙报告》及《涉及人的健康相关研究国际伦理准则》。另外，国内也制定了一系列伦理相关法规：《药物临床试验伦理审查工作指导原则》《中华人民共和国药品管理法》《药品注册管理办法》《药物临床试验质量管理规范》(Good Clinical Practice，GCP)等。除需执行我国相关法规外，还需符合 ICH-GCP 相关要求。

(一)《纽伦堡法典》

《纽伦堡法典》(the Nuremberg Code)是在第二次世界大战后提出的关于人体医学研究准则的第一个国际性公约。在第二次世界大战期间，数以千计的犹太人被迫参加惨无人道的试验。例如，在儿童身上进行了实验性创伤和烧伤试验，仅仅是为了观察伤情的自然发展过程；在未得到受试者同意的情况下进行了长期饥饿、负压、低温实验，以观察人体对疾病的耐受程度等，导致了大批受试者死亡、畸形和残疾。日本 731 部队也对我国和俄国的无辜贫民或被俘军人开展了类似的试验或细菌试验。

战后纳粹分子的野蛮残忍、种族歧视和暴虐行为不仅令人感到毛骨悚然，而且引发了国际社会对现代医学使用活人来做试验的深刻反思。后来，直到纽伦堡医师的审判才引起了公众、医学和科学界人士前所未有的注意力。作为这次审判的结局，在 1948 年颁布了著名的《纽伦堡法典》，这个文件的制定就是为了防止这类暴行再次发生。

《纽伦堡法典》是保护人类受试者的奠基石，包括十项基本原则：

1. 受试者的自愿同意绝对必要。

2. 试验应该收到对社会有利的富有成效的结果，用其他研究方法或手段是无法达到的，在性质上不是轻率和不必要的。

3. 试验应该立足于动物实验取得结果，在对疾病的自然历史和别的问题有所了解的基础上，经过研究，参加试验的结果将证实原来的实验是正确的。

4. 试验进行必须力求避免在肉体上和精神上的痛苦和创伤。

5. 事先就有理由相信会发生死亡或残废的试验一律不得进行，除了试验的医生自己也成为受试者的试验不在此限。

6. 试验的危险性，不能超过试验所解决问题的人道主义的重要性。

7. 必须作好充分准备和有足够能力保护受试者，排除哪怕是微之又微的创伤、残废和死亡的可能性。

8. 试验只能由科学上合格的人进行。进行试验的人员，在试验的每一阶段都需要有极高的技术和管理。

9. 当受试者在试验过程中，已经到达这样的肉体与精神状态，即继续进行已经不可能的时候，完全有停止试验的自由。

10. 在试验过程中，主持试验的科学工作者，如果他有充分理由相信即使操作是诚心诚意的，技术也是高超的，判断是审慎的，但是试验继续进行，受试者照样还要出现创伤、残废和死亡的时候，必须随时中断试验。

(二)《赫尔辛基宣言》

1964 年，在芬兰首都赫尔辛基召开的第 18 届世界医学大会上，宣读并采纳了《赫尔辛基宣言》(Helsinki Declaration)中涉及人类受试者的医学研究的伦理原则。该宣言以更丰富的条款补充和修正了《纽伦堡法典》中较为抽象和简单的伦理原则，进一步规范了人体医学研究的道德行为。

世界医学大会已将《赫尔辛基宣言》发展成为涉及人类受试者的医学研究的医师及其他参与者提供伦理学指导原则的声明。规定的涉及人类受试者的医学研究行为基本原则有：

1. 世界医学大会《日内瓦宣言》将“我的患者的健康将是我的首要考虑”这些话约束医生，《国际医学伦理守则》也宣布“医生应当根据患者的最佳利益向患者提供医疗”。

2. 医生有责任促进和维护患者的健康、幸福和权利，包括那些参与医学研究的患者。医生应奉献其知识和良知以履行这一义务。

3. 医学的进步是以研究为基础的，这些研究最终一定会包括涉及人类受试者的研究。

4. 涉及人类受试者的医学研究的主要目的是了解疾病的原因、发展和结果，改进预防、诊断和治疗的干预措施(方法、程序和处理)。即使是当前最佳的干预措施也必须通过研究继续评估其安全性、有效性、效能、可及性和质量。

5. 医学研究必须遵守的伦理标准是：促进和确保对人类受试者的尊重，并保护他们的健康和权利。

6. 虽然医学研究的主要目的是获取新的知识，但该目的从不应优先于个体研究受试者的权利和利益。

7. 在医学研究中，医生有责任保护研究受试者的生命、健康、尊严、完整性、自我决定权、隐私，并为研究受试者的个人信息保密。保护研究受试者的责任必须始终由医生或其他健康保健专业人员承担，而绝不是由研究受试者承担，即使他们给予了同意。

8. 医生既应当考虑自己国家关于涉及人类受试者研究的伦理、法律与管理规范和标准，也应当考虑相应的国际规范和标准。任何国家性的或国际性的伦理、法律或管理规定，都不得削弱或取消任何本宣言提出的对研究受试者的保护。

9. 医学研究进行的方式应最大限度地减少可能对环境造成的危害。

10. 只有具有恰当的伦理学和科学教育、训练和资质的人员才能进行涉及人类受试者的医学研究。针对患者或健康志愿者的研究需要接受有能力的、有恰当资质的医生或其他健康保健专业人员的监督。

11. 在医学研究中未被充分代表的人群应该获得适当的机会参与研究。

12. 只有在以下条件下，结合医疗进行医学研究的医生可以将他们的患者纳入研究：研究的潜在预防、诊断或治疗的价值可证明此研究正当，而且医生有很好的理由相信，参加这项研究不会给作为研究受试者的患者带来不良的健康影响。

13. 因参加研究而遭受伤害的受试者，必须确保为其提供适当的补偿和治疗。

（三）《药物临床试验伦理审查工作指导原则》

我国为保护药物临床试验受试者的合法权益，加强对药物临床试验伦理审查工作的指导和监督管理，规范伦理委员会对药物临床试验的伦理审查工作，保证药物临床试验符合科学和伦理道德要求，根据《中华人民共和国药品管理法》《药物临床试验质量管理规范》《赫尔辛基宣言》《涉及人的健康相关研究国际伦理准则》《涉及人的生物医学研究伦理审查办法》及 ICH-GCP，国家食品药品监督管理局于 2011 年制定了《药物临床试验伦理审查工作指导原则》。内容包括伦理委员会的组建、伦理委员会的职责、多中心临床试验的伦理审查体系、伦理审查的申请与受理、伦理审查内容及决定、跟踪审查、文件存档等。

（四）《中华人民共和国药品管理法》

简称《药品管理法》，是我国药品管理领域的最高法律，是由全国人民代表大会常务委员会会议通过后颁布。《中华人民共和国药品管理法实施条例》简称《实施条例》，是国务院根据《药品管理法》规定颁布的配套法规，对相关规定进一步细化。2019 年最新修订的《药品管理法》不但将引导药品研发和创新方向的很多新制度写入法条，同时也有对审评审批程序的突破性优化，建立加快审评相配套的“踩刹车”机制，加强药品风险防控。

第一，强调鼓励创新以“临床价值”为导向，从明确或特殊疗效、新的治疗机制、系统性调节干预功能多个角度进行界定，体现鼓励基础医学源头突破的临床转化创新。

第二，明确鼓励五大领域的药品研发创新，即严重危及生命疾病药品、罕见病治疗药品、儿童用药、临床急需的短缺药品和防治重大传染病药品。

第三，《药品管理法》巩固了药品审批以来的制度探索，将临床试验默示许可制度、生物等效性备案制度、临床试验机构备案制度写入法条，同时，建立了临床试验随时叫停的风险控制机制。

最后，《药品管理法》引入拓展性临床试验条款，规定对正在开展临床试验的用于治疗严重危及生命且尚无有效治疗手段的疾病的药物，经医学观察可能获益，并且符合伦理原则的，经审查、知情同意后可以在开展临床试验的机构内用于其他病情相同的患者。

（五）《药品注册管理办法》

我国《药品注册管理办法》规范的药品注册，是指国家药品监督管理部门根据药品注册申请人的申请，依照法定程序，对拟上市销售的药品的安全性、有效性、质量可控性等进行系统评价，并决定是否同意其申请的审批过程。《药品注册管理办法》是由国家药品监督管理部门根据《药品管理法》《中华人民共和国行政许可法》《实施条例》制定、颁布、实施的部门法规，是与药物临床试验有关的重要法规。现行的《药品注册管理办法》自 2020 年 7 月 1 日起施行。该办法共包括 10 章 126 条，内容包括：总则，基本制度和要求，药品上市注册，药品加快上市注册程序，药品上市后变更和再注册，受理、撤回申请，审批决定和争议解决，工作时限，监督管理，法律责任，附则。

（六）《药物临床试验质量管理规范》

《药物临床试验质量管理规范》（GCP）是世界上用于规范药物临床试验的通行规则。我国现行版为 2020 年颁布的，共 9 章 83 条。包括总则、术语及其定义、伦理委员会、研究者、申办者、试验方案、研究者手册、必备文件管理及附则等内容。

（七）ICH 临床试验管理规范

人用药品注册技术国际协调会议（International Conference on Harmonization of Technical Requirements for Registration of Pharmaceuticals for Human Use，ICH）是由美国、日本和欧盟三方的政府药品注册部门和制药行业在 1990 年发起的，对三方国家人用药品注册技术规定的现存差异进行协调的国际协调组织。ICH-GCP 是国际通用准则，也是这个行业的最高标准。这一规范已在欧盟、美国和日本三方公布实施。2017 年 6 月 1 日我国也加入了 ICH，我国在进行新药临床试验时，必须同时遵照 ICH-GCP 和我国 GCP 规定要求，以便临床试验得到规范。

第三节　生物统计学知识概述

统计学是一门研究数据的搜集、整理、分析的科学，生物统计学是将统计学应用于整个生物学范畴的有关研究，是为了处理生物学研究数据中的同质性和变异性的科学与艺术。其性质首先体现在资料的数字化上，即以数量反映质量的特点；其次，医学研究及其相关数据必然蕴藏着丰富的信息，生物统计学的全过程即是搜集信息、处理信息、分析信息，从而提炼新的信息的过程。在这个过程中，生物统计学完成了它的使命：从事物同质性与变异性的数量表现出发，通过一定数量的观察、对比、分析，从而揭示那些困惑费解的医学问题的规律性，也就是从偶然性（不确定性）的剖析中，发现事物的必然性（确定性），并指导医学的理论和实践。生物统计学是一门科学，必须如实地反映现状。不论是从统计分析方法的实施，还是进行科学研究的角度，目的均在于获得真实的数据，这是生物统计学的求实性。此外，统计学同时作为一门艺术，应该在统计理论的指导下，在正确运用统计学思维的前提下，针对数据特点，巧妙选用恰当的高效的统计分析方法，从而得到可靠的结果和科学的结论。

生物统计学贯穿在整个临床试验过程中，在临床试验中有着不可或缺的作用，包括如何进行试验设计，如何进行数据管理和质量控制，以及如何对数据进行加工处理三大方面的内容。原国家食品药品监督管理总局也明确提出了《药物临床试验的生物统计学指导原则》（2016 年）。下面对生物统计学在药物临床试验中应用的几个重要问题做简单概述。

一、临床试验的统计设计

在启动一项临床试验时，统计学家必须同主要研究者、临床研究负责人等一起协商讨论，内容包括临床试验的方案及病例报告表（case report form，CRF）的制定，确定样本大小及随机分组方法，如何控制试验中的偏倚，确定主要指标和次要指标，是否采用复合指标、全局评价指标和替代指标，测量指标是否转换为分类指标等。在此过程中主要注意如下几个问题。

（一）随机化分组

随机化是使临床试验中的受试者在不受研究者和受试者主观意愿的影响下，有同等的机会被分配到试验组或对照组中，可以使各处理组的各种影响因素分布趋于相同或相似。随机化包括分组随机和试验顺序随机，有助于避免在受试者的选择和分组时可能导致的偏倚。试验用药物应根据试验统计学专业人员产生的随机分配表进行编码，以达到随机化的要求，受试者应严格按照试验用药物编号的顺序入组，不得随意变动，否则会破坏随机化效果。

（二）对照组的设立

一种药物的优劣只有通过对比分析才能判断，只有正确地设立对照组，才能平衡非试验因素对试验结果的影响，设立对照组时应使对照组与试验组的非试验因素尽量保持一致，从而把试验药物的效应充分显露出来。新药临床试验中常用的对照方法有阳性对照或安慰剂对照。

（三）样本量的确定

样本量是指临床试验中观察受试对象的数量，即根据研究目的，在保证研究样本具有一定代表性与可靠性的条件下所应达到的足够例数，以保证试验的统计检验有足够发现药物间差异和关联的能力。每个临床试验的样本量应符合统计学要求和国家药品监督管理部门的要求。样本量的确定要考虑试验设计的类型、主要指标的性质、临床上认为有意义的差值、检验统计量、检验假设Ⅰ类和Ⅱ类错误的概率等。样本量的具体计算方法以及计算过程中所需用到的统计量估计值及其依据应在临床试验方案中列出，同时需要提供这些估计值的来源依据。

(四) 盲法的选择

盲法是指研究者应在不知道研究对象分组的前提下，完成对指标的观测、数据的收集和结论的判断。盲法是为了控制临床试验过程中和解释结果时产生偏倚的措施之一。盲法的原则应自始至终地贯彻于整个试验之中。根据设盲程度的不同，盲法分为双盲、单盲和非盲。如条件许可，应尽可能采用双盲试验。如果双盲不可行，则应优先考虑单盲试验。无论是采用盲法或非盲的临床试验，均应制定相应的控制试验偏倚的措施，使已知的偏倚来源达到最小。

(五) 多中心试验

多中心试验系指由一个单位的主要研究者总负责，多个单位的研究者合作，遵循一个共同制定的试验方案完成整个试验。多中心试验可以在较短时间内入选所需病例数，且入选的病例范围广，临床试验的结果更具代表性，但影响因素亦更趋复杂。试验前对人员统一培训，试验过程要有监控措施，良好的组织、协调和培训是多中心临床试验成功的重要保证。

二、临床试验的数据管理与质量控制

无论是临床试验数据的收集，还是最后数据库的完成，均应符合 GCP 的规定。在临床试验数据收集阶段，根据受试者的原始观察记录，将数据正确、完整、清晰、及时地载入病例报告表。每一份病例报告表数据应采用双份独立输入，并及时进行人工或计算机逻辑检查，及时修改错误内容，修改结果应有详细记录并妥善保存。各种疑问及解答的交换应当使用疑问表，所有疑问表均应保存备查。此外，对数据要进行盲态审核。以上任何决定都需用文件形式记录下来。经盲态审核认为所建立的数据库正确无误后，对数据库进行锁定，数据库锁定后需妥善保存备查。盲态审核下所作的决定不应该在揭盲后被修改。

三、临床试验的数据统计分析

锁定的数据库交由有临床试验经验的统计专业人员进行分析，对数据进行统计分析应考虑如下几方面的内容。

(一) 划分分析人群并确定数据统计分析集

用于统计的分析数据集需在试验方案的统计部分中明确定义，并在盲态审核时确认每位受试者所属的分析集。通常有三种不同人群和数据分析集。即意向治疗(intent-to-treat，ITT)人群和全分析数据集(full analysis set，FAS)；符合方案(per-protocol，PP)人群和符合方案数据集(per-protocol set，PPS)；安全性(safety)人群和安全集(safety set，SS)。

（二）制定统计分析计划书

统计分析计划书由参与临床试验的统计学专业人员起草，经与主要研究者商议后确定，其内容比试验方案中所规定的要求更为具体。统计分析计划书应在试验方案和病例报告表确定之后形成，在之后的临床试验进行过程中，可以进行修改、补充和完善。统计分析计划书中应包括统计分析集的选择、主要指标、次要指标、数据变换、缺失值及离群值的处理、统计分析方法、疗效及安全性评价方法等，按预期的统计分析结果列出统计分析表备用。

（三）统计分析方法

临床试验中数据分析所采用的统计分析方法和统计分析软件应是国内外公认的，统计分析应建立在正确、完整的数据基础上，采用的统计模型应根据研究目的、试验方案和观察指标选择，一般可概括为以下几个方面。①统计描述：一般多用于人口学资料、基线资料和安全性资料，包括对主要指标和次要指标的统计描述。在大多数的试验中，对安全性与耐受性的评价常采用描述性统计方法对数据进行分析。②参数估计和假设检验：参数估计和假设检验用于对主要指标及次要指标进行评价和估计。在试验方案中即应当说明要检验的假设和待估计的处理效应、统计分析方法以及所涉及的统计模型。假设检验应明确说明所采用的是单侧还是双侧。③协变量分析和中心效应：评价药物有效性的主要指标除药物作用以外，常常还有其他因素的影响，在统计学中可作为协变量处理。在试验前应认真识别可能对主要指标有重要影响的协变量，排除由于协变量不均衡所产生的影响。在多中心临床试验中，同时还要考虑中心效应是否存在。④安全性评价：安全性评价是临床试验中一个非常重要的方面。药物安全性评价的常用统计指标为不良事件发生率和不良反应发生率。

（四）统计分析报告

临床试验完成后，经统计学专业人员根据确认的统计分析计划书完成统计分析工作，写出统计分析报告。统计分析报告是提供给主要研究者作为撰写临床试验总结报告的重要素材。在统计分析报告中应首先简单描述临床试验的目的、研究设计、随机化、盲法及盲态审核过程、统计分析集的规定等；其次对统计分析报告中涉及的统计模型，应准确而完整地予以描述。对药物有效性评价应给出每个观察时间点的统计描述结果，列出检验统计量和 P 值。例如，用方差分析进行主要指标有效性分析时，应考虑治疗、中心和分析指标基线值的影响，进行协方差分析。药物的安全性评价主要以统计描述为主，包括用药情况如用药持续时间、剂量、药物浓度；不良事件发生率及不良事件的具体描述等。

四、统计学应用在临床试验中常遇到的问题

进行临床试验并且对临床试验数据进行统计分析是一项科学且严肃的工作，在实施过程中会遇到许多问题。在试验阶段常出现的问题有：未严格执行随机化分组，盲法被破坏，患者入组排除标准未严格执行；在数据管理和质量控制阶段常出现的问题有：对数据

集划分不当,重要数据缺失,数据前后不一致等;在数据统计分析阶段常出现的问题有:数据未进行标准化,统计描述过于简单,数据分布未进行描述,当基线不均和中心差别较大时未进行分析,以及统计分析方法选择不当等问题。参与临床试验的研究者以及专业统计人员均应以高度的热忱、认真负责的态度对数据进行真实有效的记载和详细科学的分析,确保统计结果的合理性和科学性。

第四节 药物临床试验设计原则和标准操作规程

一个周密而完善的临床试验应当能够很好地实现研究目的,客观、准确地量度重要的临床指标,避免或最低程度地降低各种偏倚和误差因素。临床试验的设计包括设计方法的选择、避免偏性的方法(对照、随机、设盲、样本量)、受试者的选择、剂量和治疗方案、疗效和安全性的评价指标和方法等方面。

一、临床试验设计的“四性”原则

临床试验的设计应符合“四性”原则,也称为4R原则。“四性”即代表性(representativeness)、重复性(replication)、随机性(randomization)、合理性(rationality)。

(一) 代表性

代表性是指从统计学上讲样本的抽样应符合总体规律,即临床试验的受试者应能代表靶人群的总体特征的原则,既要考虑病种,又要考虑病情,所选的病种还要符合药物的作用特点。在临床试验中,患者的疗效能够充分体现药物的药理作用,同时在病情轻重方面也不能偏倚。例如,不能只入选病情轻的患者或只入选病情重的患者;不能故意在试验组入选病情轻的患者,对照组入选病情重的患者。为了试验结果具有代表性,样本量必须足够大,满足统计学要求。

(二) 重复性

重复性是指临床试验的结果应当经得起重复检验,这要求在试验时尽可能克服各种主客观误差,设计时要注意排除偏性(bias),例如,病例分配时的不均匀误差;询问病情和患者回答时可能存在主观误差;试验、检查的先后可能发生顺序误差;指标检测存在技术误差;对指标变化作出解释时可出现判断误差;环境、气候的变化等可能造成条件误差等。因此,应当对各种误差有足够的认识,并在试验设计时给予排除,才能保证试验结果的可重复性。例如,分配病例时采取随机化法,以排除病例分配时主、客观因素导致的不均匀性;治疗方法采用双盲,避免研究者及受试者对病情和治疗效果的主观偏倚;判断标准尽可能地细化和明确,避免不同研究者判断标准的不一致。尤其对多中心临床试验,各中心应当采取统一的试验条件和判断标准以保证试验结果的重复性。

(三) 随机性

随机性要求试验中两组患者的分配是均匀的,不随主观意志为转移。随机化是临床试验的最基本原则，不但可以排除抽样不正确引起的非均匀性误差、顺序误差和分配方法不当引起的分配误差，而且通过与盲法相结合，可以排除主、客观偏性，提高试验的可信度。

（四）合理性

合理性是试验设计既要符合专业要求又要符合统计学要求，同时也要切实可行。例如，在试验设计时，要预先确定病例的入选标准和排除标准，在试验过程中不得随意取舍病例，对不符合要求的病例必须按排除标准予以淘汰；在受试者的选择和治疗上，既要考虑临床试验的科学性，还要考虑受试者的安全性；在检测方法上，既要考虑仪器设备的先进性和准确性，还要考虑各中心仪器设备的可及性和可行性。

二、对照试验

有比较才能鉴别，某种治疗措施只有与其他治疗方法比较，才能了解其优劣。因而，设置对照是科学地评价一项治疗措施必不可少的。

（一）设置对照的意义

1. 科学地评定药物疗效　临床医学虽较前有了长足的进展，但目前依然有不少疾病（尤其是慢性病）的自然史不能预测，判断某一患者的预后尤为困难。而临床医师正是运用疾病自然史和预后来评价药物疗效的。若未设对照组，则极易将疾病的缓解误认为是药物的疗效。

2. 排除非研究因素对疗效的影响　临床试验中，除研究因素外，研究对象所具备的其他因素如年龄、性别、疾病类型、病程、严重程度和治疗经历等均可影响疗效。

3. 确定治疗毒副反应的可靠方法　药物临床试验中，部分患者出现不同程度的异常反应较为常见。临床医师应能正确地判断上述反应是疾病本身的表现，还是药物的毒副作用，这只有与对照组比较才能做到。

（二）对照的类型

1. 随机对照（randomized control）　按随机化方法将研究对象分为研究组和对照组，同时分别给他们规定的治疗措施和安慰剂或不给予任何措施。观察一定期限后，比较和分析两组的疗效，得出试验结论。

这种对照类型的优点首先从理论上讲可使研究组和对照组外的因素，如临床特征、预后和其他因素在两组间可比。其次是能消除研究人员或患者在患者分组上的主观因素，即消除了选择偏倚。第三是应用统计学方法来比较两组疗效时，这种类型更适宜于作卡方检验和 t 检验，而不需要用其他方法来校正。这种对照类型的缺点是一项试验需要较多的患者，因有一半患者充当对照。此外，还涉及医德问题。并不是所有的临床疗效评价都要随机对照这种方法。多年来已在临床实践中证实其疗效的疗法，虽未经随机对照证实，但也不再需用此法加以评价。另外，某些罕见病，难以收集足够多的患者以及某些致死性疾病均不宜用此法来评价疗效。

2. 非随机同期对照(non-randomized concurrent control) 这种类型的临床试验设计是由主管医师实施分配,或在协作科研中按不同医院加以分组,即一所医院作为对照组,依然实施现行疗法,而另一所医院作为研究组推行新疗法。经过一段时间后比较两组的疗效。这种设置对照的方法简便易行,也易为患者和医师接受。主要缺点是不同医院收治的患者在基本临床特征与主要预后因素分布上不均衡,缺乏可比性,致使临床试验的结论产生偏倚。

3. 历史性对照(historical control) 此型对照是一组患者(研究组)接受新疗法,将其疗效与以前某个时间用某种方法治疗的同类型患者(对照组)的疗效加以比较。这是一种非随机、非同期的对照研究。这种对照的资料来自文献和医院病历资料。此型对照的优点是:①易为患者接受,也符合医德;②省钱、省时间。其缺点是:①不少文献资料缺乏研究对象有关特征的记载,有的医院病历资料残缺不全,难以判断两组是否具有可比性;②由于科学的进展,诊断手段的改进,使得一些轻型或不典型患者能够得到早期诊断,再加上护理技术的进步,使得对比两组疗效上的差别并不完全反映不同疗法的差异,从而使研究结论不正确。因此,对自然病程非常清楚,不治疗必死无疑的疾病用此型对照较为合适。此外,所用的历史性对照资料与当前研究工作的时间间隔越久,可靠性越差。

4. 交叉设计(cross over design) 整个设计分为两个阶段。先将研究对象随机分为研究组(A组)和对照组(B组)。第一阶段研究组接受治疗,对照组接受安慰剂。此阶段结束后,两组患者均休息(洗脱,停药)一段时间。之后再进入试验第二阶段,但两组在接受治疗措施上对调。这种设计不仅有组间对照,而且有自身前后对照,从而降低了两组的变异度,提高了评价疗效的效率,同时也可用较少的样本完成试验。但采用交叉设计必须有一个严格的前提,即进入第二阶段之前,两组患者的病情均与进入第一阶段时相同。这对许多临床试验来说是难以做到的,从而限制了这种研究设计的使用。

5. 序贯试验(sequential trial) 与一般临床试验不同,序贯试验设计可事前先不规定样本量,而是试验一个或一对研究对象后,进行分析,决定下一步试验,至作出结论时即可停止试验。这样可以避免由于不切实际地增加样本量或研究对象数量过小造成的缺陷。序贯试验的优点是:①适合于临床应用;②节省研究对象人数;③计算方便。缺点是:①只适用于单指标试验;②不适用于大样本试验和慢性病疗效观察。

(三)随机化

这项原则的目的是将研究对象随机分配到研究组和对照组。这是设置理想均衡对照的方法。理论上,它可使已知和未知的影响疗效的因素在两组间均衡分布。随机化的方法很多,临床试验中较为常用的有:简单随机化、区组随机化、分层随机化。

简单随机化容易受样本量的限制,当样本量较小时,会出现组间总例数和组间影响预后因素分布的不均衡。为了保证随机分组的均衡性,提高统计检验效率,临床试验中通常采用区组随机化或分层随机化。区组随机化可保证组间总例数的均衡,而分层随机化可保证分层的因素在组间分布均衡。也有将两者联合使用,即所谓分层区组随机化。该方法保证了分层因素和组间总例数的均衡。但考虑的分层因素不能太多。当分层因素较多时，容易出现某些层没有病例或病例太少的情况，导致分层区组失去作用，继而导致组间总例数的不均衡。

（四）盲法

开展临床试验的目的是正确评价一项治疗措施的疗效，用以指导临床实践。这就需要避免各种因素对正确评价的影响，即避免这些因素产生的偏倚。随机化方法可在很大程度上消除选择偏倚，而要消除观察偏倚就要运用盲法（blindness）原则。这项原则的做法是临床医师、研究对象和试验设计人员中的一个、两个或三个都不知道研究对象接受什么治疗措施。

而在非盲试验中，临床医师、研究人员和研究对象本人均知道分组情况和接受什么治疗措施，这是非盲临床试验结论常不可靠的原因。有些临床试验只能是非盲的，如探讨改变生活习惯对冠心病发病的影响。此法的另一缺点是分配到对照组的患者因多种原因退出试验的事例并不少见。

另外还有一种概念称之为“安慰剂效应（placebo effect）”。多数药物既有特异作用，也有非特异作用，研究对象使用安慰剂后会出现某种反应，称作安慰剂效应。安慰剂对照研究的目的不只是确定一项措施有无临床价值，更重要的是判断某项措施的效应是否超过安慰剂的效应。通过对比，就可知道一项治疗措施特异的和非特异的作用程度。这对一项治疗措施的临床应用具有重要的指导意义。

为了避免患者和医生在评价治疗结果时的主观因素和偏倚以及安慰剂效应，以便获得可靠的研究数据，临床试验往往采用盲法设计，临床试验中盲法主要分为：

1. 单盲试验　在这种临床试验中，研究对象不知道所接受措施的具体内容，从而避免了其主观因素对疗效造成的偏倚。但临床医师了解这些措施，这样可使研究对象在临床试验过程中的安全得到保证。此法不能避免临床医师主观因素对疗效判断的影响。另外，有时要真正“盲”患者也很困难。

2. 双盲试验　在这种类型的试验中，患者和临床医师均不知患者的分组情况和接受治疗措施的具体内容，这样可极大减少两者主观因素对判断研究结果的影响。但此法设计较复杂，实施也较困难，还需要有第三者负责监督试验全过程（包括毒副反应的检查）以保证研究对象的安全。此外，在药品制作、采购、分发和观察疗效等方面要有一套严格的制度，并教育工作人员切实遵守。另外，在试验过程中要“盲”临床医师确实有一定困难。

3. 三盲试验　为了改善双盲效果，也可能用到三盲试验。该试验是指不仅对受试者和研究者设盲，对试验监查员、研究统计人员等也需要设盲。由于统计人员也不清楚设盲的情况，为了进行分析统计，需要进行两次揭盲。一般情况下，将所有数据输入系统数据库、核查后锁定，进行第一次揭盲（即先将数据分为 A、B 两组，但不清楚哪组为试验组）；然后进行统计分析，A、B 组分析数据出来后进行第二次揭盲，此时明确 A、B 组分别代表的是试验组抑或对照组。

三、临床试验设计要点及操作流程

血液病药物临床研究过程通常分为Ⅰ期、Ⅱ期和Ⅲ期临床试验。Ⅰ期临床试验的主要目的是对药物的耐受性、药动学进行初步研究，为后期研究给药方案的设计提供数据支持；Ⅱ期临床试验主要是探索性研究，如给药剂量探索、给药方案探索、肿瘤有效性探索等，同时也观察安全性；Ⅲ期临床试验则在Ⅱ期临床试验基础上进一步确证患者临床获益情况，为获得上市许可提供足够证据。

（一）Ⅰ期临床试验方案设计要点

Ⅰ期临床试验是新药第一次应用于人体，大多数抗肿瘤药物的研发过程都会经历多元化的Ⅰ期临床研究。Ⅰ期临床研究可根据首要的治疗目的来决定治疗方案（单独或组合使用药物的方案和用药剂量），这对于患者的安全给药和进一步有效性研究具有意义。早期的Ⅰ期临床试验侧重于描述和理解有效使用任何药物所需的临床特性，如识别潜在的剂量限制毒性。在Ⅰ期抗肿瘤药物临床试验中，必须要测定其PK参数、评估药效学、监测毒性以及确定抗肿瘤活性的重要数据。在研发过程中尽可能早地了解这些参数对于确定最佳Ⅱ期临床试验的剂量非常重要。在Ⅰ期抗肿瘤药物临床试验中能够获得疗效方面的提示，这是抗肿瘤药物开发和其他治疗领域药物开发之间的重要差别。疗效证据是否必须在进一步开发检查前得以证明这一问题一直有所争论。在分子靶向时代，许多Ⅰ期临床试验已与发现临床活性初步证据的目标结合在一起。

出于伦理考虑，Ⅰ期临床试验一般不应入选能在常规治疗中获益的肿瘤患者，而应选择标准治疗失败或没有标准治疗的晚期肿瘤患者。由于该类肿瘤患者身体状况通常较差，且往往在进入试验前接受了多种其他治疗，可能影响对药物相关反应的观察，因此制定患者入组标准应非常谨慎。在Ⅰ期临床试验中通常选择不同类型肿瘤进行试验，瘤种类型可参考临床前药效研究结果。对于分子靶向药物，根据靶标筛选受试者对疗效的评价以及个体化治疗也是有帮助的。

Ⅰ期临床试验方案应包括依次进行的三部分，即单次给药耐受性试验方案、单次给药药动学试验方案、连续给药药动学及耐受性试验方案。

1. Ⅰ期临床试验方案

（1）首页。

（2）试验药物简介，包括中文名、国际非专利药名（international nonproprietary names of pharmaceutical substances，INN）、结构式、分子式、分子量、理化性质、药理作用与作用机制、临床前药理与毒理研究结果、初步临床试验结果。

（3）研究目的。

（4）试验样品，包括样品名称、编号、制剂规格、制备单位及制备日期、批号、有效期、给药途径、储存条件、样品数量并附药检报告单。

（5）受试者选择，包括纳入标准、排除标准、入选人数及登记表。

(6)筛选前受试者签署知情同意书。

(7)试验设计与研究方法。

2. 单次给药耐受性试验设计与研究方法要点　此阶段试验是在经过详细的动物实验基础上，观察人体对该药物耐受程度，找出人体对新药最大耐受剂量及其产生的不良反应，是人体的安全性实验，为确定Ⅱ期临床试验用药剂量提供科学依据。

(1)常采用无对照开放试验，必要时设安慰剂对照组进行随机双盲对照试验。

(2)最小初试剂量按 Blackwell 改良法计算并参考同类药物临床用量进行估算。

(3)最大剂量组的确定(相当于或略高于常用临床剂量的高限)。

(4)由最小剂量组开始逐组进行试验，在前一个剂量组安全耐受前提下开始下一个剂量，每人只接受一个剂量，不得在同一受试者中在单次给药耐受性试验时进行剂量递增连续试验。

(5)方案设计时需包括处理不良反应的条件与措施。

(6)与试验方案同时设计好病例报告表、试验流程图(chart)等。

3. 单次给药药动学试验设计与研究方法要点

(1)剂量选择：选择单次给药耐受性试验中全组受试者均能耐受的高、中、低 3 个剂量，其中，中剂量应与准备进行Ⅱ期临床试验的剂量相同或接近，3 个剂量之间应呈等比或等差关系。

(2)受试者选择：选择符合入选标准的 8~10 名健康男性青年志愿者，筛选前签署知情同意书。

(3)试验设计采用三交叉拉丁方设计，全部受试者随机进入 3 个试验组，每组受试者每次试验时分别接受不同剂量的试验药，3 次试验后，每名受试者均按拉丁方设计的顺序接受过高、中、低三个剂量，两次试验间隔均应超过 5 个半衰期，一般间隔 7~10 天。

(4)生物样本选择适宜的分离测试方法，最常用的方法为高效液相色谱法。

(5) 药动学测定方法的标准化与质控方法。

精确度(precision)：日内差 CV%应<10%，最好<5%。

重复性(reproducibility)：日间差 CV%应<10%。

灵敏度(sensitivity)：①要求能测出 3~5 个半衰期后的血药浓度，或能检测出 1/10 C_{max}；②确定为灵敏度的最低血药浓度应在血药浓度量效关系的直线范围内，并能达到精确度考核要求。

回收率(recovery)：在所测标准曲线浓度范围内药物自生物样品中的回收率应不低于 70%。

特异性(specificity)：应证明所测药物为原型药。

相关系数(correlation coefficient)：应用两种方法测定时，应求相关系数 R 值，并作图表示。

(6)药动学测定应按国家药品监督管理局审评要求提供药动学参数。

(7)应提供药动学研究总结报告。

(8)研究设计与研究方法。

(9)测试方法、条件及标准化考核结果。

每名受试者给药后各时间点血药浓度、尿浓度与尿中累积排出量的均数±标准差,药-时曲线图;对所得药动学参数进行分析,说明其临床意义,对Ⅱ期临床试验方案提出建议。

4. 连续给药药动学及耐受性试验设计与研究方法要点　此阶段试验观察的是药物及其代谢产物在人体内的含量随时间变化的动态过程,主要通过数学模型和统计学方法进行定量描述。

(1)受试者选择8~10名健康男性青年志愿者,筛选前签署知情同意书,各项健康检查观察项目同单次给药耐受性试验。

(2)受试者于给药前24小时、给药后24小时、给药后72小时(第4天)及给药7天后(第8天即停药后24小时)进行全部检查,检查项目与观察时间点应符合审评要求。

全部受试者试验前1天入住Ⅰ期临床试验病房,接受给药前24小时各项检查,晚餐后禁食12小时。试验当天空腹给药,给药后2小时进标准早餐。剂量选择准备进行Ⅱ期临床试验的剂量,每日1次或2次,间隔12小时,连续给药7天。具体操作:①观察指标;②数据处理与统计分析;③总结报告;④末页。

(二) Ⅱ/Ⅲ期临床试验方案设计要点

据前所述,Ⅰ期临床试验可能确定试验治疗药物的临床疗效等事项,第二阶段的研究是专门设计用来探索临床疗效和作为一种药物的临床假说的首要测试。理想情况下,未能证明临床疗效要提前退出Ⅱ期临床试验,最好也不进入Ⅲ期临床试验。

例如,抗肿瘤药物Ⅲ期临床试验的高失败率已被归因于第二阶段试验最终确定的活性化合物不正确的预测值。对于Ⅲ期临床试验结论,Ⅱ期临床试验的结果预测值依赖于与其相关联的样本大小和治疗效果好坏的可信区间。Ⅱ期临床试验预测值也受到不同的分子表型特征或途径的影响。

由于Ⅱ期临床试验是探索性研究,而非确证性研究。因此可以采用多阶段设计、自适应设计(adaptive design)等较为灵活的设计方法。由于恶性肿瘤几乎不可能自行消退,可以认为肿瘤的缩小几乎完全是药物的作用,因此在探索单药治疗效果时,可采用单臂设计(single-arm design)或剂量对照。但在有常规标准有效治疗方法时,应尽量采用随机对照设计,将常规标准有效治疗方法作为对照,目的是尽量在临床试验的早期阶段就能检验出药物相对已有疗效或在疗效上是否具有优势,提高判断是否进入下一阶段研究的把握度。

Ⅲ期临床试验为确证性研究,通过大样本、随机、对照研究设计,确认药物在特定目标人群中的疗效和安全性,可评价肿瘤受试者的临床获益情况。由于Ⅲ期临床试验投入巨大、周期长,因此在决策药物是否进入Ⅲ期临床试验时应慎重考虑以下因素:①是否有特异且明确的靶位;②是否具有明显的抗肿瘤活性;③是否具有良好的药动学特点,如口服生物利用度良好,半衰期长;④目标疾病对新的治疗方法是否有较强的需求;⑤不良反应是否可以耐受和易处理。

例如，在约100例的某晚期肿瘤患者中进行的3种药物的Ⅲ期随机临床试验（氟尿嘧啶、亚叶酸钙、贝伐单抗）为指导Ⅱ期临床试验提供足够充足的信息，最终使第三阶段试验获得成功。这些数据不仅在引导去或不去做这个决定方面做出指示，同样也对于Ⅲ期临床试验的最终规模提供指引，这都是临床试验成功所必需的。另外，对于Ⅲ期临床试验来说，整体存活的优势往往是一个标准的终点，但临床研究也可以注重于其他方面，包括疾病的某种重要并发症及症状。如JAK2抑制剂2011年获FDA批准用于骨髓纤维化治疗，没有在总体生存率或无进展生存期方面表现出特有的优势，但基于两个随机临床试验的良好结果而获得上市批准，这两个随机临床研究是以伴有35%脾脏体积缩小患者的比例为首要终点，以症状评分改善50%的患者比例为次要研究终点。

1. Ⅱ/Ⅲ期临床试验方案设计需遵守的基本原则与指导原则

（1）《赫尔辛基宣言》。

（2）我国现行《药品注册管理办法》。

（3）我国现行《药品临床试验管理规范》。

（4）各类专业的新药临床研究指导原则。

（5）进行国外一类新药（特别是ICH成员国的一类新药）时，除执行我国法律法规与指导原则外，还需符合ICH-GCP要求。

2. Ⅱ/Ⅲ期临床试验方案设计中伦理方面的考虑要点

（1）《赫尔辛基宣言》伦理原则、GCP指导原则。

（2）临床试验方案设计前应认真评估试验的利益与风险。

（3）确保试验设计中充分考虑到受试者的权利、利益、安全与隐私。

（4）临床试验方案、病例报告表与受试者知情同意书均应在试验前经伦理委员会审议批准，并获得批件。

（5）试验开始前需获得每例受试者完全自愿签署的知情同意书，知情同意书一式两份，分别由受试者及研究者保存。

（6）参加试验的研究人员应时刻负有医疗职责，保证受试者的用药安全。

（7）每个参加试验的研究人员应具有合格的资格并经过很好的训练。

（8）临床试验应建立试验质量控制系统。

3. Ⅱ/Ⅲ期临床试验方案设计中专业方面考虑的要点

（1）试验方案设计时应充分考虑GCP指导原则中有关专业方面的规定，并符合《新药临床研究指导原则》中规定的技术标准；同时严格执行NMPA《药品注册管理办法》中规定的注册要求。

（2）Ⅱ期临床试验必须设对照组进行盲法随机对照试验，常采用双盲随机平行对照试验。双盲法试验用药在外观、色香味等方面均应一致，只标明A药或B药，如制备外在特征无区别的A、B两药确有困难时，可采用双盲双模拟法。Ⅲ期临床试验方案的设计要求原则上与Ⅱ期临床试验相同，但Ⅲ期临床的对照试验可以设盲也可以不设盲，进行随机对照开放试验。

（3）Ⅱ/Ⅲ期临床病例数估计（assessment of trial size）：各期临床试验病例数应符合NMPA规定的最低要求，即Ⅱ期临床试验的试验组例数不少于100例，做2个或2个以上适应证的，每个适应证不少于60例；Ⅲ期临床试验要求试验组例数不少于300例，未具体规定对照组的例数，可根据试验药适应证多少、患者来源多寡来考虑，如单一适应证，一般可考虑试验组100例、设对照组100例（1∶1），试验组另200例不设对照，进行无对照开放试验；如果有2种以上主要适应证时，可考虑试验组与对照组各200例（1∶1），试验组100例不设对照，若有条件，试验组300例全部设对照当然最好。如果NMPA根据品种的具体情况明确规定了对照组的例数要求，则按规定例数进行对照试验；小样本临床试验中试验药与对照药的比例以1∶1为宜。

（4）应制定明确的诊断标准、纳入排除标准，以及观察疗效与不良反应的技术指标和判定指标为正常或异常的标准；根据不同类别的药物的特点和试验要求在试验方案中规定明确的标准。

（5）剂量与给药方法（dosage and administration）：参照说明书或Ⅰ期临床试验的结果来制定。

（6）疗效评价（assessment of efficacy）：疗效评价标准要选择公认"金标准"，无公认标准的按照新药临床研究及专业治疗的指导原则来制定。

（7）不良反应评价（evaluation of adverse drug reaction）：目前存在两种评价标准，即微观评价和宏观评价。所谓微观评价是指具体的某一不良事件与药物之间的因果关系的判断，即个案因果关系判断；宏观评价是指通过运用流行病学的研究手段和方法来验证或驳斥某一不良事件与药物之间的因果关系的假说。

（三）Ⅳ期临床试验方案设计要点

1. Ⅳ期临床试验为上市后开放试验，不要求设对照组，但也不排除根据需要对某些适应证或某些试验对象进行小样本随机对照试验。

2. Ⅳ期临床试验病例数按NMPA规定，要求≥2 000例。

3. Ⅳ期临床试验虽为开放试验，但有关病例入选标准、排除标准、退出标准、疗效评价标准、不良反应评价标准、判定疗效与不良反应的各项观察指标等都可参考Ⅱ期临床试验的设计要求。

第五节　有效性评价

药物的有效性是批准上市基本要求的必要内容之一，是指因药物治疗而给患者带来在感觉、功能或生存状况上的受益。药物的有效性一般通过药物临床试验来发现和确定，其中两个最关键的因素为：一是需要进行充分良好对照的临床试验，另一个是选择能够直接反映或预测患者临床受益的临床疗效终点指标。例如，血液病患者抗菌药物临床试验中，抗菌药物的疗效应当根据事先确定的临床指标（如体温、痰液、尿液、粪便、皮肤感染部位)、非微生物学检查指标(影像学、白细胞计数和分类、血沉、C 反应蛋白、其他炎症标志物、病原微生物的非培养标志物)、微生物学检查指标(细菌涂片、培养、药敏)或其他恰当的终点指标来判断最终的结果。

以下我们就药物临床试验中疗效指标选择的相关问题进行讨论。

1. 疗效指标的概念和内涵　药物临床试验评价药物的有效性主要是通过有效性指标的观测和评价来实现。有效性指标又称为疗效指标,是反映受试药物用于患者所表现出临床获益的主要观测和评价工具。疗效指标的选择、测量和比较是药物有效性评价的关键要素。FDA 相关法律法规提出了这样的要求:受试者疗效评估方法应定义明确、可靠确实,临床试验方案和试验结果报告应说明疗效测量指标、观察收集方法以及评估受试者反应所采用的相关标准。也就是说,疗效指标主要包括三点:第一是疗效观测指标;第二是疗效观测指标的观测收集方法;第三是以疗效观测指标为基础,从而比较与评价药物效应大小的方法和标准,也就是疗效评价指标。

2. 疗效观测指标的分类　反映疾病变化的疗效指标可以是疾病临床终点(如死亡、残疾、功能丧失)、影响疾病进程的重要临床事件(如心肌梗死、骨折的发生),也可以是评价社会参与能力(残障)、生活能力(残疾)、临床症状和/或体征、心理状态等内容的相关量表或其他形式的定量、半定量或定性指标,也可以是通过某些仪器和实验室检查等手段获得的某些客观数据或检查结果,主要包括病理生化等指标如血常规结果,病理检查结果、血脂等。根据以上说明疗效指标可有多种方法进行分类。以下是与血液病药物临床试验疗效指标选择密切相关的几种主要分类方法。

(1)临床结局指标和替代指标:临床结局指标是指能够反映患者的感觉、功能变化的特征性指标以及与生存状态相关的疾病临床结点,如死亡、残疾、功能丧失等指标。临床结局指标能直接评价药物真实的效应,如症状缓解率、疾病病死率或者严重临床事件发生率等。但由于其中的疾病临床终点指标评价需要的时间长、样本量大、研究成本高,有时还存在伦理学风险,导致疾病临床终点指标观测存在困难或不合理。因此,临床试验常以易观察和测量的疗效指标以替代临床结局指标评价药物的有效性。

替代指标是在直接评价临床获益不可行时,用于间接反映临床获益的观察指标。替代指标是指能够替代临床结局指标、反映和预测临床结局指标变化的指标。替代指标应该是根据流行病学、治疗学、病理生理学或其他科学的证据,能够合理预测临床受益或者对临床结局指标存在疗效的指标。

(2)主要疗效指标和次要疗效指标:在一个临床试验中,主要疗效指标又称为主要终点,是指能够反映主要临床试验目的、与临床终点结局最有关、最可信证据的疗效指标,是能确切反映药物有效性的指标。在确证性临床试验中,反映药物有效性的主要疗效指标一般应该是该目标适应证同一研究目的下的临床终点结局指标或公认的替代指标。主要指标应根据试验目的选择易于量化、客观性强、重复性高,并在相关研究领域已有公认标准的指标。

在一个临床试验中,次要疗效指标又称为次要终点,次要疗效指标是与次要研究目的相关的效应指标,或与主要研究目的相关的支持性指标。在试验方案中,对次要疗效指标也需明确定义,并对这些指标在解释试验结果时的作用以及相对重要性加以说明。一个临床试验中,可以设计多个次要疗效指标,但不宜过多,以达到试验目的即可。有时,还可以根据对临床试验评价的重要性分为重要的次要疗效指标和一般的次要疗效指标。探索性试验也可以使用与主要疗效终点指标高度相关的次要疗效指标为主探索药物的有效性和量效关系。

3. 疗效观测方法　在药物临床试验疗效指标的制定中,应该明确制定疗效指标观测的环境、时间、地点、次数,观测的时间窗、时间间隔,观测值的记录和收集要求,观测质量控制和规定等。例如,将复发事件作为疗效指标,可以是简单的二分类指标(任何指定时间段内的复发),也可以是第一次复发的时间、复发率(在观察的时间单位内的复发数)等。例如,对死亡率的评价,可以观测和比较在某时间点尚存人数的比例,也可以观测在某规定时间段内的生存时间的总分布。观测方法应在确定主要疗效指标的同时一并确定下来。

4. 疗效评价方法　药物的临床有效性通过疗效观测指标来记录,疗效评价可以是某一疗效观测指标的直接测量结果。例如,艾曲波帕(eltrombopag)在治疗特发性血小板减少性紫癜的Ⅲ期临床试验中,其主要评价项目选择了血小板计数的上升作为疗效评价的指标;也可以是在直接测量结果基础上转化而来的、特定的评价方法来评价。例如,在淋巴瘤相关的药物临床试验中,其主要疗效指标往往选取总缓解率,那么淋巴瘤是否出现了缓解呢?可以根据 Lugano 2014 标准进行判断,在该标准中对淋巴瘤的完全缓解给出了如下定义。使用增强 CT 评估,评为完全缓解(complete remission,CR)需要达到以下条件:①所有可察觉的疾病临床和影像证据、治疗前的疾病相关症状完全消失,非霍奇金淋巴瘤(non-Hodgkin lymphoma,NHL)引起的生化指标(如 LDH)恢复正常。②所有的淋巴结和淋巴结肿块必须缩小到正常大小。疗前最大横径>1.5cm 者应疗后≤1.5cm;1.1~1.5cm 者应≤1.0cm,或最大径乘积之和(SPD)减小>75%。③脾脏若在疗前据 CT 诊为增大,必须缩小且不可触及;任何影像学肉眼可见的结节必须消失;其他疗前增大的器官如肝或肾亦应缩小。④若疗前有骨髓受侵,须同一处的多次骨髓穿刺或活检表明浸润已清除;组织量不少于粗针活检 2cm。Lugano 2014 标准中还对如何评价未证实的完全缓解、部分缓解(partial remission,PR)、完全缓解(CR)或不确定的完全缓解(complete remission unconfirmed,CRU)后的复发进行了明确的定义。

5. 使用几种常见疗效指标进行疗效评价时需要注意的问题

(1)疾病临床终点指标:疾病临床终点指标一般是指反映患者生存状态等特征的指标,如死亡、总生存期(overall survival,OS)等。由于疾病的临床终点对患者影响最大,因此,又称为临床疗效的硬终点。如果药物对该类疗效指标有效,往往说明药物临床价值较大。但针对以上硬终点设计的某些疾病的新药研发难度也明显增大,主要表现为研发周期越来越长,研发费用也越来越高。该类疗效指标发生率低,多数药物疗效评价需要的临床试验时间长、样本量大、研究成本高。有时还不符合医学伦理,造成临床疗效终点指标观测不合理、不可能。因此，在选择该类疾病临床终点指标时需要充分重视其临床试验的难度。例如，治疗淋巴瘤的最主要目的是降低死亡率，提高生存率，但要证明药物的有效性，可能需要病例数巨大、临床试验时间非常长的大型试验才能完成。而该类新药的临床试验有时可能因为难度太大而不切实际。此时，有临床试验选择了比较两组用药后的淋巴瘤总缓解率作为疗效指标。另外，虽然该类疾病临床终点指标看似客观性较强，但实际临床观察中仍易受到研究者主观判断的影响，如死亡原因的判断等。因此，在临床试验设计中应该对其判断标准具有明确和清晰的规定。并且，鉴于多数终点事件发生率不会太高，每一例患者的判断都可能明显影响药物总体疗效评价结果，而该类试验多数临床观察单位较多，临床试验质量控制难度较大，为此，往往需要设立独立的终点仲裁委员会（EAC），EAC由对治疗分配呈盲态的外部专家组成，负责对本项研究中所有作为主要和/或次要复合终点组分的重要临床事件进行统一盲态下的判定。

（2）替代指标：如上所述，在临床试验中，由于临床结局指标，特别是疾病临床终点指标如总死亡率等作为临床试验主要疗效指标评价时，临床试验难度较大。因此，为了降低临床试验难度，往往选择在其他临床试验中已建立的替代终点作为主要疗效指标进行临床试验，如血小板水平、淋巴瘤的总缓解率等。

需要特别指出的是，虽然替代指标可以降低药物研发成本和试验难度，但不是真正的临床结局指标，且能够广泛使用的替代指标并不多。替代指标可能因为选择不当而导致试验失败。因此，选择替代指标需要特别谨慎。尤其是“新”替代指标。药物在替代指标上的优良表现并不一定代表药物对受试者具有长期的临床获益，药物在替代指标上的不良表现也不一定表示没有临床获益。有的替代指标即使已经被同类药物治疗某一疾病的临床试验验证过，但用于另一个同类适应证的新药研究仍然可能存在风险。

一个疗效指标能否成为临床获益的替代指标，应有以下特点：①指标与临床获益的关联性和生物学合理性；②在流行病学研究中该指标对临床结局的预测价值；③临床试验的证据显示药物对该指标的影响程度与药物对临床结局的影响程度一致。而这些证据的取得往往需要长期大样本的医学研究和发现而逐步取得。例如，升血小板药物的临床获益，应是降低或延迟“终点事件”（危及生命的出血事件）的发生，但若要评价“终点事件”发生率，需要长时间观察。在实际升血小板药物的临床试验中，多采用替代指标“血小板升高值”来评价药物的疗效，因为临床研究和流行病学已经证实：将“血小板”控制在安全范围内，可以降低“终点事件”的发生。需要注意的是，流行病学和病理数据支持的替代指标，对替代指标的疗效有时只有在相对有限范围内显示其实际临床获益，如肿瘤完全缓解（长期无病生存）。此外，除了血小板数目等少数替代指标外，多数替代指标预测临床获益的证据并不充分。因此，使用替代指标批准上市的药品，药品注册申请人必须承诺进行上市后临床试验以确证该药物的实际临床获益。如果上市后研究不能证明该药的临床获益，或者申请人未按要求进行承诺的上市后研究，则FDA可将该药物从市场中撤出。

(3)患者报告结局:近年来,医疗服务日益强调以患者为中心。患者报告结局(patient-reported outcome,PRO)是一种可从患者角度为临床研究和实践提供研究疾病活动和评价治疗效果的独特指标。2006年,FDA把PRO定义为“任何来自患者的,有关其健康状况和治疗效果的报告”。PRO作为药物临床试验评价的重要工具,已获得越来越多的研究者关注和提倡。PRO是一个广义的概念,包括临床实践中的许多内容:患者症状(疼痛、疲劳、精力等)的报告;身体、心理和社会活动的功能状态、健康行为,如对治疗的依从性、吸烟情况和参加身体锻炼情况;患者对于不同治疗表达出的不同倾向性,以及患者表示希望(或不希望)参加某项治疗的意愿;患者对治疗的满意度;患者对于医患之间的沟通、合作治疗以及治疗获得手段等方面的报告。PRO多是作为评价患者感觉性症状或功能能力情况,如疼痛、瘙痒、失眠、勃起功能质量量表(quality of erection questionnaire,QEQ)等。PRO也可用于评估检查其他可能的治疗结果(对日常生活或心理状态活动的影响)。但作为临床评价指标,特别是主要疗效评价指标时,PRO需要符合FDA发布的《患者报告的结局指标:药品开发中用于支持标签声明》描述的用于临床试验中主要疗效终点的PRO的要求和条件,特别是信度、效度、反应度和效应标准定义的规定等。如果使用国外的PRO,应该注意其在我国人群中使用的文化和民族适应性。

如果使用PRO作为临床试验主要疗效指标,应该特别注意主要疗效指标与临床试验目的的一致性。①临床试验拟定的患者临床获益的评价只能通过PRO才能较为准确反映。一些非器质性疾病如抑郁症、更年期综合征和失眠等,此时患者提供的自觉症状为诊断这些疾病的唯一证据,如果用于临床试验的药物对患者的自觉症状有改善,并保证治疗安全,那么患者的感受即PRO可作为评估药物治疗效果的重点指标。②应用PRO有利于最佳治疗方案的评价与选择。PRO从患者的角度及利益为出发点,可以提供治疗疾病的额外信息,解释生理及病理指标的变化对患者健康状况的影响,从而反映患者的综合健康状况,为最佳药物疗效和治疗方案的评价与选择提供更多依据。在血液病药物临床试验中应用PRO应属于第二种情况。例如,在芦可替尼治疗骨髓纤维化的临床试验中,研究者采用脾脏大小的变化作为主要终点,以患者自述结果、改良的骨髓纤维化症状评估表(MFSD)作为支持。为了加强临床相关性,改良的MFSD将重点放在患者具有临床意义的症状,如盗汗、瘙痒、饱腹感、腹部不适等。而总生存期在药品注册为目的的试验中不是必须指标,因此这种设计不仅使注册监管机构加快了审批,使药物能够尽早用于患者,也有助于加快临床试验中的患者入组。

综上,药物干预是影响疾病临床结局的主要因素之一,药物临床试验有效性评价就是观测药物干预对疾病临床结局的影响结果。疗效指标的设计、观测和评价是药物临床试验的重要内容,特别是用于药物临床试验有效性评价的主要疗效指标选择有很多原则和指南。应根据不同的临床试验目的,选择合适的主要疗效指标。不同类型的疗效指标在临床评价时有不同的要求和需要注意的问题,需要我们在临床试验疗效指标的选择和使用时充分重视。

第六节 安全性评价

新药安全性评价是一个伴随新药开发全过程系统的工程,在临床前阶段、临床开发阶段均与各专业相关联。安全性评价是科学合理地进行新药评价的基础。新药的开发过程中应充分认识这一点,才能在研究内容的选择和设计上增强主动性和整体性。药物安全性评价的内涵是评价试验结果与药物的关系,同时也应评价非临床结果(动物或体外结果)与临床(人体)的关系。

1. 临床前安全性评价 临床前安全性评价为药物安全性评价的初步目的,是在首次进行人体临床试验前,对非临床药动学、药理学及毒理学数据进行综合评价。非临床研究数据必须能提供足够的信息用于确定人体起始剂量和安全的暴露时间,同时也能提供研究药物的药理学及毒理学作用信息。临床前安全性评价的最终目的是向临床过渡(进入综合评价阶段),为临床研究和应用安全性提供参考,从而减少临床研究和应用的风险。在进入临床研究申报时,一方面是根据毒理学研究的结果,预测临床用药时可能出现的人体毒性,以制定防治措施;另一方面,是根据临床前安全性评价的结果,推算临床研究的安全参考剂量和安全范围,从而拟定适应证,进行综合评价和权衡利弊。药物进入生产阶段后,说明书也应包括这些无法在人体试验中获得的动物结果,帮助医生和患者权衡利弊。临床前安全性评价的基本内容包括安全性药理(一般药理)、单次给药毒性、重复给药毒性、遗传毒性、生殖毒性、致癌性、依赖性、与局部给药相关的特殊毒性。应根据受试药物的特点、适应证、用药人群的特点、研究目的的不同,选择合理的动物模型、给药剂量、给药疗程、观察指标,并对结果进行科学的分析和评价。

那么,在进行临床前安全性评价时,其基本思路应包括两个层次:试验结果本身的评价及试验结果临床意义的综合评价。

试验结果本身的评价主要是在实验动物层面体现结果与药物的关系,围绕毒性靶器官、安全范围、提示临床的意义等试验目的来进行,应注意正确理解试验数据的意义,从而对于毒性靶器官、毒性反应以及安全范围做出综合判断。试验结果临床意义的综合评价则是判断动物结果的临床意义并为临床研究提供参考信息,此时要求正确理解动物毒性反应对于临床的预测价值(即动物结果和人体的相关性),同时提供临床上应注意的不良反应和相关检测指标。

2. 临床安全性评价 临床安全性评价的目标是阐明药物与人体安全性的关系,即确定与药物相关的重要的人体不良反应,同时估算这些不良反应的发生率;并通过进一步试验研究影响人体安全性的其他因素,如与药物不良反应发生有关的患者因素和其他药物因素,以期为临床决策提供依据,帮助医患双方选择最佳用药方案。临床安全性评价的所有内容均可在说明书中体现,为说明书的安全性内容提供客观依据。

临床安全性评价的主要研究内容是根据药物的类别及特性进行人体耐受性试验和/

或随机对照临床试验。人体耐受性试验有剂量耐受性研究（包括初试剂量和耐受性评估），单剂量、多剂量的研究；而在随机对照临床试验中，安全性观察与疗效观察始终是同步进行的。

随机对照临床研究基本要求包括以下几个方面：临床研究的设计应尽量选用随机对照设计；观察指标的确认，其一是对常规生命体征和重要脏器功能指标的检测，可及时发现可能出现的安全性问题，其二还需结合药物的作用机制、同类药物存在的安全问题、动物实验的毒性靶器官等，确定部分特异性指标进行观察；病例数是安全性评价的重要基础，安全性评价应有足够多的样本量和足够长的暴露时间。

在评价非危重患者长期用药的安全性时，一般应遵循：在药物临床研发阶段，应定性和定量地描述药物的安全性特征，临床试验中用于安全性观察的时限，建议与临床拟长期用药的时限一致。为充分暴露药物的安全性隐患，进行样本量设定时应考虑：①药物的暴露时限；②暴露时限内药物不良事件发生的时间和程度；③不良事件随着治疗时间延长的变化趋势。一般情况下，对于长期用药的非危重患者，暴露常见不良事件所需总样本量约为 1 500 例（包括短期暴露）。首次不良事件常在最初几个月内出现，以临床治疗期 6 个月为例，需要 300～600 例样本量来暴露常见的不良事件发生率（如总体发生率在 0.5%～5%）和变化趋势（增加或减少）。随治疗时间延长，一些不良事件发生频率和强度有所增加，也有一些严重不良事件出现在药物治疗 6 个月后，发现此类不良事件需要 100 例患者至少暴露 12 个月。在一些特殊情况下，尚需要根据实际情况扩大（减少）样本量或延长观察周期。

目前临床试验中不良反应性质和严重程度的评价标准遵照当时国际上通用的药物毒性反应标准［美国国家癌症研究所（National Cancer Institute，NCI）的常见毒性反应标准（common toxicity criteria，CTC）］进行。尤其注意根据临床前研究结果以及在同类药物中观察到的不良反应来增加特别项目检查。也要特别注意临床前研究中未出现的毒性。给药部位的局部毒性要做特别记录，根据 CTC 对不良事件反应进行分级，判断不良事件与试验药物的相关性，毒性的可逆程度，与剂量、疗程的关系。

不良事件的评价不仅包括试验用药，还应包括毒性影响因素的评价，如器官功能失调、联合用药等。这些影响因素还要在Ⅱ/Ⅲ期临床试验中进一步说明。如果试验过程中发生死亡病例，应提供详细的个案报告。要特别明确死亡原因及其与研究用药的关系，如有可能需进行尸检并提供报告。

3. 安全性的综合评价　新药的研究开发是一个逐步进行的过程，涉及对动物和人体安全性资料的评价。非临床安全性评价的信息对估算人体试验的最初安全起始剂量和确定潜在临床不良反应的监测指标都很重要。在人体临床试验初期，在少量受试者中进行并采用相对较低的给药剂量，以观察该药的有效性和安全性，随后增加剂量、给药周期和/或病例数进行临床试验。临床试验是否进一步展开，取决于已完成的临床试验是否充分地证明了其安全性，以及研究期间获得的其他非临床安全性结果。严重的临床或非临床不良反应结果可能影响临床试验的继续进行，并/或可能因此而建议再进行其他非临床试验研究，对已出现的临床不良事件进行重新评价，以便解决好出现的问题。

安全性综合评价是药物评价最关注的内容，是最终判断药物人体应用安全性的重要指标，其内容涉及临床安全性与非临床安全性、安全性与有效性、安全性与药学的综合评价，也体现在药物研究开发的各个阶段。在申请临床研究时结合拟用适应证及用药人群特点、临床已有同类药物特点（药理作用、安全性）等进行临床前的安全性和有效性（包括药动学）综合评价，判断临床前安全性研究的充分性、安全性（人体风险性）是否能被接受（如安全范围大小、毒性性质等）。在进入药物生产阶段时，主要根据适应证性质及用药人群、临床已有药物的安全性、受试药临床安全性和有效性研究结果、立题依据等来判断安全性研究的充分性，同时参考某些动物安全性结果来权衡利弊，从而综合判断该药物的安全性的可接受性，并在说明书中具体体现。

4. 不良事件和严重不良事件

（1）定义

1）不良事件（adverse event，AE）：不良事件是指受试者在服用试验用药、对照药或安慰剂后，出现的任何不良作用，或者伴有临床症状与体征的病理学改变，以及/或与临床相关的实验室指标的变化。包括并发躯体不适和并发疾病，现有健康状况恶化，以及由于滥用、过量或者中断给药引起的不良事件，并不考虑它是否与所服用的药物有相关性。临床试验期间的治疗失败不作为不良事件。在第一次就诊后再出现与第一次就诊相同的疾病、临床症状和体征以及/或实验室病理学指标，并不归入不良事件，除非看到其恶化或者发生频率增加。

2）严重不良事件（serious adverse event，SAE）：严重不良事件必须符合以下条件之一，死亡、威胁生命、引发恶性疾病、引起先天畸形、致残或丧失部分生活自理能力、需要住院治疗或延长住院时间。

（2）记录：所有不良事件必须记录在原始病历及 CRF 中。研究者观察到的或者受试者汇报的不良事件将按以下标准进行评价并记录在 CRF 中：发生日期、持续时间、性质、所做的检查、严重度、转归以及与受试药物的关系。对不良事件要一直监测到试验结束。不良事件的因果关系和严重性将由申办方在试验结束后，结合研究者的意见，做出最终分类。每次就诊时新发生的不良反应，或者在第一张 AE 表格中记录过的不良反应再次发生时，均需填写新的 AE 表格。与临床有关的实验室安全参数的改变应视作不良事件。

（3）评价：按以下程度区分不良事件和受试药物之间的因果关系，与药物有关、可能与药物有关、可能与药物无关、肯定与药物无关、无法评价。不良事件因果关系的确定通常由研究者在双盲状态下确定，除非特殊情况需要知道受试者编号。

（4）处理与汇报：临床试验单位及申办单位负责及时医疗、妥善处理所有不良事件。研究者在获知本中心 SAE 后应及时向申办者报告，并初步分析是否为可疑非预期严重不良反应（suspected unexpected serious adverse reaction，SUSAR）。如为 SUSAR，要求在 24 小时内报告；非 SUSAR 的其他 SAE，要求 3 天内或按照研究方案的要求报告。报告的形式有记录的 SAE 表格，连同病例复印件。试验结束后发生的严重不良事件，如果认为与受试药物有关，也必须汇报。在需要的情况下，要进行尸体解剖，以便病理学检查阐明死亡原因。同时还要提供必要的组织、血液标本和会诊结果。受试者未用完的可疑药物必须立即返回申办方。

第七节 血液病药物临床试验的相关影响因素

一、研究计划设定

（一）需要解决问题的提出

在整个开发计划中，需要考虑以下两个方面的问题：对研究所有相关问题进行全盘考虑；对各个分试验中所能回答的问题进行认真考虑。

（二）目标适应证

选择的待研究适应证可能不是该药物最佳适应证，有可能忽略更重要的第二适应证。例如，沙利度胺是一种镇静剂，用于减轻孕妇的消化道症状，后因导致上万例新生儿四肢残缺（海豹儿），一度遭到禁用。深入研究后，发现沙利度胺在调节免疫、抗肿瘤血管新生方面有一定疗效，后来更改了适应证，用于以多发性骨髓瘤为代表的诸多血液系统肿瘤的治疗，临床应用获得较好的评价。

（三）目标人群

1. 血液病受试人群免疫力相对欠佳 白血病、再生障碍性贫血、骨髓瘤等血液病患者受疾病本身影响，免疫力十分低下，极其容易合并各部位感染等并发症，从而可能影响临床试验药物的正常应用及疗效判定。

2. 血液病受试人群易出现脏器功能障碍 例如，血液肿瘤患者，因疾病本身或多次放化疗影响，可能出现脏器功能不全或放化疗相关毒性所致各种不良事件，若以上情况脏器功能恢复不充分，则可能影响试验药物的耐受性，存在发生严重不良事件的潜在风险。

（四）研究顺序

计划临床试验时，容易忽视从前期试验中获得的信息对后续试验的影响。例如，Ⅱ期临床试验或Ⅲ期临床试验的试验计划可能在完成Ⅰ期或Ⅱ期临床试验的数据分析前就已经设计完成，这样便不能更好地考虑到适当的剂量和合适的患者人群。

二、试验设计

（一）试验假设

试验设计和数据分析基于的假设错误，研究结果的解释也可能不恰当。在阳性对照疗效研究中，一般的假设是阳性对照药肯定是有效的，但这样的假设并非总是正确的。例如,在将苯丙胺类食物抑制剂与安慰剂对照时会显示比安慰剂稍有效果的减肥作用。但由于疗效有限,并非总是显示比安慰剂更有效。因此,FDA 规定一种新的食欲抑制剂的疗效不能用显示出和苯丙胺相似减肥疗效的研究结果来支持。

(二) 设盲

需要充分考虑各种因素对盲法的影响,如安慰剂和试验药物的味道的区别会给试验带来偏倚。患者和研究者的主观愿望往往也会影响试验的结果。

(三) 随机化

在分组对照试验中,试验组与对照组的简单随机会导致两组患者在特征(性别、年龄、体重等)和基线状态不一致。两组的不平衡会引入偏性并难以判断真正治疗组的疗效结果。在血液肿瘤患者中,由于疾病进程的差异,受试者体能状态评分、治疗线的多少、疾病缓解程度等基线状态也十分重要,可能影响疗效判定。

(四) 入选及排除标准

方案中入选标准是受试者纳入的标准,应包括疾病的诊断标准,入选前患者相关的病史、病程和治疗情况,以及其他相关的标准。排除标准主要是影响研究药物疗效和安全性评估的情况,如与入选标准相反的其他治疗、合并疾病和妊娠等,容易造成失访或脱落的情况等。入选及排除(简称入排)标准应尽量明确,尤其对于目标适应证应有明确的定义或描述,对于容易混淆的概念予以明晰,指标尽可能量化,具备可操作性。

入选标准太宽松,可能影响因素复杂的患者或诊断因素太宽的患者入选进来,增大了试验的偏倚或导致假设检验的假阴性结论。入选标准过于笼统,研究者对入选条件有各自的认识,产生歧义,从而使得本不应该入选的患者进入临床试验,并导致各试验中心的基线不一致。例如,某抗肿瘤新药的Ⅱ期临床试验,入选标准是“经过二线标准治疗失败或复发的某肿瘤”,而对二线标准治疗没有明确说明化疗方案,导致各中心化疗方案差异较大,引起患者入选偏倚。

过分严格的入排标准可能减缓受试者的入选速度并因此影响试验周期。会造成受试者入组困难或脱落率增加,不能按时完成临床试验。例如,某抗菌药物Ⅲ期临床试验,入选标准要求“细菌阳性率达 80%”,而实际上三甲医院痰液细菌检出率也不超过 40%,造成大量受试者脱落。

(五) 剂量选择

对试验药物剂量及剂量范围研究不够,就会影响试验的基准。研究剂量选择太高,毒性和不良反应就会对疗效产生不利影响,而剂量不足,就不会产生可测量的疗效。

(六) 试验对照设计

对照的目的在于屏蔽干扰因素,以观察干预因素带来的治疗效应。对照一般有安慰剂、阳性药物。临床试验的重要目的之一,在于确定恰当的治疗剂量,考察药物的量效关系,也是临床试验常规目的之一,因此临床试验中也有不同剂量组的对照研究。不设置恰当的剂量对照,会影响合适治疗剂量的判断。例如,在某升血小板药物的临床试验中,其探索性临床试验阶段,设 25mg 和 50mg 两个剂量组,但试验结果在 25mg 和 50mg 并未观察到量效关系，同时由于没有设定安慰剂对照，导致整个试验无法做出药物的有效性判定。

通常建议在对照组中设安慰剂组，在剂量探索性研究中，如果不同剂量组疗效显示不出差别，该安慰剂组有助于判断该研究药物是否有效；如果不能设安慰剂组，则设立不同剂量组或阳性对照组。在进行量效关系剂量设计时，应注意根据安全性研究资料，选择足够宽的药物剂量范围，设置低剂量组用以确定最小有效剂量；最大剂量可接近最大耐受剂量，尽可能获得药物量效关系曲线；设立阳性对照药物，应注意在公认有效、类同可比的原则下选用阳性对照药物及给药方案。

（七）终点指标测定

选择了和预期临床结果存在不清楚关系的替代终点指标，可能导致不能准确反映临床受益的结果。选择了没有认真考虑药物治疗显效时间或24小时的周期变化的测定时间，可能导致不能反映药物重要作用的数据。

（八）样本大小

样本显示其统计学显著差异的试验的检验效能或把握度直接取决于受试者的数量。受试者的数量越大，能检测到的试验组与对照组间差异的可能性越大。而两组间差异越小，就越难检测到具有显著统计学意义的差异，也就越容易受到变异性的影响。因此必须保证样本量足够大。

（九）评价指标

评价指标不明确或不符合指导原则也会影响临床试验。试验方案中应该遵照指导原则或临床公认标准，明确评价指标和评价时间点，否则会引起统计专家难以评价。例如，升血小板药物试验方案中仅写明主要疗效评价指标为血小板计数，既没有明确评价的时间点在给药后第几周，也没有明确是血小板升高受试者比例，还是血小板升高数值。

评价指标包括有效性和安全性评价指标。安全性评价指标主要有实验室检查的异常标准和不良事件的发生情况。有效性评价指标包括主要疗效指标和次要疗效指标，主要疗效指标应尽可能用临床统一认知的客观指标。例如，抗贫血药物主要疗效指标是血红蛋白升高数值，抗肿瘤药物Ⅲ期临床试验主要疗效指标是患者的中位生存期等。如果没有客观指标，也应尽可能应用量化的综合评分。

（十）结果解释

对试验结果解释时带主观倾向也是临床试验的影响因素之一。例如，与对照药物相比，希望试验药物的疗效好，这也往往影响评价结论的科学性和准确性。即使认真计划和设计试验，在试验实施过程中的问题也能影响试验获得成功，理想设计的目标是降低这些问题发生的可能性。

三、操作变异和试验误差

（一）低入选率

高达25%的临床研究延误是由受试者的入选问题引起的。研究机构可能会过高估计其对患者的入选能力,导致实际入选速度比期望值缓慢。入排标准太过严格也会限制研究的入选病例。血液肿瘤患者相对发病率较低,若是进行难治复发的抗肿瘤药物临床试验,则受试者人群更窄,入组更为艰难,入组缓慢、临床试验时间延长是血液病临床研究常常出现的问题。

研究者承担类似的研究项目太多也会增加入选患者的压力。这些情况不仅会影响试验的进度,还会影响试验的质量,为了赶入组进度,研究者可能会忽视对试验质量的把控。

(二) 病例脱落

频繁发生的不良反应及参加试验的各种不便(频繁访视、地域距离遥远、频繁检查、抽血等)会导致患者的脱落率增高。如果不能对脱落的原因进行分析和记录,就会损失对剂量或给药途径改变有价值的信息。血液病患者相对病情危重,特别是在老年人群,体弱、行动困难患者中比例相对较高,因各种随访不便,导致退出研究的情况亦有发生。

(三) 试验方案依从性差

临床研究人员及患者如果不能很好地理解试验方案就会影响其依从性。例如,研究人员入选了不合格的患者、不能严格遵循剂量或测量方法、伴随治疗没有得到很好的控制等,都会增加变异性和偏倚的数据。再如,患者不能遵循方案要求的用药剂量、其他饮食要求以及伴随用药的限制也会带来同样的问题。

(四) 数据的准确性、完整性

数据的记录错误、测量方法的误差或偏差,甚至数据的作假都能增加其变异,使试验结果不能客观反映真正的疗效或不良反应。

(五) 试验程序与临床常规诊疗习惯差异

临床试验同样是研究者日常临床工作的一部分,因此试验方案中,除了确实为评价药物安全性和有效性的特殊考虑外,随访过程应尽可能符合临床常规,否则容易造成受试者脱落或影响依从性。

例如,临床常规白血病化疗在每周期开始前需检测骨髓形态学,而某白血病化疗药物临床试验中,每个月化疗 1 次,却要求每半个月检测一次骨髓。大多数患者尤其是外地患者不可能仅因做一次检查而来院,造成原始数据无法采集,试验脱落率高,研究质量受到影响。另外,某方案中,受试者需连续接受试验药物化疗 14 天,而临床常规化疗患者需住院 3~7 天,研究人员很难入组受试者。药物临床试验中使用最常规的方法、最成熟的手段、最经典的指标能减少影响因素,降低偏倚,客观地评价新药的安全性和有效性。同时,试验程序符合临床诊疗习惯,使研究者方便操作,尽量减少方案违背的情况。

(李　颖　张　帆　陈方平)

参考文献

[1] Clinical Outcome Assessment(COA). Glossary of terms. [2020-10-10]. https://www.fda.gov/media/108378/download.

[2] FDA. Code Federal regulations, title 21, part 314. 126; adequate and well-controlled studies. (2020-04-01)

[2020-10-10]. https://www.accessdata.fda.gov/scripts/cdrh/cfdocs/cfcfr/cfrsearch.cfm?fr=314.126.

[3] ICH-E9. Statistical principles for clinical trials. (1998-02-05)[2020-10-10]. http://www.cde.org.cn/ichWeb/guideIch/toGuideIch/3/0.

[4] 国家药品监督管理局药品评审中心. 药物临床试验的一般考虑指导原则. (2017-01-18)[2020-10-10]. http://www.cde.org.cn/zdyz.do?method=largePage&id=9406dbd08cf39a45.

[5] FDA. Good review practice: clinical review of investigational new drug applications (MaPP). [2020-10-10]. https://www.fda.gov/media/87621/download.

[6] 国家药品监督管理局药品评审中心. 中药新药临床研究一般原则. (2015-11-03)[2020-10-10]. http://www.cde.org.cn/zdyz.do?method=largePage&id=e806afcc7fac7929.

第二章

血液肿瘤化疗药物临床试验

血液恶性肿瘤是指起源于淋巴造血系统的恶性疾病，主要包括白血病、淋巴瘤和多发性骨髓瘤等，是严重危害人们身心健康的重大疾病。白血病在我国恶性肿瘤的死亡率中占第6位，而在儿童和35岁以下成人中占第1位。淋巴瘤发病率占常见恶性肿瘤的第8位，并且发病率逐年升高，多发性骨髓瘤在血液恶性肿瘤占13%。过去30年，随着化疗、放疗、造血干细胞移植和靶向治疗等诊疗技术不断进步，血液恶性肿瘤从之前的不可治愈，到现在越来越多的类型可以治愈。例如，急性早幼粒细胞白血病(acute promyelocytic leukemia，APL)，由原来的生存率不足20%上升至90%以上。血液肿瘤化疗药物主要指细胞毒类药物，仍是大多数血液肿瘤诱导和巩固治疗的主要组成部分，是以新药为基础方案的重要组成部分，也是造血干细胞移植前的预处理方案。随着治疗理念由以往的追求缓解率向延长患者的生存期、提高生存质量转变，现代医学向我们提出了更高的要求——根据患者的耐受程度、药物敏感性、预后分层等，进行精准的、个体化的治疗。因此，对血液肿瘤化疗药物的探索远远没有结束。我们需要根据患者的耐受情况调整化疗药物的剂量；需要评估药物的敏感性选择化疗药物的种类和不同组合进行优化；需要根据疾病的生物学特征等预后因素，制定化疗药物的序贯治疗计划等。我们还需要对血液肿瘤化疗药物本身进一步优化，开发出新的疗效更好、不良反应更少的细胞毒类药物。随着肿瘤生物学研究的进展，一些新的作用机制、作用靶点的抗肿瘤药物不断涌现，呈现出不同于以往传统细胞毒类药物的安全性和有效性特点；肿瘤疾病的药物治疗也从以往的单纯追求肿瘤缩小向延长患者生存期、提高生存质量转变，这些转变使抗肿瘤药物临床疗效评价指标也出现较大改变。因此，传统的抗肿瘤药物开发模式已经变得不适宜，需要更多地探索能加快和促进开发进程的临床试验策略。

用于治疗血液恶性肿瘤的化疗药物种类很多，根据药物的结构、来源和作用机制大致分为7类：①抗代谢类药物；②抗肿瘤抗生素类；③烷化剂；④抗微管药物；⑤铂类药物；⑥拓扑异构酶抑制剂；⑦其他抗肿瘤药物。其中最有效的抗白血病药物大多属于抗代谢类药物。根据作用于肿瘤细胞的不同周期分为2类：①细胞周期特异性药物，仅能杀灭细胞增殖周期中某一期的细胞，如抗代谢类药物、抗微管药物和拓扑异构酶抑制剂；②细胞周期非特异性药物，对周期中各期细胞均有杀灭作用，如烷化剂、抗肿瘤抗生素类等。根据药物的作用性质分细胞毒类药物、分化诱导剂和生物免疫调节剂3类。用于治疗血液肿瘤的靶向药物将在第三章讨论。本章主要对血液肿瘤化疗药物的临床试验的各个环节进行阐述。

第一节　血液肿瘤与化疗药物选择概述

一、血液肿瘤

血液肿瘤按细胞起源不同分为髓系肿瘤和淋巴细胞肿瘤2大类,按照世界卫生组织(WHO)《造血和淋巴组织肿瘤分类》(2016)、《威廉姆斯血液学》(第8版),髓系肿瘤包括急性髓细胞性白血病(acute myelogenous leukemia,AML)、骨髓增殖性肿瘤(myeloproliferative neoplasm,MPN)、骨髓增生异常综合征(myelodysplastic syndrome,MDS)、骨髓增生异常综合征/骨髓增殖性肿瘤(MDS/MPN),其中MPN又包括慢性髓细胞性白血病(chronic myelogenous leukemia,CML)、真性红细胞增多症(ploycythemia vera,PV)、原发性血小板增多症(essential thrombocythemia,ET)、原发性骨髓纤维化(primary myelofibrosis,PMF)、嗜酸粒细胞白血病(eosinophilic cell leukemia,EL)等。淋巴细胞肿瘤包括急性淋巴细胞白血病(acute lymphoblastic leukemia,ALL)、慢性淋巴细胞白血病(chronic lymphocytic leukemia,CLL)、非霍奇金淋巴瘤(non-Hodgkin lymphoma,NHL)、霍奇金淋巴瘤(Hodgkin lymphoma,HL)和浆细胞瘤(plasmacytoma),其中浆细胞瘤包括多发性骨髓瘤(multiple myeloma,MM)、意义未明单克隆免疫球蛋白血症(monoclonal gammopathies of undetermined significance,MGUS)、淀粉样变性、巨球蛋白血症、重链病等,而非霍奇金淋巴瘤有超过37种病理类型,常见的类型有弥漫大B细胞淋巴瘤(diffuse arge B cell lymphoma,DLBCL)、滤泡性淋巴瘤(follicular lymphoma,FL)、套细胞淋巴瘤(mantle cell lymphoma,MCL)、外周T细胞淋巴瘤、结外NK/T细胞淋巴瘤、伯基特淋巴瘤、黏膜相关淋巴组织结外边缘区淋巴瘤(MALT淋巴瘤)等。临床常见血液肿瘤主要包括急性白血病(AML和ALL)、慢性白血病(CML和CLL)、恶性淋巴瘤(NHL和HL)以及多发性骨髓瘤,因此我们将重点以这几种常见血液肿瘤展开讨论。

二、常见血液肿瘤与化疗药物选择

(一) 白血病

白血病(leukemia)是一类造血干细胞异常的克隆性恶性疾病,克隆中的白血病细胞失去进一步分化成熟的能力而停滞在细胞发育的不同阶段,出现增殖失控、凋亡受阻,大量蓄积于骨髓和其他造血组织,从而抑制骨髓正常造血功能并浸润淋巴结、肝、脾等组织器官。白血病占肿瘤总发病率的3%,欧美发病率6.0~10.5/10万,我国尚缺乏权威的统

计数据,以往报告的急性白血病发病率约为 2.76/10 万。包括以下 4 种:

(1)急性髓细胞性白血病(acute myelogenous leukemia,AML):是一类起源于造血干、祖细胞的髓系造血系统恶性肿瘤,白血病细胞分化阻滞于不同髓系发育的早期阶段,表现为髓系发育的形态和免疫表型特征,包括所有非淋巴细胞来源的急性白血病。某些血液病,如 MDS、CML、PV、ET 等,可继发 AML。AML 年发病率 2~4/10 万,中位发病年龄为 64~74 岁,占成人急性白血病的 80%~90%,占儿童急性白血病的 17%~20%。美国 AML 年死亡率约为 2.2/10 万,我国缺乏相关统计数据,估计高于这个比例。AML 分型有 1986 年 FAB 标准和 2016 年 WHO 标准 2 种,前者以形态学特征为主,后者为 MICM 诊断。目前为国内外临床血液学工作者广泛接受的是 WHO 标准。FAB 标准包括:急性髓细胞性白血病微分化型(M0 型)、急性髓细胞性白血病未分化型(M1 型)、急性粒细胞白血病未分化型(M1 型)、急性粒细胞白血病部分分化型(M2 型)、急性早幼粒细胞白血病(M3 型)、急性粒-单核细胞白血病(M4 型)、急性单核细胞白血病未分化和部分分化型(M5a 和 M5b 型)、急性红白血病(M6 型)、急性巨核细胞白血病(M7 型)8 个亚型。

WHO 标准(2016)将 AML 分为 4 类:①伴重现性染色体异常的 AML,目前已发现 11 种常见类型;②伴多系增生异常的 AML,继发 MDS、MDS/MPN,或无 MDS 病史;③治疗相关的 AML 和 MDS;④非特定型 AML,包括除 AML-M3 型外的 FAB 分类 7 个亚型,急性嗜碱性粒细胞白血病,急性全髓增殖症伴骨髓纤维化,髓系肉瘤,唐氏综合征相关性骨髓增殖。AML 5 年 OS 率约为 40%,其中低危组 CR 率为 80%~90%,5 年无病生存期(disease-free survival,DFS)率为 50%~70%,高危组 CR 率为 40%~60%,5 年 DFS 率为 10%~20%。

AML 治疗按 APL 和非 APL 来区分,前者包括诱导治疗、巩固治疗和维持治疗三个阶段,后者包括诱导治疗和缓解后治疗两个阶段。常用化疗方案包括:IA 方案(去甲氧柔红霉素+阿糖胞苷)、DA 方案(柔红霉素+阿糖胞苷)、HAA 方案(高三尖杉酯碱+阿柔比星+阿糖胞苷)、MA 方案(米托蒽醌+阿糖胞苷),用药“3+7”天;地西他滨+CAG 方案(地西他滨+阿柔比星+阿糖胞苷+粒细胞刺激因子)、大剂量阿糖胞苷方案、FLAG 方案(氟达拉滨+大剂量阿糖胞苷+粒细胞刺激因子)等。APL 则以全反式维 A 酸和砷剂为基础的双诱导方案。用于 AML 治疗的化疗药物包括:阿糖胞苷、蒽环类药物、高三尖杉酯碱、地西他滨、阿扎胞苷、氟达拉滨、克拉屈滨、全反式维 A 酸、砷剂(三氧化二砷或亚砷酸、复方黄黛片)等。其他治疗包括造血干细胞移植、靶向药物、免疫治疗等。

(2)急性淋巴细胞白血病(acute lymphoblastic leukemia,ALL):简称急淋,是一种起源于造血干、祖细胞的以骨髓和淋巴组织中原始、幼稚淋巴细胞异常增殖和聚集为特征的血液恶性肿瘤。ALL 在美国发病率为 1.5/10 万,我国以往报告的年发病率为 0.69/10 万。发病年龄多在 3~7 岁,成人的中位发病年龄为 30~40 岁。ALL 占所有白血病的 12%~15%,占急性白血病的 20%~30%。其中以儿童 ALL 多见,成人仅占 25%。ALL 分型 FAB 标准包括:L1、L2、L3 三个亚型。

ALL 分型 WHO 标准(2016)包括:①B 淋巴母细胞白血病/淋巴瘤(B-ALL),非特指型和伴重现性细胞遗传学异常，后者包括已发现的7种亚型；②T淋巴母细胞白血病/淋巴瘤(T-ALL)，早期前T细胞型、自然杀伤(natural killer，NK)细胞型。成人ALL中B-ALL占75%，T-ALL占25%，25%~30%的成人ALL表达髓系相关抗原(双表型或混合表型)。B-ALL中20%~30%患者染色体伴(9;22)/BCR-ABL1重现性遗传学异常，为Ph+ALL。成人ALL缓解率高，可达70%~90%，但生存期短，3~5年OS率仅为30%~60%。

ALL治疗按Ph+ALL和Ph-ALL来区分，包括诱导缓解治疗、巩固强化治疗和维持治疗三个阶段。常用化疗方案包括：VDCLP方案(长春新碱或长春地辛+蒽环类药物+环磷酰胺+门冬酰胺酶或培门冬酶+糖皮质激素，28天)；Hyper-CVAD/MTX-Ara-C方案(A方案——环磷酰胺+长春新碱+蒽环类药物+地塞米松，B方案——中大剂量甲氨蝶呤+中大剂量阿糖胞苷，A方案与B方案交替)。用于ALL治疗的化疗药物包括：环磷酰胺、蒽环类药物、长春碱类药物、糖皮质激素、阿糖胞苷、甲氨蝶呤、门冬酰胺酶或培门冬酶、6-巯嘌呤、硫鸟嘌呤、美司钠、亚叶酸钙等。其他治疗包括放疗、造血干细胞移植、靶向药物、免疫治疗等。

(3)慢性髓细胞性白血病(chronic myelogenous leukemia，CML)：又称为慢性粒细胞白血病，是一种骨髓造血干细胞克隆性增殖形成的恶性肿瘤，常以外周血白细胞异常升高及中性中、晚幼粒及成熟粒细胞，嗜酸性粒细胞，嗜碱性粒细胞增多为其特征。95%以上的患者具有Ph染色体形成，所有的CML都有*bcr/abl*融合基因阳性。CML占成人白血病的15%，全球年发病率1.6~2/10万，我国的年发病率为0.39~0.55/10万，中位发病年龄为45~50岁。

CML的分期：①慢性期；②加速期；③急变期，转变为急性白血病。针对*bcr/abl*融合基因的靶向药物问世以来，CML患者的10年生存率达85%~90%。因此CML治疗以酪氨酸激酶抑制剂(tyrosine kinase inhibitor，TKI)靶向治疗为主，异基因造血干细胞移植(allo-HSCT)作为二线TKI治疗失败后三线的治疗选择。仅在TKI耐药、不能耐受TKI、各种原因无法使用TKI治疗且不适合allo-HSCT，也没有条件进行新药临床试验的情况下，才选择抗血液肿瘤化疗药物，包括羟基脲、干扰素等，或者急变后按急性白血病治疗。

(4)慢性淋巴细胞白血病(chronic lymphoblastic leukemia，CLL)：是主要发生在中老年人群的一种具有特定免疫表型特征的成熟B淋巴细胞克隆增殖性肿瘤，以成熟小淋巴细胞在外周血、骨髓、脾脏和淋巴结聚集为特征，因与小淋巴细胞性淋巴瘤(small lymphocytic lymphoma，SLL)为同一疾病不同时相，故命名为慢性淋巴细胞白血病/小淋巴细胞性淋巴瘤。CLL在我国占成人白血病的1.7%，年发病率0.05/10万；在欧美国家占成人白血病的22.6%，占新诊断NHL的7%，年发病率2.7/10万。60~80岁为发病高峰年龄，中位发病年龄为72岁，男女占比为2∶1。

CLL有两种临床分期系统：①Rai分期，0期——血液及骨髓仅有淋巴细胞增高，1期——伴淋巴结肿大，2期——伴脾和/或肝脏增大，3期——伴贫血，Hb<110g/L，4期——伴血小板减少，PLT<100×10^9/L，0~4期预期生存时间分别为12年、11年、8年、5年、7年；②Binet分期，A期——血液及骨髓淋巴细胞增高，及<3个淋巴结区肿大，B

期——血液及骨髓淋巴细胞增高，及>3 个淋巴结区肿大，C 期——B 期伴贫血，Hb 男性<110g/L、女性<100g/L 或血小板减少，PLT<100×10^9/L，A、B、C 期预期生存时间分别为12 年、9 年、7 年。CLL 患者的中位生存期约为 10 年。

CLL 作为一种惰性肿瘤，在无治疗指征的情况下，应尽量避免治疗。临床中约 50%确诊 CLL 的患者在就诊时无治疗指征。因此首先应确定患者是否达到治疗指征，患者意愿不再作为治疗指征。CLL 治疗前完成 *TP53* 缺失和/或突变、年龄及身体状态评估，治疗选择分为有 *del(17p)/TP53* 基因突变和无 *del(17p)/TP53* 基因突变。用于 CLL 治疗的化疗药物包括：氟达拉滨、环磷酰胺、苯达莫司汀、苯丁酸氮芥、糖皮质激素等。其他治疗包括：造血干细胞移植，利妥昔单抗、伊布替尼、来那度胺、奥法木单抗、艾代拉利司、BCL2 抑制剂等靶向药物，免疫治疗，新药临床试验等。

（二）淋巴瘤

淋巴瘤（lymphoma）又称恶性淋巴瘤，是起源于淋巴造血系统的一组异质性恶性肿瘤，常发生于淋巴结或节外淋巴组织，也可发生于身体的任何器官，诊断时肿瘤可以是局限性或播散性。淋巴瘤是全世界最常见的血液肿瘤。按病理组织学的不同，分为霍奇金淋巴瘤（Hodgkin lymphoma，HL）和非霍奇金淋巴瘤（non-Hodgkin lymphoma，NHL）2 大类型疾病。我国淋巴瘤的发病率逐渐升高，目前年发病率约为 6.89/10 万。HL 发病率较低，欧美占淋巴瘤的 12%，我国占淋巴瘤的 9%，发病年龄具有双峰特点，分别出现在 15~35 岁和 55 岁以上。我国 NHL 约占所有淋巴瘤的 91%，其中占比最多的是弥漫大 B 细胞淋巴瘤（DLBCL），约占淋巴瘤的 45%，约占 NHL 的 60%。

HL 分为结节性淋巴细胞主型和经典型 2 个基本类型，其中经典型包括结节硬化型、混合细胞型、富有淋巴细胞型和淋巴细胞消减型，我国以混合细胞型多见。NHL 病理类型复杂，异质性大，预后差别也很大。WHO《造血与淋巴组织肿瘤分类》（2016）有超过 37 种病理亚型，较常见的有弥漫大 B 细胞淋巴瘤、套细胞淋巴瘤、滤泡性淋巴瘤、边缘区 B 细胞淋巴瘤、外周 T 细胞淋巴瘤、结外 NK/T 细胞淋巴瘤等。HL 预后较好，有较高的治愈率，采用现代治疗方法后，5 年生存率可达 90%以上。RCHOP 方案治疗 DLBCL，中位无病生存期超过 6.6 年，5 年无疾病进展生存率从 30%提高至 60%。

淋巴瘤在治疗前除需要明确病理类型之外，还要完成临床分期、国际预后指数（international prognostic index，IPI）评分、分子生物学及遗传学预后评估。HL 治疗的常用化疗方案包括：ABVD 方案（多柔比星+博来霉素+长春碱+达卡巴嗪）；Stanford V 方案（多柔比星+长春碱+氮芥+依托泊苷+长春新碱+博来霉素+泼尼松）；BEACOPP 方案（博来霉素+依托泊苷+多柔比星+环磷酰胺+长春新碱+丙卡巴肼+泼尼松）；MOPP 方案（氮芥+长春新碱+丙卡巴肼+泼尼松）等。NHL 的常用化疗方案包括：R-CHOP 方案（利妥昔单抗+环磷酰胺+多柔比星+长春新碱+泼尼松）；DA-EPOCH 方案（依托泊苷+长春新碱+多柔比星+环磷酰胺+泼尼松）；Hyper-CVAD 方案（环磷酰胺+长春新碱+多柔比星+地塞米松组成的 A 方案与大剂量阿糖胞苷+大剂量甲氨蝶呤组成的 B 方案按疗程交替）；ESHAP 方案（依托泊苷+甲泼尼龙+大剂量阿糖胞苷+顺铂）；GDP 方案（吉西他滨+地塞米松+卡铂或洛铂)；MINE(依托泊苷+异环磷酰胺+美司钠+米托蒽醌)；GEMOX 方案(吉西他滨+奥沙利铂)等；以上方案均可以利妥昔单抗为基础用药。

用于治疗淋巴瘤的化疗药物包括：环磷酰胺、异环磷酰胺、蒽环类药物、长春碱类药物、糖皮质激素、依托泊苷、铂类药物、吉西他滨、达卡巴嗪、丙卡巴肼、博来霉素、平阳霉素、氟达拉滨、苯达莫司汀、苯丁酸氮芥、糖皮质激素等。其他治疗包括：造血干细胞移植，利妥昔单抗、二代抗 CD20 单抗、西达本胺、罗米地辛、来那度胺、硼替佐米、伊布替尼、依维莫司等靶向药物，CAR-T 细胞免疫疗法、抗 PD-1/PD-L1 单抗等免疫治疗，新药临床试验等。

（三）多发性骨髓瘤

多发性骨髓瘤(multiple myeloma，MM)是一种起源于浆细胞的恶性肿瘤，其特征是骨髓中单克隆浆细胞过度增殖，并分泌大量单克隆免疫球蛋白或其片段(M 蛋白)，导致血液或尿中存在单克隆蛋白，以及伴随的器官功能障碍。MM 占血液肿瘤的 10%左右，欧美国家年发病率约为 6/10 万，我国尚无权威统计，估计在 2～3/10 万。中位发病年龄欧美为 69 岁，我国是 57 岁左右。过去的十余年中 MM 的治疗取得了明显进步：CR 率超过 50%，中位生存期为 5～7 年，总生存期从 33 个月延长至 88 个月，大于 65 岁老年患者的 6 年 OS 率从 31%提高到 56%。MM 治疗前应尽量完善分型、DS 分期、ISS 分期、R-ISS 分期、体能状态和老年疾病累计评分和乙肝感染状态，遗传学检查成为必要。MM 治疗按中低危组和高危组来区分，并进一步分为适合移植患者和不适合移植患者。目前 MM 主要治疗方案为新药或新药序贯自体造血干细胞移植(auto-HSCT)，中低危组占 60%～70%，首选新药序贯 auto-HSCT，高危组建议进入新药临床试验。

MM 治疗常用方案包括：PAD 方案(硼替佐米+多柔比星脂质体+地塞米松)；VCD 方案(硼替佐米+环磷酰胺+地塞米松)；VTD 方案(硼替佐米+沙利度胺+地塞米松)；RVd 方案(来那度胺+硼替佐米+地塞米松)；VAD 方案(长春新碱+多柔比星+地塞米松)；TCD 方案(沙利度胺+环磷酰胺+地塞米松)；MPT 方案(美法仑+泼尼松+沙利度胺)；MPR 方案(美法仑+泼尼松+来那度胺)；MPV 方案(美法仑+泼尼松+硼替佐米)等。用于治疗 MM 的化疗药物包括：长春新碱、环磷酰胺、多柔比星、糖皮质激素、美法仑、依托泊苷、顺铂等。其他治疗包括：硼替佐米、伊沙佐米、卡非佐米等蛋白酶体抑制剂，沙利度胺、来那度胺、泊马度胺等免疫调节剂，帕比司他、伏立诺他等组蛋白脱乙酰酶(histone deacetylase，HDAC)抑制剂，免疫治疗等。

第二节　相关法律法规及技术规范要点

在抗肿瘤药物的风险效益评估中，医护人员和患者可能愿意承受相对较大的安全性风险，所以抗肿瘤药物的临床试验除遵循一般药物临床试验原则外，还应考虑其特殊性。申请人在进行临床试验时，还应当参照国家药品监督管理部门发布的相关指导原则和《药物临床试验质量管理规范》要求进行，对于一般药物临床试验需要遵从的原则以及与其他指导原则重复内容在本文中不再赘述。

与一般药物临床试验一样，都应该遵循的相关法律法规包括《药品管理法》《药品注册管理办法》《药物临床试验质量管理规范》，以及 ICH-GCP 等。抗肿瘤药物特殊的法律法规及指导原则，由卫生部药政局在 1993 年出版的《新药（西药）临床前研究指导原则汇编》中，对各种细胞毒类药物的临床前研究和基本的动物模型都有一定的介绍。

与抗肿瘤药物临床试验相关的指导原则包括：由国家药品监督管理部门制定的《细胞毒类抗肿瘤药物非临床评价的技术指导原则（2006 版）》《药物Ⅰ期临床试验管理指导原则（试行）（2011 版）》《药物临床试验生物样本分析实验室管理指南（试行）（2011 版）》《抗肿瘤药物临床试验技术指导原则（2012 版）》《抗肿瘤药物临床试验终点技术指导原则（2012 版）》《已上市抗肿瘤药物增加新适应证技术指导原则（2012 版）》《药物相互作用研究指导原则（2012 版）》《抗肿瘤药物上市申请临床数据收集技术指导原则（2012 版）》《药物临床试验的一般考虑指导原则（2017 版）》《新药Ⅰ期临床试验申请技术指南（2018 版）》《抗肿瘤药物临床试验中心实验室使用专家共识（2019 版）《化学药品改良型新药临床试验技术指导原则（2020 版）》《抗肿瘤药物临床试验统计学设计指导原则（征求意见稿）（2020 版）》《抗肿瘤药联合治疗临床试验技术指导原则（2020 版）》，由国家药品监督管理局药品审评中心（CDE）发布的《抗肿瘤新药首次人体临床试验申请临床相关资料准备建议（2018 版）》，国家卫生健康委医政医管局发布的《抗肿瘤药物临床应用管理办法（试行）（2020 版）》等，在血液肿瘤化疗药物临床试验中可参照执行。

其他可供参考的相关指南包括：《抗肿瘤药物Ⅰ期临床研究实践指南》《抗肿瘤药物Ⅲ期临床设计和评价介绍》《抗肿瘤药物的Ⅱ期临床试验——靶向治疗时代的常规设计和新策略介绍》等。

抗肿瘤药物应遵循的相关伦理与法律法规与一般药物临床试验一样，详见第一章。

第三节　临床试验设计

研究者在进行抗肿瘤药物临床试验设计时，应明确每项临床试验的主要目的。进入Ⅰ期临床试验前，新药已完成药效学、急性毒性、重复给药毒性以及其他必要的毒理学研究，初步预测进入人体试验具有相对的安全性。由于细胞毒类抗肿瘤药物具有较大毒性，为避免健康受试者遭受不必要的损害，初次进入人体的Ⅰ期临床试验研究一般应选择肿瘤患者进行。出于伦理的要求，通常新的抗肿瘤药物首先在对标准治疗无效或失败的患者中进行。Ⅰ期和Ⅱ期临床试验设计应考虑以最有效的方式选出安全性可接受的有效细胞毒性药物，减少受试者对治疗干预的暴露。本节将从基本研究内容、生物统计知识概述、设计原则及操作流程三个方面介绍血液肿瘤化疗药物的临床试验设计。

一、基本研究内容

（一）临床药理学研究

1. 耐受性试验　首次观察人体对新药的耐受程度和毒性反应，为后期试验提供相对安全的剂量范围。血液肿瘤化疗药物耐受性试验的一般原则包括：

（1）不适合用于健康志愿者，应选择符合药物适应证的肿瘤患者作为研究对象，通常选择标准治疗失败或复发的肿瘤患者。

（2）应包括单剂量和多剂量耐受性研究，除最小剂量和最大剂量外，应包括临床推荐的最高剂量，单疗程和多疗程耐受性研究，单药的和联合用药的耐受性研究。

（3）应同时关注其药理作用和安全性，包括肝、肾、心脏、肺、皮肤、消化道及血液学毒性等。

2. 药动学研究　药动学研究是描述药物的人体药动学特征，确定主要药动学参数，包括吸收、分布、代谢和排泄的全过程研究。PK 研究是抗肿瘤新药临床试验的重要部分，包括单次给药的药动学、多次给药的药动学、联合给药的药动学。需评价药动学与其给药剂量、安全性和临床疗效之间的关系，鼓励建立群体 PK/PD 分析模型，有助于设计最佳给药剂量和给药间隔。影响化疗药物代谢的常见因素包括：

（1）药物代谢酶基因多态性：大多数化疗药物经细胞色素 P-450（CYP）代谢，包括 CYP2C9、CYP2C19、CYP3A 等。还有其他非 CYP 酶，如二氢尿嘧啶脱氢酶、葡糖醛酸转移酶等。CYP 酶的基因多态性可影响酶底物的代谢，如携带 *CYP2C9 * 3* 突变基因的患者，能降低 CYP2C9 活性，导致环磷酰胺和异环磷酰胺活性下降甚至消失。非 CYP 酶的基因多态性，如携带 *DPYD * 2A* 等位基因的患者，二氢尿嘧啶脱氢酶活性低下影响 5-氟尿嘧啶类化疗药物的代谢；携带两个降低酶活性基因型 *TPMT* 等位基因突变的个体顺铂用药剂量为常规用药剂量的 1/10，杂合子突变起始剂量为常规剂量的 30%～70%，而携带 *TPMT* 活性极高基因型的患者顺铂治疗可能无效。除代谢酶外，药物转运蛋白基因多态性影响药物吸收及血浆蛋白结合率也可影响药动学，如 *SLCO1B1* 多个基因位点的多态性显著影响甲氨蝶呤的药物代谢。

（2）药物相互作用：大部分血液肿瘤需要多种药物的联合化疗，导致化疗药物之间发生相互作用影响药物的药动学，例如，顺铂先用减少紫杉醇的清除，紫杉醇先用减少蒽环类的清除，白消安用后不足 24 小时使用环磷酰胺降低白消安的清除。其他药物的使用如抗生素、并发症用药等也会影响化疗药物的药动学。例如，复方新诺明与甲氨蝶呤有协同促进作用，水杨酸类促进甲氨蝶呤与血浆蛋白分离增加其浓度，非甾体抗炎药降低甲氨蝶呤的肾清除，氨基糖苷类降低铂类的肾清除，抗癫痫药抑制依托泊苷的清除。

（3）特殊人群：化疗药物主要经肝、肾代谢，肝肾功能不全患者药物代谢受到明显影响。例如，肾功能不全患者不宜使用高剂量甲氨蝶呤化疗；血肌酐大于 265μmol/L 患者，柔红霉素建议用全量的 50%；血胆红素大于 50μmol/L 患者，柔红霉素建议用全量的

50%，血清胆红素大于 50μmol/L 的患者，阿霉素建议用全量的 25%；合并心脏疾病患者，蒽环类药物应减量或避免使用。

(4)饮食：化疗药物为口服制剂时，进食种类及结构可影响药物的吸收速度和药物代谢酶的合成影响药物代谢。如高脂餐或碳水化合物饮食可影响口服药物的生物利用度等。

(5)其他：年龄、性别、种族、给药时间等因素也可影响药物的代谢。年龄的影响，如老年人群中，抗肿瘤药物药动学差异大，耐受性差，化疗药物需减量；年龄大于 70 岁患者或老年综合评估 CGA 评分较高的患者，化疗药物剂量减半，如 mini-CHOP 方案。给药时间的影响，如大剂量阿糖胞苷和大剂量甲氨蝶呤，持续泵入给药，延长给药时间以减少药物毒性；硫酸长春新碱在 L-门冬酰胺酶给药前 12~24 小时使用以减轻各自的神经和血液毒性。

因此，在强调传统经典的药动学研究的同时，需综合分析以上多个因素对药动学的影响，开展群体药动学研究。

3. 药效学研究 药效学是研究药物对机体作用规律和作用机制的学科。影响血液肿瘤化疗药物药效学的因素，包括药物因素和机体因素。

(1)药物因素：包括剂量、剂型和相互作用等。口服药物包括普通剂型、肠溶片、胶囊、缓释制剂和控释制剂等多种剂型，不同剂型药物吸收速度和分布明显不同；药物合用时易产生相互作用，包括拮抗、协同和相加效应。血液肿瘤患者的化疗大多为联合用药，药物的相互作用将影响药物药动学，从而影响药物的毒性和疗效。不同类型化疗药物的药效学指标不同，细胞毒类药物的药效学指标包括：血液学异常(白细胞计数、血红蛋白)、胃肠道反应(恶心、呕吐、腹泻等)、神经毒性、肿瘤标志物、肿瘤的大小等。

(2)机体因素：包括年龄、性别、生理状态、病理状态、遗传、种族等因素，这些因素均可能影响药物在机体的代谢、转运及药物与受体效应的差异。其中治疗目标的基因多态性是影响许多抗肿瘤药物疗效的主要原因。

(二) 药物临床试验研究的分期及特点

抗肿瘤药物的临床研究过程通常分为Ⅰ期、Ⅱ期和Ⅲ期临床试验。Ⅰ期临床试验是在前期动物药理毒理实验基本成功的基础上，首次应用于人体的研究，目的是观察人体对新药的耐受程度、药动学和药效学，探索药物最大耐受剂量(maximum tolerated dose，MTD)、剂量限制性毒性(dose limiting toxicity，DLT)，为制定接下来Ⅱ、Ⅲ期临床试验设计和给药方案提供依据。Ⅱ期临床试验主要是探索性研究，如给药剂量、给药方案、肿瘤有效性等，同时也观察安全性。Ⅱ期临床试验在抗肿瘤药物临床开发进程中起着重要作用，可获得以下几方面的信息：药物是否具有抗肿瘤活性，对药物敏感瘤种以决定是否进一步开发，对药物不敏感瘤种以停止对这些瘤种的开发。一个有效的Ⅱ期临床试验可淘汰无效药物，选择敏感瘤种，为Ⅲ期临床试验的决策提供充分依据。Ⅲ期临床试验为确证性研究，通过大样本、随机、对照研究设计，评价药物在特定的目标人群中的疗效和安全性，在Ⅱ期临床试验基础上进一步确证肿瘤患者的临床获益情况，为获得上市许可提供足够证据。

肿瘤的特点决定了抗肿瘤药物临床试验设计具有不同于其他药物的特点。对于细胞毒类药物而言,在毒性可以耐受的前提下尽量提高给药剂量才能达到最佳疗效,因此临床研究早期应尽可能对不同的给药方案进行探索,以便找出能够获得最大疗效且耐受性可以接受的给药方案。在早期Ⅰ/Ⅱ期临床试验探索性研究中,参考同类化合物或作用机制相似的药物适应证,应选择多个瘤种进行临床研究。一般药物Ⅱ期临床试验大多采用随机和对照设计,抗肿瘤药物Ⅱ期临床试验属于非确证性的探索性研究,且恶性肿瘤几乎不可能自行逆转,肿瘤体积的缩小基本是抗肿瘤药物的作用,因此可不采用随机和对照设计。但在有常规标准有效治疗方法时,推荐采用随机对照设计。在Ⅱ期临床试验设计中尽可能采用单药治疗,从而可以最有效地反映药物的疗效和安全性。抗肿瘤药物Ⅲ期临床试验为确证性研究,需要与标准疗法进行比较。研究新药的优效性或等效性,通常选择生存期作为观察终点,需要排除年龄、既往治疗、疾病状态等混杂影响因素,因此必须采用前瞻性随机对照设计。多数抗肿瘤药物具有明显的毒性特点,且需要采用不同的给药方案和给药途径,因此大多数抗肿瘤药物的盲法难以实施,尤其是细胞毒类药物。平行设计应用较广,大多数情况下抗肿瘤药物不宜采用交叉设计。

需要指出,这种临床研究的分期并不是固定的,血液肿瘤疾病的特点决定了抗肿瘤药物的试验设计具有不同于其他药物的特点,按照经典的时间顺序进行临床试验可能是不适宜的。尽管对Ⅰ、Ⅱ期临床试验探索性研究和Ⅲ期临床试验确证性研究区别对待,但统计假设的建立和检验也可以成为Ⅱ期临床试验的一部分,部分探索性研究也可能成为Ⅲ期临床试验的一部分。由于Ⅲ期临床试验需要提供生存获益的疗效数据,试验周期较长,因此可以采用探索性研究模式,按照预定的中期分析计划,依据不断积累的信息,对临床试验方案进行调整。

二、生物统计知识概述

每一个参与临床试验的研究者、申办者、审评者都必须掌握生物统计概念和方法。当我们深入掌握生物统计的相关知识,就可以在临床试验中与生物统计学人员密切合作,并且可以进一步深入探讨临床试验中的生物统计学。

临床试验对生物统计一般有三个基本要求:首先是人员资格,一般需要临床试验统计学专业人员来进行统计工作,临床试验统计学专业人员是指经过专门培训并具有相当的临床试验经验、能够与主要研究者充分合作,在临床试验过程中遵循生物统计原则的生物统计专业人员。其次临床试验中应用的统计学方法,要求必须使用国内公认的统计学方法。最后临床试验中应用的统计软件包必须是国内外公认的软件包,建议最好使用 SAS 统计软件包。

在临床试验中,从方案设计、执行到数据分析、结果评价,都可能存在一些因素,致使临床试验中产生一些系统误差,甚至对于药物疗效、安全性评价产生偏差,干扰临床试验得出正确的结论,这种偏差称为偏倚。因此必须尽量控制偏倚。随机化与盲法相结合,会大大有助于避免在指定治疗时由于可预见性所引起的选择和分配受试者的可能偏差。关于随机和盲法以及对照组的设定参见本书第一章。

临床试验类型一般包括平行组设计、交叉设计、析因设计和成组序贯设计。临床研究根据比较类型,可以分为:有效性试验、非劣效性试验和等效性试验。试验样本量的确定参见本书第一章。

三、设计原则及操作流程

(一)设计原则

药物临床试验的设计有三大原则:对照原则、随机化原则、重复原则。血液肿瘤化疗药物临床试验的设计也应遵循这三项基本原则进行。具体的方法参照本书第一章。

此外,在进行抗肿瘤药物临床试验的设计时还可参照以下规则:①采用盲法收集资料,控制信息偏倚。如果研究对象知道自己的分组情况,研究人员知道研究对象的分组情况,则将产生观察性偏倚。②确定统一的治疗方案、观察指标和方法,使两组得到同样的处理和观察,以获得较为真实的结果。③正确估计样本量,避免抽样误差。

(二)操作流程

1. Ⅰ期临床试验研究

(1)研究目的:首次人体试验的主要目的是确认进一步研究的推荐剂量,次要目的包括描述新药的毒性反应;评价药物的药动学行为和参数;评价药物疗效,如观察给药前后肿瘤大小的变化,检测血液中的蛋白或分子指标;研究药效学和药物基因学,分析基因多态性与临床研究终点和疗效或毒性的关系。对于细胞毒类药物,由于其剂量与抗肿瘤效应在一定的剂量范围内呈线性关系,出现毒性的剂量和出现疗效的剂量接近,因此寻找最大耐受剂量即可确定Ⅱ期临床试验的推荐剂量。某些特殊抗肿瘤药物,由于其治疗指数大,需考虑最佳临床剂量代替最大耐受剂量。

(2)试验设计:人体首次Ⅰ期临床试验的设计多种多样,但它们有以下共同的特点。选择一个安全的起始剂量,在连续的多组患者中进行剂量递增,偶尔也在组内进行剂量递增,根据预先设定的终点指标决定药物推荐剂量。

1)起始剂量:起始剂量是指从动物实验过渡到人体试验时,首次应用于人体的药物剂量。起始剂量的选择应遵循两大原则:①避免毒性反应;②能够快速达到Ⅰ期临床人体耐受性试验的评估目标。起始剂量的选择需要结合临床前动物的药理学、毒理学、药动学和药效学的研究结果综合考虑。对于细胞毒类药物,Ⅰ期临床试验的单次给药起始剂量计算原则上相当于非临床试验中啮齿类动物 MTD 的 1/10,或非啮齿类动物 MTD 剂量的 1/6,单位用 mg/m^2 表示。例如,某细胞毒类抗肿瘤药物在犬的急性毒性试验 MTD 为 $40mg/m^2$,取其 1/6,约 $6mg/m^2$ 为肿瘤患者的起始剂量。起始剂量选择同时还需考察 MTD 在不同种属动物的毒性反应及可逆性,一般应选择最具相关性的动物的 MTD 估算所得剂量，在未知动物相关性的情况，宜选择最敏感动物的 MTD 进行计算。具体可参考《细胞毒类抗肿瘤药物非临床研究技术指导原则》。

对于一些非细胞毒类抗肿瘤药，由于其毒性相对较小，Ⅰ期临床试验的单次给药起始剂量计算可采用非临床试验中非啮齿类动物未观察到不良反应的剂量（no observed adverse effect level，NOAEL）的 1/5，或者更高。选择健康受试者时应参考《健康成年志愿者首次临床试验药物最大推荐起始剂量的估算指导原则》计算起始剂量。多次给药起始剂量主要依据单次给药试验结果确定，同时应综合考虑临床前重复给药毒理研究结果。

若为国外已进行临床试验的新化合物，已有可靠的可借鉴临床试验资料，参照国外临床研究数据设计国内临床试验的起始剂量也是可以接受的。若参考，应当考虑不同种族间的差异可能带来的影响。

在进行联合用药探索性研究时，联合方案中的药物起始剂量确定需要考虑两者之间的相互作用可能导致毒性加倍甚至增加更多。如果一种新联合疗法的抗肿瘤活性程度依赖于理论推测时，根据单个成分的毒性，通常有可能预测出联合疗法的毒性。如果能够排除相关的药动学相互作用，并且剂量-反应/毒性特性未知时，可以按照每种化合物单药治疗推荐剂量的 1/2 开始剂量探索研究。也可以按照其中一种化合物推荐剂量的全量而将其他化合物的剂量减量（50%或者更低）来开始研究。另外，给药顺序也非常重要，联用的药物间给药顺序、给药间隔等都可能会影响药物的疗效和安全性，这些也必须在设计时给予充分考虑。目前尚无可行的方法来筛选联合用药中每种成分之间的剂量比例以优化效益/风险。因此，在剂量设计方面优先考虑在单药治疗时活性最高的化合物，也是可以接受的。

2）剂量递增计划：剂量递增是Ⅰ期临床试验设计的重要部分，又称爬坡试验。常采用经典的“升与降”（up-and-down）法，是边分析毒性边计算下个可能的剂量，具有较好的灵活性，也比较容易达到 MTD。细胞毒类抗肿瘤药物常采用改良 Fibonacci 法联合“升与降”法设计剂量递增方案。采用两阶段、加速递增剂量设计法，起始剂量为 1 例患者，按 2 倍进行剂量递增直到出现 2 级毒性。其特点是开始递增快，以后按+1/3 递增，即起始剂量后+100%、+66.7%、+50%、+33.3%，……，以后均按+1/3 递增。递增原则为每位患者只接受一个剂量，只有确证上一剂量安全可耐受后，才可进入下一剂量组，剂量递增持续进行直到达到预设终点。如果毒性是主要终点，继续递增直至最少的例数，通常 3 例患者中的 2 例，或是 6 例患者中的 2~3 例发生剂量限制性事件。此时会扩展到下一个更低剂量水平以获取更多信息，因其很可能是推荐剂量。反过来，如果那个剂量显示更多剂量限制性毒性事件而无法耐受，就会进一步降阶梯处理。中间剂量水平有助于研究者缩窄最终推荐剂量的范围，前者会落在两极剂量水平之间。如果主要终点是药理学指标，剂量递增将继续直至事先在方案描述的患者比例所达到的最低水平，而其他事件（如毒性）并不干预。

（3）受试人群的选择：入组Ⅰ期临床试验靶向药物研究的人群多数是标准治疗失败或复发的血液肿瘤患者。多数化疗药物对正常组织具有毒性作用，毒性反应往往是抗肿瘤药物Ⅰ期临床试验的主要观察指标和研究终点。以往的研究告诉我们从健康志愿者用药后获取的药动学和安全性信息并不能代表肿瘤患者受试者的情况。因此在进行血液肿瘤化疗药物新药的研究中，一般不纳入健康志愿者作为受试者参与研究，除非其结果对设计Ⅰ期临床试验设计有非常重要的作用时才开展。受试者入组及排除标准一般包括疾病特征、患者特征、特殊要求、知情同意和随访方面的要求。具体如下：

1）疾病特征

a. 血液肿瘤的类型：血液肿瘤一般需完善MICM诊断，除肿瘤的形态学诊断或病理诊断、免疫组化或流式细胞免疫学诊断，一般还会包括分子生物学、遗传学诊断和基因多态性分析，需要明确诊断，评估化疗药物的敏感性，有无靶向药物治疗适应证。

b. 疾病状态：通常在疾病复发或没有标准治疗或根治性治疗方案的患者中进行，如急性白血病在难治复发的状态，目前仍没有标准治疗。

c. 既往治疗：既往的全身化疗史也是需要考虑的，如需限定既往化疗次数，新药与既往治疗的药物类似或有相似的毒性时，需限定既往治疗药物的总剂量，超过总剂量可设置为排除标准，如蒽环类心脏累积毒性的剂量限定。一般认为患者在接受过正规治疗后没有疗效的情况下再入组Ⅰ期临床试验更合理，但也有很多研究者认为只要患者是非治愈性的而且新药对生存期没有明显的影响也是可以入组的，因为患者参加试验后如果疾病进展还可以有其他可行的治疗方法，并不会影响受试者的疗效获益。

2）患者特征：包括患者的一般情况，如年龄、性别、一般状况，如ECOG评分为0～1分；患者的器官功能，如肝肾功能、血常规、心脏和神经系统的状态要求等；而相应的不符合上述条件的可以设置为排除标准；受试者不愿避孕或孕妇及哺乳期妇女都是必须的排除标准。

3）特殊要求：血液肿瘤一般会需要骨髓穿刺或活检等有创检查评估骨髓或血液中的肿瘤细胞，长期静脉给药的试验需要行静脉置管有创操作等特殊情况。

4）知情同意和可行性：Ⅰ期临床试验存在疗效和安全的不确定性，必须提供规范的知情同意书以及完成规范的知情同意步骤才能入组受试者。Ⅰ期临床试验要求多次随访，能够参加这些随访的受试者才能入组。

5）入组标准：①经病理学确诊的晚期血液肿瘤患者，或已接受至少2种治疗方案；②年龄18～65岁；③美国东部肿瘤协作组（Eastern Cooperative Oncology Group，ECOG）体能状态评分≤2；④预计生存期≥3个月；⑤入选前7天内，实验室数值在下列范围之内（未使用生长因子或输血的状态下），中性粒细胞绝对数（ANC）≥1.5×10^9/L，血小板计数（PLT）≥60×10^9/L，血红蛋白（Hb）≥80g/L，血清肌酐（Cr）≤1.5倍正常值上限，血清总胆红素≤1.5倍正常值上限，谷丙转氨酶（GPT）及谷草转氨酶（GOT）≤2.5倍正常值上限（如果有肝脏转移，则≤5倍正常值上限），电解质检测值（钾、钙、镁）在正常值范围之内；⑥有生育能力的受试者必须同意在研究期间及末次给药后3个月内采取有效的避孕措施，有可能怀孕的受试者在入选前7天内的尿妊娠试验必须为阴性；⑦受试者必须签署知情同意书；⑧受试者必须能够遵循研究的操作程序及随访检查要求。

6)排除标准举例:①中枢神经系统转移患者,出现任何提示中枢神经系统转移的临床征兆的所有患者,必须进行头颅 CT 或 MRI 检查以排除中枢神经系统转移;②4 周内接受过放射治疗、激素治疗、生物治疗或化疗者,在筛选前 2 周内接受过放射治疗的患者,患者必须从所有放射治疗相关的毒性中恢复;③有自身免疫性疾病、免疫缺陷疾病,或有器官移植史者;④合并严重的和/或未控制的疾病,如未控制的糖尿病;⑤病毒性肝炎活动期患者;⑥不愿意或不能遵守试验方案的患者。

(4)给药方案:抗肿瘤药物的耐受性试验,应包括单剂量和多剂量耐受性试验、单疗程和多疗程耐受性试验,以及单药和联合用药的耐受性试验。

给药方案是发挥抗肿瘤药物效应的决定性因素,在Ⅰ期临床试验设计中,给药方案是首要考虑的问题,决定给药方案的因素有:①肿瘤生物学行为;②化合物作用于细胞的哪个周期;③动物药动学特点;④动物实验中,是否有较优的疗效或较低毒性的给药方式。

例如,有一抗肿瘤药物,其末端半衰期 48 小时,能杀死增殖/非增殖细胞,对任何细胞周期的细胞均有杀伤作用,动物实验显示骨髓抑制最低点在给药后第 10 天,从以上数据拟定临床试验给药方式为每 3 周给药 1 次。另一抗肿瘤药物,为 S 期抑制,半衰期短,动物实验显示长时间滴注给药比推注给药疗效好,临床试验给药方式推荐为长时间滴注或多次给药。但事实上,动物实验的数据不能支持哪种给药方式,因此在临床试验中必须探讨不同给药方式毒性和疗效以及药动学的差异。细胞毒类药物给药间隔的研究,一般包括单剂量、每周 1 次、每日给药等,通过观察单次给药的毒性恢复时间来确定给药的间隔时间。细胞毒类药物不同的给药方案可能产生不同的剂量限制性毒性(DLT)和最大耐受剂量(MDT)。在毒性可以耐受的前提下尽量提高给药剂量才能达到最佳疗效。应对不同给药方案进行探索,找出能够获得最大疗效且耐受性可以接受的给药方案。

(5)试验结束或中止

1)对于细胞毒类药物,若探索出 DLT、MTD 和毒性靶器官,可考虑结束临床试验。

2)若遇到以下情况时,应考虑患者提前中止试验:①有证据表明疾病进展;②出现不可接受的不良反应;③患者要求退出;④研究者判断不适宜继续进行临床试验。

3)若遇到以下情况时,应考虑提前中止试验或考虑试验方案的调整:①多个受试者出现提前中止事件;②不良反应发生率和严重性显示弊大于利;③受试者招募不理想;④数据记录质量太差,不准确和不完善;⑤出现与药物相关的死亡。

2. Ⅱ期临床试验研究

(1)研究目的:主要目的是考察药物是否具有治疗血液肿瘤作用,了解药物对哪些血液肿瘤有效,同时应更为详细地进行药物不良反应的观察。除了常见不良反应之外,还应注意观察药物少见的毒性,特别是血液肿瘤相关的特殊并发症,以及药物的蓄积性和重复给药毒性,并提出预防和处理毒性的方法。另外应注意非预期不良反应。进一步探索和优化Ⅰ期临床试验推荐的给药方案,包括给药剂量、给药间隔、疗程、联合放化疗等。同时需要进一步阐明给药方案与安全有效性的关系。

（2）试验设计：由于Ⅱ期临床试验是探索性研究，而非确证性研究。因此可以采用多阶段设计、自适应设计（adaptive design）等较为灵活的设计方法。由于血液肿瘤几乎不可能自行缓解，可以认为血液肿瘤的病情改善几乎完全是药物的作用，因此在探索单药治疗效果时，可采用单臂设计或剂量对照。但在有常规标准有效治疗方法时，应尽量采用随机对照设计，将常规标准有效治疗方法作为对照，目的是尽量在临床试验的早期阶段就能检验出药物相对已有治疗在疗效上是否具有优势，提高判断是否进入下一阶段研究的把握度。采用联合治疗可能无法将单药的单独疗效和毒性从整体中分离出来，因此，在Ⅱ期临床试验设计中尽可能采用单药治疗，从而可以最有效地反映药物的疗效和安全性。如果单药难以实施，或单药治疗不符合伦理要求，必须进行联合治疗，在启动Ⅲ期临床试验联合治疗的确证性研究之前，应先进行随机对照的Ⅱ期临床试验，探索试验药物与其他药物联合治疗效果与安全性，判断试验药物在联合方案中的作用。Ⅱ期临床试验的另一个目的是早期淘汰一些有效率低或不良反应高的血液肿瘤类型或用药剂量、方案，避免更多的患者接受无效治疗，因此应预先设定合理的中止标准，及早作出判断停止继续入选患者。

1）试验分组设计：由于采用联合治疗可能无法将单药的单独疗效和毒性从整体中分离出来，因此，在Ⅱ期临床试验设计中尽可能采用单药治疗，从而可以最有效地反映药物的疗效和安全性。如果单药难以实施，或单药治疗不符合伦理要求，必须进行联合治疗，在启动Ⅲ期临床试验联合治疗的确证性研究之前，应先进行随机对照的Ⅱ期临床试验，探索试验药物与其他药物联合治疗效果与安全性，判断试验药物在联合方案中的作用。对血液肿瘤的化疗药物的Ⅱ期临床试验设计，一般要求采用随机对照的设计方法，通常设计为试验组（含新药的单药或联合方案治疗组）和对照组（标准治疗组）。

2）历史对照的单组设计：在设计靶向药物的Ⅱ期临床试验时，有时不知道新药的毒性在不同人群中的分布，入组也不会很快，单药对于某类疾病的疗效也不确定的情况下可以考虑两阶段设计。即用6~12个月的时间完成并评估第一阶段与历史对照相比的结果，然后决定是否进行第二阶段的研究。两阶段设计对观察药物毒性有帮助，设计时应明确进行第二阶段的标准，并根据试验结果作相应的调整。例如，在试验的第一阶段进行过程中，已有1例以上的复发或难治患者获得部分缓解或完全缓解，则要设计更复杂的评价标准来决定是否加速进入第二阶段。

3）自身对照的单组设计：这类设计的原理是假定对每个受试者而言，使用化疗药物后较使用前相比，肿瘤进展速率变慢。但血液肿瘤往往没有实体瘤大小的判断指标，一般需要有创性的检查如骨髓等来评估肿瘤负荷，针对不同疾病应该有不同的判断肿瘤生长速率的方法。例如，多发性骨髓瘤的判断方法就是骨髓中浆细胞或单克隆蛋白的减少超过原来的50%，而淋巴瘤的判断方法可以用肿大的淋巴结缩小的比值来判断。

另一种自身对照是通过对比疾病进展时间来定义肿瘤疾病的进展，即每例受试者在新的化疗药物作为二线治疗后的疾病进展时间，如果明显比一线细胞毒类药物治疗后延长，则反映了新药治疗的肿瘤抑制作用。如果疾病进展时间较前延长33%以上，则认为新药治疗是成功的。这种设计办法曾被用于测定淋巴瘤的一、二线细胞毒类药物的治疗效果和持续时间。存在的问题主要是研究者在判断一线治疗后的疾病进展时间可能存在偏倚；另一个问题则是这种方法由于要评估一线治疗进展，评价二线治疗的疗效和毒性，但在一线治疗前就要入组患者，这给临床实施带来了一定困难。

（3）受试人群的选择：Ⅱ期临床试验研究受试者的入组条件与Ⅰ期临床试验基本相同，或根据Ⅰ期临床试验研究结果进行适当调整。但每个受试者应至少有一个可测量的肿瘤病灶，以定量分析药物的抗肿瘤疗效。Ⅱ期临床试验研究瘤种的选择主要根据Ⅰ期临床试验研究的有效性结果和其他同类药物的抗肿瘤谱确定，同时还应考虑非临床体外肿瘤细胞敏感性研究结果。Ⅱ期临床试验研究可选择多个瘤种分别进行考察。受试者入组及排除标准包括以下几个方面。

1）疾病的明确诊断：MICM 诊断方法，包括骨髓形态学、骨髓及组织病理活检、免疫组织化学、流式细胞学、融合基因和突变基因检测、染色体核型分析、荧光原位杂交（fluorescence in situ hybridization，FISH）、二代基因测序、基因多态性分析等。

2）疾病的分期：如多发性骨髓瘤的 R-ISS 分期，淋巴瘤分期及 IPI 评分，慢性粒细胞白血病的分期，慢性淋巴细胞白血病的 Rai 分期和 Binet 分期等。

3）既往的治疗：一般说来化疗药物的新药试验要求患者都是进展到二、三线以上的治疗，如果既往治疗存在累积毒性，则需要统计此类药物的总剂量，评估新药在这方面是否存在毒性，患者是否能够耐受。

4）可评估的病灶：对于白血病患者一般要求骨髓中肿瘤细胞的数目达到一定比例，对于多发性骨髓瘤患者除肿瘤细胞数目外，还有单克隆蛋白的量和骨的病灶数目，而对于淋巴瘤来说，则一般可以评估淋巴结累及的范围和肝脾的大小，一般需要采用影像学方法来评估。

5）年龄，一般状况（如 ECOG 评分），预期寿命等。

6）一些特殊的要求，还有血常规中的中性粒细胞绝对值、血红蛋白和血小板计数，肝肾功能等，可参照Ⅰ期临床试验研究。

7）细胞毒类药物Ⅱ期临床试验受试人群的一般入组标准：①经病理学确诊的恶性肿瘤患者；②无严重的造血功能异常和心、肺、肝、肾功能异常及免疫缺陷；③ECOG 评分≤2 分的患者；④应排除以往抗肿瘤治疗的持续效应，入组时间应与以往治疗有足够的时间间隔，通常至少在 4 周以上；⑤至少有 3 个月的预期寿命；⑥至少有一个可测量的肿瘤病灶。

排除标准往往会有活动性感染，怀孕或哺乳期，既往化疗有类似药物，严重的脏器功能不全和一些特别的排除标准，如明确新药有心脏毒性，则排除标准可能包含近期发生心肌梗死的患者或者对射血分数进行一定程度的限定等。

（4）给药方案：Ⅱ期临床试验研究应在Ⅰ期临床试验研究的基础上进一步探索和优化给药方案，可考虑同时采用两个或多个剂量组，对给药方案进行细化和调整，包括给药剂量、给药间隔、给药速度、疗程、合理的剂量调整以及联合放化疗方案等。应根据临床药理学资料充分考虑可能影响疗效和安全性的所有因素，不能同时给予可能影响药物疗效的其他治疗，也尽量避免给予可能与试验药物存在相互作用的其他药物。Ⅱ期临床试验中给药方案研究充分与否将影响到Ⅲ期临床试验给药方案的选择，否则Ⅲ期临床试验的给药方案可能不是最佳的，会增加Ⅲ期临床试验失败的风险。

（5）试验的结束或中止

1）若探索出敏感瘤种及合理的给药方案，即可考虑选择敏感瘤种进行Ⅲ期临床试验确证性研究。研究方案中应事先规定试验中止标准。如果药物在Ⅱ期临床试验中对某瘤种没有达到期望的效果（如抗肿瘤活性太低以及毒性太高），则可以认为药物对该瘤种无抗肿瘤价值，终止试验；如果较预期的疗效好，也可以提前开始Ⅲ期临床试验。

2）若遇到以下情况时，应考虑患者提前中止或退出试验：①有证据表明疾病进展；②出现不可耐受的毒性或出现蓄积性毒性导致患者无法继续用药；③患者要求退出；④研究者判断不宜继续进行临床试验。

3. Ⅲ期临床试验研究

（1）研究目的：确定在明确目标人群中的临床获益情况，充分评价药物的毒性反应，应特别注意早期临床试验不易发现的少见不良事件。对试验药物进行风险效益评估。

（2）试验设计

1）随机与分层：Ⅲ期临床试验必须采用随机设计，建议采用区组（分段）随机法。随机化最主要的优点为可减少研究者在对受试者分组时产生的选择偏倚。由于治疗血液肿瘤的药物Ⅲ期临床试验通常选择生存期作为终点指标，而年龄、疾病状态和既往治疗等对疾病预后可能会产生重要影响，因此，应特别注意以上影响因素的组间均衡性。事先对预后因素进行分层随机将有助于结果的评价。

2）对照与加载试验：鉴于血液肿瘤延迟治疗后果严重，在治疗血液肿瘤的药物临床试验中对照组受试者单用安慰剂、不给予治疗血液肿瘤的药物治疗是不合伦理的。在已有常规标准有效治疗方法时，应选择临床上标准治疗方案为对照。此时可采用优效性设计或者非劣效性设计。在缺乏有效治疗方案的情况下，采用最佳支持治疗或安慰剂作为对照是可接受的。此时必须采用优效性设计。

平行设计是应用较多的方法，因为药物对生存期的影响可能会因为交叉用药而难以判断，因此大多数情况下治疗血液肿瘤的药物不宜采用交叉设计。同时对两个或多个药物联合使用进行评价时，应采用析因设计。但如果治疗方式之间对疗效可能存在负的交互作用（拮抗作用）或对不良反应有正的交互作用（重叠毒性）时，需慎重设计。

联合用药研究可采用已知有效药物联合与不联合新药进行对比；也可以在某一有效联合化疗方案中，以新药取代一已知的药物并与原联合化疗方案进行对比，旨在证实新药在联合化疗方案中的作用。

3）盲法：一般临床试验为解决偏倚，原则上应采用双盲法，如果试验药物与对照药物在规格与使用方法等方面不相同，可以考虑采用模拟技术。但是，由于多数治疗血液肿瘤的药物具有明显的毒性特点，且需要采用不同的给药方案和给药途径（口服、静脉注射或连续静脉滴注），因此大多数治疗血液肿瘤的药物的盲法难以实施，尤其是细胞毒类药物。

在非细胞毒类抗肿瘤药物临床试验中，由于其毒性较小，可考虑实施盲法。如果选择开放设计，在研究终点的选择、敏感性分析和其他为了减少开放设计导致的偏倚所采取的措施方面都应有所考虑和说明。

4）多中心：Ⅲ期临床试验需要在多中心（至少3家）同期进行，且具备地域代表性。

5）检验类型：安慰剂对照，宜采用双侧差异性检验或优效性检验。阳性药物对照，可采用双侧差异性检验或非劣效性检验。

6）样本量估算：确证性试验需要估算有效性评价所需的样本量。样本量的估计应根据主要疗效指标来确定。例如，主要疗效指标是时间-事件变量，则需要根据相应的生存分析（survival analysis）方法估计样本含量。样本量的估算，除了设定Ⅰ、Ⅱ类错误的允许范围外，还要根据临床意义，确定非劣效/优效界值，同时，需要该品种或其同类品种前期临床研究数据的支持。样本量的最终确定，应结合《药物临床试验质量管理规范》和《药品注册管理办法》有关最小例数的规定。

（3）受试人群的选择：Ⅲ期临床试验应选择在Ⅱ期临床试验中观察到有一定疗效的血液肿瘤类型，同样应符合入选Ⅱ期临床试验的基本条件。筛选出的每个瘤种都需要进行大样本、随机、对照试验来确证其疗效和安全性。每个瘤种样本量应依据两组主要疗效指标的预期差异，依据统计学原理估算得到。

（4）给药方案：根据Ⅱ期临床试验结果确定合理的给药方案。给药疗程应考虑细胞毒类和非细胞毒类药物的差异，后者一般持续应用到疾病进展或出现不可耐受的毒性。对于某些特定的治疗，如辅助治疗，应参照相应病种的临床治疗指南确定其疗程，试验持续到确定疗程时即可终止。试验过程中允许进行剂量调整，应当给出具体的调整原则，如因毒性的减量原则，应该综合疗效和毒性来进行减量。

（5）试验的结束和中止

1）若遇到以下情况，应考虑提前中止或结束试验或对试验方案进行调整：①预期的事件数未达到目标；②试验药物组显示出非常明显优于对照组的疗效，对照组受试者继续接受对照药物治疗是不合适的，应当提前终止，转而接受试验药物的治疗；③预期或非预期的不良事件发生率太高；④出现与药物相关的死亡。

2）若遇到以下情况时，应考虑患者提前中止或退出试验：①有证据表明疾病进展；②出现不可耐受的毒性或蓄积性毒性，导致患者无法继续用药；③患者要求退出；④研究者判断不宜继续进行临床试验。

4. Ⅳ期临床试验研究

（1）定义和研究目的：Ⅳ期临床试验，是新药上市后的应用研究阶段，侧重于广泛考察新药上市后的疗效评价与不良反应。新药Ⅳ期临床试验属于新药上市后再评价的一种形式，并非是一个真正意义上的“临床试验”，而属于“临床观察、总结、分析与评价”，其目的是考察在非严格监督的广泛使用（样本含量在2 000例及以上）条件下药物的疗效和不良反应，评价此药物在普通或特殊人群中使用的利益和风险关系，以及改进用药剂量等多项内容。对上市前临床试验所得结果和结论的偏差进行校正，尤其是探讨和发现此药物的远期疗效和罕见不良反应，弥补先前临床试验缺乏的资料和信息，为临床合理用药提供依据。

（2）新药Ⅳ期临床试验设计要点

1）《药物临床试验管理规范》（GCP）的要求：①Ⅳ期临床试验为上市后开放试验，不要求设对照组，但也不排除根据需要对某些适应证或某些试验对象进行小样本随机对照试验；②按国家药品监督管理局规定，要求病例数>2 000 例；③有关病例入选标准、排除标准、退出标准、疗效评价标准、不良反应评价标准、判定疗效与不良反应的各项观察指标等都可参考Ⅱ期临床试验的设计要求。

2）手段为临床观察：新药上市后，一般来说，由临床医生判断患者是否使用此药物，但也不能排除患者及其家属的心理需求和所掌握的知识及信息对其影响。因此，新药Ⅳ期临床试验的手段是临床观察，而不是临床试验。也就是说，研究者无法采取“随机、对照、双盲”等技术手段来实施真正意义上的临床试验，只能被动地观察服用此药物的患者所产生的效应。

3）观察和记录的内容：在临床上，患者是否服用拟考察的新药取决于非常多的因素。需要考虑的影响因素中，最主要的有服用此药的剂量和持续时间、合并用药的情况及持续时间，患者同时患病的种类和严重程度以及持续时间，患者的生活习惯和方式，患者的身体和心理基本素质以及睡眠质量等。还有反映患者人口学特征的变量、标志人体健康状况的各项身体检查指标等，以及一些与遗传有关的因素。

4）携带式多因素设计类型：在进行新药Ⅳ期临床试验观察过程中，不可避免地会涉及多个影响因素，应尽可能做到在各患者身上取值的准确记录。Ⅳ期临床试验的评价方法，除了临床试验外，还可以采用流行病学方法。

第四节　有效性评价

相对于一般非肿瘤药物临床试验，抗肿瘤药物临床试验的疗效观察指标多而复杂，并且存在诸多影响因素。细胞毒类抗肿瘤药物有效性评价的目的主要是探索受试药物的作用机制、作用强度以及对不同类型肿瘤的敏感性等，为安全性评价以及临床试验中给药方案、瘤种的选择等提供参考信息。在人体进行任何新的抗肿瘤药研究之前，必须提供主要的临床前（非临床）数据，来证明其可支持临床研究的启动。这些数据包括：药物具有抗肿瘤活性的生物学可信度；新药治疗肿瘤可能的作用机制；预计对患者的获益；预计合理的安全性；关于起始剂量的充足信息。

体外研究通常是评估新抗肿瘤药物疗效的起点。大多数可能在临床试验中有效的抗肿瘤新药在许多体外试验中显示抗增殖和/或细胞毒效应。如果这种新药的作用机制需要第二生物系统的参与（如生物效应调节剂、血管生成抑制剂）或者其效能仅来自调节其他抗癌药的活性（如化疗耐药调节剂），则需要开展适当的体内（对于生物活化制剂）或体外联合研究（对于调节剂）。

在大多数情况下，临床前体内实验是评估新药是否有效和安全的一个关键的、必不可少的步骤。抗肿瘤药物必须进行临床前体内疗效实验。临床前体内疗效实验提供了抗肿瘤新药在体内肿瘤模型中具有生物学效应的证据。此外，新药的动物体内研究使我们有机会在临床试验前评估给药途径和给药方案，从而进一步了解给药途径和给药方案对药物抗肿瘤效应的影响。

然而，在抗肿瘤药物评估的实验室模型方面，ICH 指导原则《E8(R1)：临床研究的一般考虑(2019 版)》没有明确规定。欧洲人用医疗产品委员会(the Committee for Medicinal Products for Human Use，CHMP)在抗肿瘤药物的临床前评估方面提供了更细致的指南。指南中提及了抗肿瘤药物的临床前试验阶段应考虑的各种体外和体内试验，未包括任何可供参考的临床前疗效模型。肿瘤模型研究探索了鼠肿瘤同种移植模型、人肿瘤异种移植鼠模型、多个或多组肿瘤模型。Johnson 等在一项回顾性分析中发现在超过 1/3 的异种移植物模型中的药物活性至少与一部分Ⅱ期临床试验中的药物活性呈正相关。

对于大多数抗肿瘤药物，没有必要在开始Ⅰ期首次人体试验前进行联合用药的体内研究，除非两个都是要研究的药物。但是体内研究可为接下来的研发步骤提供更多的信息，也可能会对Ⅰ期临床试验研究的设计有影响。例如，如果要开发一种治疗急性髓细胞性白血病的药物，了解其与其他有效药物(如阿糖胞苷或蒽环类)联合用药的疗效，可能会有利于Ⅰ期临床试验研究方案的决策(如应该选择与其他药物标准给药方案最适合的方案)。如果该药物是某种已经上市的抗肿瘤药物的类似物，经临床前评估后充分证明它们有别于母体化合物，这将非常具有研究价值。这通常意味着它们的毒性应该更小(如卡铂相对于母代的顺铂来讲，其肾脏毒性要小很多)，或者对其敏感的肿瘤类型更有效，或者能够更有效地克服获得性或原发性耐药。

目前尚没有最小临床前疗效的标准，因此需要由开发新药的临床研究者和评审委员会(包括政府部门的评审机构)来判断某种在临床前试验中显示有明显疗效的药物是否在人体临床研究中也会有效。

一、Ⅰ期临床试验疗效指标

由于抗肿瘤药物一般选择肿瘤患者进行Ⅰ期临床试验，因此可初步观察受试者用药的肿瘤反应情况，为后期有效性研究提供参考。对于细胞毒类的抗血液肿瘤药物，一般可用肿瘤负荷的减少(肿瘤的大小、肿瘤细胞在骨髓中的比例等)和生存等来进行评估。疗效的评价应遵照当时国际上通用的血液肿瘤疗效评价标准。在征得受试者同意的情况下，提倡获取其体液、血液/血清、组织进行相关的生物标志物检测和合理预测其可能的疗效，可通过测定特定标记物如代谢酶基因多态性，来初步预测其药理活性。若研究者判断受试者能够耐受且有可能继续获益时也可以考虑持续用药多个疗程，有助于评价初步疗效。由于Ⅰ期临床试验纳入受试者数量较少，尚不足以确定其可能的疗效如缓解率，因此Ⅰ期临床试验的疗效评价要特别谨慎。

二、Ⅱ期临床试验疗效指标

总体缓解率或客观缓解率(objective response rate,ORR)指肿瘤缩小达到一定量并且保持一定时间的患者的比例,是反映药物具有抗肿瘤活性的初步可靠证据,是Ⅱ期临床试验通常采用的疗效观察指标。应遵照国际上通用的标准来评估客观缓解率,如白血病采用美国国家综合癌症网络(National Comprehensive Cancer Network,NCCN)指南的疗效标准,淋巴瘤采用NCCN指南的Lugano标准,多发性骨髓瘤采用国际骨髓瘤工作组(International Myeloma Working Group,IMWG)指南的疗效标准。虽然ORR是反映药物活性的良好指标,但不一定能代表生存方面的获益。为了在临床试验早期阶段提供更为全面充分的证据来证明药物作用,减少后续临床试验的风险,推荐Ⅱ期临床试验在观察ORR的同时观察其他能反映受试者临床获益的指标,如无进展生存期、总生存期、生活质量、临床症状的改善等。在原国家食品药品监督管理局发布的《抗肿瘤药物临床试验终点技术指导原则》(2012)中详细介绍了这些评价指标。

三、Ⅲ期临床试验疗效指标

Ⅲ期临床试验主要评价药物是否提供临床受益。因此支持药物批准上市的疗效终点指标通常应当是显示临床受益的证据(如总生存期的延长),或者已经建立的可以预测临床受益的替代终点。目前常用的抗肿瘤疗效观察指标包括总生存期(OS)、无病生存期(DFS)、无进展生存期(progression-free survival,PFS)、疾病进展时间(time to progression,TTP)、治疗失败时间(time to treatment failure,TTF)、总体缓解率或客观缓解率(ORR)、患者自评结果(patient-reported outcome,PRO)和健康相关的生活质量(health-related quality of life,HRQL)以及生物标志物(biomarker)等。不同指标具有自身的优点和缺点,申请人应根据所研究的药物类别、肿瘤类型、当前临床治疗状况以及开发目标等来综合考虑,选择合适的主要和次要疗效观察指标。总生存期通常被认为是评价药物临床获益的首选终点。当用于治疗严重或威胁生命的疾病、对现有治疗有明显改进,或填补某种疾病治疗空白的药物进行审批时,NMPA可能同意采用能够合理预测临床获益的替代终点批准药物上市。有关各终点指标选择的考虑请参见《抗肿瘤药物临床试验终点技术指导原则》(2012)。

四、Ⅳ期临床试验疗效指标

Ⅳ期临床试验主要观察药物在普通及特殊人群中广泛使用的药物疗效。有关疗效评价标准、判定疗效的各项观察指标可参考Ⅱ期临床试验的设计要求。

第五节　安全性评价

从肿瘤历史来看，绝大多数抗肿瘤药物是细胞毒类的化疗药物，可干扰细胞 DNA 复制/细胞分化，是通过作用于 DNA 本身，或与 DNA 复制相关的酶如拓扑异构酶，或微管蛋白等。这类药物对肿瘤细胞和正常细胞都有相似的上述作用，对肿瘤细胞的作用称为抗肿瘤活性，而对正常细胞的作用称为毒性。理论和实验室研究显示这类药物的抗肿瘤活性与剂量相关，毒性与剂量也是相关的。有大量的历史数据证实将 MTD 作为Ⅰ期临床试验的终点指标是合理的。因此，通常将毒性作为细胞毒类药物Ⅰ期临床试验的主要终点指标，毒性(toxicity)和不良事件(AE)两个术语可以互换。在后续进行的Ⅱ期和Ⅲ期临床试验中给予最大耐受剂量也是为了确保不要错过高剂量可能存在的抗肿瘤活性，因为通常会认为高剂量不太可能比低剂量疗效更差。

在抗血液肿瘤化疗药物临床研究中，安全性评价是首要目的。临床试验开始前，申请人和研究者应制定临床试验中关于不良事件的记录和严重不良事件报告的标准操作规程(standard operation procedure，SOP)。临床试验中的安全信息收集与评价首先应遵循 GCP 等法律法规，同时也要遵循研究方案，参照研究所在机构 SOP 的要求执行。不仅要将临床试验中发生的所有不良事件记录在病例报告表上，且须将所有不良事件进行相关性分析并对安全性数据进行评价。临床试验的安全性评价，包括对所有不良事件及异常临床实验室参数进行汇总、分析、总结和评价。

一、Ⅰ期临床试验安全性指标

1. 毒性评价　毒性评价对确定剂量和描述肿瘤治疗的安全性都有重要作用，已建立标准的评估方法(毒性评估标准)以确保使用统一的方法描述药物的毒性反应(不良事件)。国内外应用较广泛的不良反应评级标准是参照 2017 年 11 月 27 日美国卫生及公共服务部公布的《常见不良事件评价标准》CTCAE V5.0，因此目前抗肿瘤药物Ⅰ期临床试验中不良事件的性质和严重程度的评价标准一般遵照执行。

抗血液肿瘤化疗药物的Ⅰ期临床试验研究通常以毒性作为研究终点。在毒性反应评价中，需要注意根据临床前研究结果以及在同类药物中观察到的不良反应来增加特别项目检查。也要特别注意临床前研究中未出现的毒性。给药部位的局部毒性要做特别记录，根据 CTCAE 标准对不良事件进行分级，判断不良事件与试验药物的相关性，毒性的可逆程度，与剂量、疗程的关系。不良事件的评价不仅包括试验用药，还应包括毒性影响因素的评价，如器官功能失调、联合用药等。这些影响因素还要在Ⅱ/Ⅲ期临床试验中进一步说明。如果试验过程中发生死亡病例，应提供详细的个案报告。要特别明确死亡原因及其与研究用药的关系，如有可能需进行尸检并提供报告。为明确药物安全性评价相关概念、原则和方法,增加研究的可操作性,提高药物临床试验安全信息质量并规范评价方法,国内肿瘤学专家针对临床试验过程中药物安全性评价与管理作了研究和探索。如广东省药学会药物临床试验专业委员会编写的《药物临床试验安全评价・广东共识》(2018)可供参考。

2. 剂量限制性毒性　剂量限制性毒性(DLT)通常的定义是严重但可逆的器官毒性。如果毒性反应是主要终点指标,其标准是剂量限制性毒性反应。Ⅰ期临床试验方案必须明确定义限制剂量的事件及其严重程度分级。如果有实验室指标可以判断毒性,就应用精确的实验室指标,如血常规、肾功能和肝功能等。而其他器官的剂量限制性事件则只用普遍的术语描述。表 2-1 为常见的血液和淋巴系统疾病的剂量限制性毒性,根据 CTCAE V5.0 分度。

表 2-1　常见的血液和淋巴系统疾病的剂量限制性毒性

种类/毒性	剂量限制性毒性
贫血	4 度(危及生命,需要紧急治疗)
骨髓细胞过少	4 度(再生障碍持续 2 周以上)
发热性中性粒细胞减少	3 度(中性粒细胞计数<1×10^9/L 伴单次体温大于 38.3℃或持续体温≥38.3℃超过 1 小时)
肝脏毒性	3 度 GOT 或 GPT
其他重要脏器毒性	3 度

剂量限制性毒性必须发生在给药开始后预先设定的一段时间内,这个时间段一般是第一周期或口服给药的 4~8 周内,也是不考虑累积毒性的典型时间段。如果Ⅰ期临床试验药物存在累积毒性可能时,每个剂量级别观察的时间需要更长。一般在最少 3 人或 6 人中 2 人发生剂量限制性毒性后不再递增剂量。而当最少的患者发生 DLT 而停止递增时的剂量,即定义为最大耐受剂量(MTD),有时又被称为最大给药剂量(maximum administered dose,MAD)。而Ⅱ期临床试验推荐剂量(recommended phase Ⅱ dose,RD)则通常低于 MTD。在美国,最大给药剂量高于 MTD 的剂量级,因此 MTD 的概念等同于Ⅱ期临床试验推荐剂量。由于不同国家的这些剂量概念存在混淆,在Ⅰ期临床试验的方案和发表文章中清楚定义此剂量显得非常重要。

二、Ⅱ期临床试验安全性指标

安全性观察内容除了一般常规项目之外,应重点关注Ⅰ期临床试验和非临床试验观察到的毒性以及少见毒性。此外,还应参考同类药物的特点进行必要和特殊的考察。应关注毒性与剂量的关系及停药后毒性的缓解情况。应注意考察在可耐受或可恢复毒性的剂量条件下取得疗效的可能性。

三、Ⅲ期临床试验安全性指标

安全性考察内容除了一般常规项目之外,应重点关注Ⅰ/Ⅱ期临床试验和非临床试验观察到的毒性以及少见毒性。

四、Ⅳ期临床试验安全性指标

Ⅳ期临床试验观察药物的远期和罕见不良反应,弥补先前临床试验缺乏的资料和信息。有关不良反应评价标准、不良反应的各项观察指标可参考Ⅱ期临床试验的设计要求。

第六节 抗白血病化疗药物临床研究

白血病是由于造血干/祖或前体细胞基因突变,导致细胞增殖、分化或凋亡异常,体内白血病细胞不断增生导致的血象改变和一系列的临床症状或体征。根据上述定义,过去骨髓增生异常综合征(myelodysplastic syndrome,MDS)中的某些类型应纳入白血病范畴。白血病的发病率虽然不高,但是死亡率却占年轻人与儿童肿瘤的首位。目前白血病不再是一个不治之症,如儿童急性淋巴细胞白血病(ALL)、急性早幼粒细胞白血病(APL),伴t(8;21)染色体异常和/或*AMLl-ETO*基因异常的急性髓细胞性白血病(AML),伴iv(16)或t(16;16)染色体异常和/或*CBFβ-MYH11*基因异常的AML等大多已可以通过单纯的药物根治;很多白血病可通过造血干细胞移植(hematopoietic stem cell transplantation,HSCT)治愈。白血病还是研究恶性肿瘤性疾病发生机制及新型治疗方法的很好的模型。

白血病治疗前应完善MICM-P分型诊断,即细胞形态学(morphology)、免疫学(immunology)、细胞遗传学(cytogenetic)、分子生物学(molecular biology)、病原体(pathogen)。具体分别包括骨髓形态、骨髓活检、组织活检病理学、电镜超微结构、细胞化学染色;流式细胞学、免疫组织化学、电镜免疫组织化学;染色体核型分析、荧光原位杂交分析;融合基因或突变基因的PCR、基因芯片技术、实时荧光定量PCR检测;病原体检测,包括EB病毒、乙肝病毒、丙肝病毒、巨细胞病毒、结核分枝杆菌等。其实无论是治疗前的诊断分型、预后评估,还是治疗后的疗效评估、微量残留白血病(minimal residual leukemia,MRL)病情监测均离不开MICM-P分型。

白血病的治疗包括3个方面:①原发病的特殊治疗,化疗、放疗、造血干细胞移植、靶向治疗、免疫治疗、中医中药等;②并发症的治疗及支持治疗,贫血、出血、感染、白血病髓外浸润、高白细胞性白血病、器官功能不全、药物不良反应对症、营养支持等治疗;③患者病情教育及精神问题的关注,感染的防治教育、出血风险教育、药物副作用交待、出院医嘱交待、心理安慰与人文关怀等,对白血病的治疗尤为重要。其中化疗是白血病尤其是急性白血病的基础治疗。在选择化疗药物时需要考虑的因素很多,包括白血病的生物学特性、患者的耐受情况、化疗药物的敏感性和毒性、是否需要联合化疗、化疗的目的、患者的治疗意愿及家庭情况等。在精准治疗时代,这给血液病医生提出了个体化治疗的要求,因此我们在不断探索新药的同时,也要探索适合不同患者的具体治疗方案。以上正是我们进行抗白血病化疗药物临床试验的目的。

一、急性髓细胞性白血病

(一) 急性早幼粒细胞白血病

急性早幼粒细胞白血病(APL)是一种特殊类型的急性髓细胞性白血病(AML),绝大多数患者具有特异性染色体易位 t(15;17)(q22;q12),形成 *PML-RARα* 融合基因,其蛋白产物导致细胞分化阻滞和凋亡不足,是 APL 发生的主要分子机制。APL 易见于中青年人,平均发病年龄为 44 岁,占同期 AML 的 10%~15%,发病率约 0.23/10 万。近三十年来,由于全反式维 A 酸(ATRA)及砷剂的规范化临床应用,APL 已成为基本不用进行造血干细胞移植即可治愈的白血病。

全反式维 A 酸与砷剂联合治疗作为 APL 诊治的首选方案,治愈率达 90%以上。黄晓军课题组于 2013 年在国际上首次通过前瞻性临床试验证实口服砷剂和静脉砷剂具有相似的疗效和安全性。在此基础上,课题组设计了新的临床试验,共纳入 20 例初诊低/中危 APL 患者,治疗方案仅用两种口服药物(复方黄黛片和全反式维 A 酸),没有传统的化疗药物,不输液,缓解后不用再住院,总治疗时间为 8 个月。结果显示所有患者都达到完全缓解,应用目前最敏感的实时定量 PCR 方法证实所有患者都可以达到 *PML-RARα* 基因转阴,所有患者在 1 个月后达到缓解。该临床试验在国际上首次证实"不化疗,不输液,仅用两个口服药物治疗 APL"的可行性。

此后,国内外多项临床试验证实这一方案的可行性和有效性,治疗相关的毒副反应明显减少。该方案已经出现在《中国急性早幼粒细胞白血病诊疗指南》(2018 版)中,针对低/中危 APL 患者,推荐 ATRA+砷剂作为首选治疗方案,与以往的 APL 治疗方案比较,对于无明显并发症的患者从诱导治疗开始就可以选择全程口服用药;对于所有低/中危患者,免去了原巩固治疗阶段的 3 疗程化疗,直接进入只用两种药物的治疗;时间为 1 个月+7 个月+9 个月,而后面的 9 个月治疗可用或不用,总时间为 8 个月,最多 17 个月,较以往的 2 年治疗时间明显缩短。新的方案使低/中危组 APL 的治疗更为简便,避免过多化疗带来的副作用,不影响患者正常工作和学习,生活质量接近正常人,医疗费用较低。APL 上述治疗进展提示,我们可以在以下几个方面开展抗白血病化疗药物的临床研究:①在疗效不变情况下,探索化疗药物的给药方案,提高患者的生活质量;②探索化疗药物的剂型优化,减少副作用,提高患者的依从性;③探索不同人群的最优方案。

(二) 非 APL 的急性髓细胞性白血病

现阶段抗白血病治疗仍以联合化疗为主,一般采用一种蒽环类或蒽醌类药物联合阿糖胞苷为基础的方案,分为诱导治疗和缓解后治疗两个阶段。AML 十分重视诱导缓解治疗,要求在 1 个疗程内、至多 2 个疗程达到 CR,否则 CR 率降低,CR 持续时间短,易于复发。在过去的四十年里,AML 的标准治疗一直停滞不前,60 岁以上 AML 患者的 5 年生存率仍然小于 10%。近年来随着 AML 分子生物学及基因遗传学等方面的研究不断进步,使得研究者针对 AML 不同的分型、不同预后人群亚组相应的治疗方案展开了探索研究。阿糖胞苷联合蒽环类药物的诱导方案仍然是 AML 治疗的核心,如用于一线诱导治疗的 DA 方案("3+7"方案:柔红霉素,每日剂量 60mg/m^2,第 1~3 天;阿糖胞苷,每日剂量 100 或 200mg/m^2,连续 7 天静脉滴注)。关于对比大剂量蒽环类药物或者大剂量阿糖胞苷,以及另外一种药物加入诱导方案的具体疗效是困难的,因为试验组与对照组设计的剂量、患者缓解的后续治疗以及诱导治疗后骨髓原始细胞等都存在差异。

1. 对蒽环类药物诱导剂量的临床试验　2009 年以来,有多个临床试验评估了大剂量柔红霉素(daunorubicin)的疗效。美国东部肿瘤协作组(ECOG)试验组纳入的患者年龄小于 60 岁,而来自欧洲(荷兰、比利时、德国、瑞士)的试验组纳入患者年龄超过 60 岁。两项研究为大剂量柔红霉素 90mg/m^2 与标准剂量柔红霉素 45mg/m^2 对比。结果显示大剂量柔红霉素有更高的 CR 率(70.1% vs 57.3%),且不延误血液学恢复以及影响缓解后下一步的治疗。在较为年轻的患者中,观察到每日剂量 90mg/m^2 的试验组取得较高的 OS 率,伴随 *FLT3*、*NPM1* 和 *DNMT3A* 基因突变试验组的 OS 也取得了长期获益。年龄较大的试验组,OS 获益被限制于 60~65 岁以及少数合并核心结合因子(core binding factor,CBF)的 AML 患者。这些结果表明,标准剂量的柔红霉素对于小于 65 岁的 AML 患者不是首选。2010 年国际指导原则中柔红霉素每日剂量为 90mg/m^2。而在法国急性白血病协作组比较大剂量柔红霉素与伊达比星的 ALFA9801 研究中,没有发现每日剂量 80mg/m^2 的柔红霉素比 12mg/m^2 的伊达比星具有优势,而且日本急性白血病研究小组 AML201 研究也报道了类似的结果。

2. 对阿糖胞苷诱导剂量的临床试验　美国西南肿瘤协作组(SWOG)的回顾性研究和澳大利亚白血病研究小组(ALSG)未能发现大剂量阿糖胞苷及替代方案可增加临床诱导治疗疗效的证据,反而发现了药物毒性的增加。由荷兰和比利时合作主导的肿瘤研究试验组(HOVON)与瑞士临床癌症研究组(SAKK)进行的研究发现在大剂量的阿糖胞苷治疗组, CR 率、EFS 率和 OS 率获益基本相同,同样伴有更多的毒性。由欧洲癌症研究和治疗组织(EORTC)和意大利成人血液病研究组(GIMEMA)白血病协作组主导的Ⅱ期临床试验,发现在应用大剂量阿糖胞苷比低剂量阿糖胞苷能带来更高的 CR 率和 OS 率,尤其是对于年龄<46 岁的患者。随后的德国一项随机试验发现 OS 率并无差异。因此,目前尚不清楚在诱导期间增加阿糖胞苷剂量,是否可以提高患者在缓解后接受伊达比星+阿糖胞苷或大剂量阿糖胞苷方案的临床获益。

3. 对剂量密度方案的临床试验　剂量密度是通过缩短化疗的时间间隙,增加给药频次,在尽可能短的时间内给予恒定的杀伤作用,以减少残留肿瘤细胞在化疗间隙期的生长(一般在治疗后的第 7 天和第 14 天)。在研究结合一个或两个大剂量阿糖胞苷诱导序列之后，德国 AML 协作组（LCG）近期也进行了一项Ⅱ期临床试验研究。但这些研究都没有提供明确的证据表明剂量密度方案优于标准的 7+3 方案，尤其是使用大剂量柔红霉素。

4. 对新的化疗药物的临床试验 来自波兰急性白血病工作组（PALG）的临床试验表明，治疗方案中增加克拉屈滨并不是最好的选择，但是它似乎与 OS 延长有关联。而对于年龄在 50 岁以上或有不良细胞遗传学的 AML 患者，克拉屈滨的应用会增加疗效。氯法拉滨被证实有显著的抗白血病活性，无论是单一用药还是结合阿糖胞苷应用于不同的患者人群。在英国 AML16 研究中，与柔红霉素相结合治疗初发 AML 患者时未能表现出明确的疗效。另外两个研究结果尚未报道，包括 ECOG 研究中的氯法拉滨结合 7+3 方案以及氯法拉滨对比 7+3 方案。英国 AML15 在年轻患者群体中的研究表明氟达拉滨、阿糖胞苷、粒细胞集落刺激因子（G-CSF）和伊达比星（FLAG-IDA）在同一疗程中得到更好的缓解及降低复发风险。

CPX-351（Vyxeos）是阿糖胞苷和柔红霉素以 5∶1 摩尔比合成的脂质体制剂，用于新确诊的治疗相关性 AML（t-AML）和伴骨髓增生异常相关改变 AML（AML-MRC）的Ⅲ期临床试验，中位总生存期较对照组的有显著提高（9.56 个月 vs 5.95 个月）。另一项随机试验中期分析显示，第 12 个月时 CPX-351 治疗组生存率高于“3+7”治疗组，第 24 个月时此趋势依然存在。同时，CPX-351 治疗的患者无事件生存期（event free survival，EFS）更长且 CR 率更高，患者无论是否接受异基因造血干细胞移植（allo-HSCT）均从 CPX 获益。CPX 组进行 allo-HSCT 后更低的复发率提示 CPX 组进行造血干细胞移植（HSCT）较前白血病微小残留病（minimal residual disease，MRD）更少。

5. 对老年 AML 患者治疗的临床试验 美国 Yezefski 等一项关于新诊断高危 MDS 或 AML 患者临床试验显示，“3+7”方案相比阿扎胞苷或地西他滨单独用药及阿扎胞苷或地西他滨联合低强度治疗的 CR 率高，尤其是没有 MRD 患者的 CR 率更高。美国 Foran 等研究入组 727 例老年 AML 患者，中位年龄 68 岁，中位生存期为 18.3 个月。随访分析结果显示，无论需要几个诱导治疗周期，达到完全缓解是明显获益的。瑞典 Juliusson 等收集了 2 767 例老年 AML 患者，并进行了中位时间为 5 年的随访，结果显示大部分 70~79 岁的 AML 患者能从强烈化疗中受益，甚至 80 岁以上的患者也建议行强烈化疗，8 周内死亡率仅为 8%。

因此对于年龄≥60 岁新诊断的适合强化治疗的 AML 患者，强力支持应用标准强化治疗。细胞遗传学低/中危的 AML 患者应当考虑诱导化疗法。对于有不良细胞遗传学或分子损伤，先前存在 MDS 或治疗相关死亡可能性高的老年患者，密集化疗法的受益风险比较差，需要提供另一种治疗方案。

荷兰格罗宁根大学医学中心一项随机Ⅲ期临床试验显示，阿扎胞苷用于 MDS 相关的老年 AML 患者（>60 岁）的维持治疗，显著改善 DFS，且耐受性良好。如果删除观察组中接受异基因造血干细胞移植治疗的患者再分析，结果显示用阿扎胞苷维持治疗组可以改善 OS。法国一项研究对高危 MDS 及 AML 患者给予阿扎胞苷治疗的回顾性分析显示，经至少 1 个周期治疗后，血液学缓解率 18%，1 年 OS 率为 40%。在 75 岁以上患者中，1 年 OS 率为 41%。因此，不适合标准强化诱导治疗的老年 AML 患者可首选阿扎胞苷。

欧洲癌症治疗研究组织(EORTC)Ⅲ期临床试验结果显示地西他滨治疗老年 AML/MDS 患者有较高的有效性,ORR 率达 30%,比最佳支持治疗组不仅中位 OS 延长(8 个月 vs 6 个月),而且 DFS 时间也延长(6.2 个月 vs 2.8 个月)。一项Ⅲ期随机对照试验中,共 485 名低/中危的初治老年 AML 患者,地西他滨联合小剂量阿糖胞苷组较支持治疗组,不仅 CR 率提高(17.8% vs 7.8%),中位生存期也延长(7.7 个月 vs 5 个月)。我国钱思轩等使用地西他滨+CAG 方案进行诱导治疗,CR 率高达 77.1%,4 周早期死亡率仅为 5.7%,同时 7/13 例(53.8%)伴异常细胞遗传学患者达到了完全细胞遗传学缓解,另外显示了很好的有效性和安全性。Burnett 等使用小剂量阿糖胞苷联合或不联合全反式维 A 酸治疗不能承受强化治疗的老年 AML 患者,显示出了较高的 CR 率和 OS 率,同时毒副作用也很低。目前小剂量的阿糖胞苷治疗方案已被纳入 NCCN 指南中。

6. 对复发或难治 AML 的临床试验　对于复发或难治的 AML,主要化疗方案包括单用大剂量阿糖胞苷;MEC 方案(米托蒽醌、依托泊苷和阿糖胞苷);氟达拉滨、阿糖胞苷、粒细胞集落刺激因子和伊达比星的 FLAG-IDA 方案。地西他滨和阿扎胞苷常被考虑用于虚弱的复发或难治的老年 AML 患者。Anna B. Halpern 等研究者为评估 MEC 方案前使用吉西他滨的最大耐受剂量(MTD)进行了Ⅰ期临床试验,30 名入组的患者中总体有效率为 50%,并证实 MEC 前使用吉西他滨是可行的、可获得较好的耐受性,并具有抗白血病活性作用,该研究已进入Ⅱ期临床试验。Anjali S. Advani 等进行了硼替佐米联合 MEC 的Ⅰ期临床试验,33 名 18~70 岁复发或难治 AML 患者中,52%获得 CR 或 CR 伴血细胞不完全恢复(CRi),中位生存期为 7.2 个月,中位反应持续时间为 10.3 个月。而在具有高危分子学突变患者中,64%获得 CR/CRi。该研究证实复发或难治 AML 患者,包括分子学高危的群体,对此方案也有较好的耐受性和高反应率。对于老年 AML 和不能耐受大剂量标准化疗的患者,可选择进入靶向治疗药物新药临床试验,如 FLT3 抑制剂(米哚妥林、索拉非尼等)、抗 CD33 单抗、BCL2 抑制剂(ABT-199)等。

二、急性淋巴细胞白血病

成人 ALL 治疗上借鉴了儿童 ALL 的成功经验,CR 率已达 70%~90%,30%~40%的患者有望治愈,其中成熟 B-ALL 治愈率可达 80%以上,Ph 染色体/*bcr/abl* 融合基因阳性 ALL 的长期无病生存率达到 40%~50%。成人 ALL 标危组约 60%的患者可达分子 CR,约 50%的 Ph 染色体/*bcr/abl* 融合基因阳性 ALL 经伊马替尼联合化疗诱导治疗也可达到分子 CR。5%~15%的成人 ALL 经诱导治疗不能取得 CR,这部分患者预后极差,需进入临床试验或进行造血干细胞移植。成人 ALL 的诱导治疗相关死亡率为 5%~10%,且随着年龄增长而增加,60 岁以上可达 20%。ALL 疗效的提高得益于化疗方案的改进、造血干细胞移植和新药的应用等。

(一) 诱导治疗的临床试验

意大利 GIMEMA 联合小组应用大剂量柔红霉素诱导治疗 ALL 的研究显示,CR 率达

93%,6 年 EFS 率为 55%。但随后较大样本的多中心研究报道 CR 率和 EFS 率分别仅为 80%和 33%,疗效并未提高,且骨髓抑制重,并发症多。目前认为增加蒽环类药物用量并不能提高成年人 ALL 的总体疗效,也不确定某些特殊类型成年人 ALL 或特定年龄组的患者是否能从中受益。意大利 GIMEMA 的研究认为,诱导治疗方案中是否加环磷酰胺(CTX)并不影响 CR 率。但几个非随机临床试验发现,加 CTX 可提高 CR 率,对改善成年人 T 细胞型 ALL 的预后尤其明显。一些研究中心在诱导治疗中加用含大剂量阿糖胞苷的方案进行强化诱导治疗,结果显示 CR 率为 79%,并不优于常规诱导治疗。

(二) 巩固强化治疗的临床试验

成人 ALL 巩固强化治疗没有公认的标准治疗模式,不同诊疗中心的治疗方案和疗程数差别较大,难以比较优劣。临床随机比较研究仍没有明确强化治疗有益于提高成人 ALL 整体疗效。意大利 GIMEMA 的一项试验认为,与传统的巩固治疗相比,强化治疗并未提高无白血病生存(LFS)。而英国医学研究理事会(MRC)和美国 MD 安德森癌肿中心(MDACC)认为,早期和晚期强化治疗可明显降低复发率,增加 LFS。德国 GMALL 05/93 方案对成人 ALL 在诱导治疗中应用含大剂量阿糖胞苷(HD-Ara-C)和米托蒽醌的强化治疗,巩固强化阶段对前体 B-ALL 标危组给予大剂量甲氨蝶呤(HD-MTX),前体 B-ALL 高危组给 HD-MTX 和 HD-Ara-C,T-ALL 则给予环磷酰胺和阿糖胞苷。结果前体 B-ALL 标危组的中位缓解持续时间(DOR)达 57 个月,5 年 OS 率为 55%;前体 B-ALL 高危组中除 Pro-B ALL 持续缓解率达 41%以外,其余临床亚型的持续缓解率仅为 19%,疗效并未提高;而 T-ALL 的疗效则与临床亚型明显相关,胸腺 T-ALL、成熟 T-ALL 和早期 T-ALL 的持续 CR 率分别为 63%、28%和 25%。

基于儿童 ALL 的治疗经验,目前已将强化治疗列为成年人 ALL 缓解后的标准治疗。巩固强化治疗一般采用原诱导方案、多种药物组成的新方案或大剂量化疗,或造血干细胞移植。强化治疗方案通常包含替尼泊苷、依托泊苷、米托蒽醌、伊达比星和 HD-Ara-C 或 HD-MTX 等。HLA 配型相合的同胞或无关供者异基因干细胞移植和自体干细胞移植是高危 ALL 缓解后治疗的主要方法。TKI 靶向治疗联合化疗获 CRi 后行 allo-HSCT 是成人 Ph+ALL 首选治疗方案。

(三) 维持治疗的临床试验

ALL 经诱导和巩固强化治疗后,还需进行 2~2.5 年的维持治疗。已有多项临床研究证明,取消维持治疗会降低 ALL 的长期疗效。维持治疗主要药物是甲氨蝶呤(MTX, $20mg/m^2$,每周 1 次,静脉注射为佳)和巯嘌呤(6-MP,$75 \sim 100mg/m^2$,口服,每日 1 次)。维持治疗应有足够的治疗强度,以达到白细胞(WBC)$\leqslant 3.0 \times 10^9/L$、中性粒细胞为 $0.5 \times 10^9 \sim 1.5 \times 10^9/L$ 为佳。还不清楚维持治疗期间间断强化治疗能否提高疗效。意大利 GIMEMA(0183)多中心研究发现,诱导和巩固强化治疗结束后进行间断强化治疗,10 年 OS 率并不优于常规维持治疗的患者,提示经充分的早期强化治疗后,维持阶段的间断强化治疗并不提高疗效。维持治疗可根据临床亚型和 MRD 水平来确定。成熟 B-ALL 一般不需维持治疗,Ph 染色体/*bcr/abl* 融合基因阳性的 ALL 维持治疗可用酪氨酸激酶抑制剂

(TKI)。T-ALL 持续缓解达 2.5 年后就很少复发，而前体 B-ALL 即使缓解 5 年仍有复发可能，维持治疗对后者的意义更大。

(四) 复发或难治 ALL 的临床试验

复发或难治 ALL 疗效很差，采用与标准诱导方案类似的方案再诱导治疗 CR 率一般不超 50%，HD-MTX、HD-Ara-C 或米托蒽醌等单药诱导的再缓解率≤30%。法国报道 LALA-94 方案治疗后首次复发的 421 例成年人 ALL，再缓解率为 44%，中位 DFS 仅为 5.2 个月，5 年 DFS 率为 12%。以 CD19 为靶点的 CART 细胞免疫治疗对复发或难治的 B-ALL 取得了较好的疗效，可获得 60%~80%的 CR 率，并可作为异基因造血干细胞移植的桥接治疗。针对 CD22 的 CAR-T、单抗/药物耦合剂、双特异性抗体等靶向治疗的临床试验见第三章。

(五) 新的化疗药物临床试验

Faderl 等应用 Hyper-CVAD 为基础改良方案，作为挽救性方案治疗复发或难治性的成人 ALL，其中 62 例使用左旋门冬酰胺酶(L-Asp)，28 例使用培门冬酶。结果证实培门冬酶治疗成人 ALL 与 L-Asp 具有同等疗效。Douer 等对 25 例受试对象进行培门冬酶的临床 USC Ⅱ 试验，初诊的成人 ALL 患者采用培门冬酶治疗可产生持久的门冬酰胺耗竭，且安全性、耐受性良好。Wetzler 等对 85 例成人 ALL 患者(年龄 17~70 岁)进行的 CALGB 9511 临床试验，CR 率为 84%，25%患者达到 7.8 年总生存期，疗效显著。

Susan O'Brien 等关于长春新碱脂质体治疗晚期 ALL 患者一项多中心 Ⅱ 期临床试验结果显示，入组的 65 例 Ph 阴性、复发后对再诱导治疗产生耐受的成人 ALL 患者给予高剂量单药长春新碱脂质体，CR/CRi 为 20%，总缓解率为 35%，总体耐受性良好，并且 30 天死亡率只有 12%。

奈拉滨是 T 淋巴细胞选择核苷的类似物，2005 年 FDA 已批准该药用于至少 2 种化疗方案治疗无效或治疗后复发的 T-ALL 或淋巴瘤。T-ALL 的治疗效果较差，目前研究显示包含奈拉滨的联合化疗方案治疗初治的 T-ALL，安全性较好，但是否明显提高疗效尚需进一步验证。有关临床试验正在评估该药作为一线或风险适应性疗法的疗效。一项法国 Ⅱ 期临床试验正在探讨奈拉滨加至巩固或维持方案中治疗高危 T-ALL 的疗效(NCT02619630)。另一项 Ⅲ 期临床试验也将评估奈拉滨巩固和维持治疗 T-ALL 的临床疗效(NCT02881086)。奈拉滨单药治疗 T-ALL 复发患者的有效率达 50%以上。克罗拉滨是第二代嘌呤核苷酸类似药，Ⅱ 期临床试验发现治疗复发或难治儿童 ALL 的有效率为 31%，CR 率可达 20%，现已被 FDA 批准用于成人 ALL 复发患者的试验性治疗。

(六) 儿童方案用于成人的临床试验

16~21 岁的青少年 ALL 是一组特殊患者群。欧美一些临床研究回顾性比较了用儿童和成年人 ALL 治疗方案治疗这类患者的疗效，结果发现儿童方案的疗效要明显优于成人方案，两组长期生存率分别为 60%~65%和 30%~40%。美国 CALGB-ECOG/SWOG 开展的前瞻性 Ⅱ 期临床试验，将儿童方案用于 30 岁以下成人 ALL 的治疗，有些中心甚至推广到 50 岁以下的患者；经短期随访认为，儿童方案用于青少年甚至 50 岁以下成人 ALL 治疗是可行的，长期疗效需进一步临床试验证实。

我国王建祥课题组回顾性比较了传统的成人方案和借鉴儿童ALL的新化疗方案治疗Ph阴性ALL患者在疗效及安全性上的差异，144例初治Ph阴性ALL患者对两种化疗方案耐受性均较好，具有较高的CR率及长期生存率。成人（31~60岁）患者有可能从非骨髓抑制药物含量高、化疗强度低的儿童ALL的新化疗方案中获益。与成人方案比较，儿童方案更多地使用了糖皮质激素、L-Asp和长春新碱等非骨髓抑制性药物，中枢神经系统白血病（CNSL）的防治更早、更强，维持治疗时间也更长。执行儿童方案的患者依从性较好、化疗间歇期短，亦与儿童方案取得较好的疗效有关。

（七）老年人ALL的临床试验

老年人ALL的CR率低于50%，中位CR持续时间仅3~12个月，OS率不到10%。老年患者常合并多种器官、系统疾病，骨髓和髓外组织器官的代偿能力差，对化疗耐受性差，并发症多，治疗毒性较大、治疗相关死亡率高，常需强化支持治疗，且常被迫降低化疗强度，甚至推迟化疗；另外，老年人ALL的t(9;22)等不良预后因素多，白血病细胞化疗敏感性差，耐药发生率高。故老年患者应积极推荐进入临床试验。

来自荷兰的一项研究显示，对2007—2012年1 833例成人ALL，按5个年龄组（18~24岁，25~39岁，40~59岁，60~69岁和≥70岁）进行回顾性分析。5个年龄组的5年OS率分别为75%、57%、37%、22%和5%。在单纯化疗组和移植组，18~24岁和25~39岁患者的5年OS率分别为68%和66%，40~59岁和60~69岁患者的5年OS率分别为24%和41%。在18~39岁患者中观察到的显著生存改善主要可解释为2005年以来实施基于儿童的化疗方案，而在40~69岁患者中，得益于allo-HSCT的应用。≥70岁患者的结果仍然不能令人满意，表明需要对老年人进行特定的临床试验。

三、慢性髓细胞性白血病

在过去十几年中，慢性髓细胞性白血病（CML）慢性期的治疗先后经历白消安、美法仑、羟基脲，α干扰素、allo-HSCT。然而在新药时代，是以酪氨酸激酶抑制剂（TKI）靶向治疗为主的。伊马替尼治疗使CML 5年OS率达到90%，10年OS率达到83%。因此，化疗药物和移植仅作为特殊情况的二、三线选择。目前已有一代药物（伊马替尼）、二代药物（达沙替尼、尼洛替尼、伯舒替尼）、三代药物（帕纳替尼）用于CML的临床治疗，并且伊马替尼、达沙替尼、尼洛替尼是CML的一线治疗药物。伊马替尼是临床治疗CML最常用的TKI，二代及三代TKI的应用可以获得更快和更深层次的缓解，但OS率相同。TKI的选择依据其有效性、风险/获益、危险度分层、年龄和并发症等。用于风险评分的评分系统包括Sokal评分、Hakford评分、EUTOS评分和ELTS评分。

（一）伊马替尼一线治疗的临床试验

著名的伊马替尼对照干扰素一线治疗初诊CML的IRIS试验显示，伊马替尼治疗CML慢性期患者8年OS率为85%，PFS率为92%。IRIS试验奠定了TKI作为CML一线治疗选择的基石，也成为之后 CML 新药临床试验的标准参照。伊马替尼不同剂量治疗初诊 CML 患者的德国 CML Ⅳ期临床试验已经随访 12 年，中位随访时间 7.1 年，显示 10 年 PFS 率为 82%，OS 率为 84%，累积主要分子学反应（MMR）率为 89%。但是对于因各种原因无法使用 TKI 治疗的患者，干扰素治疗为基础方案和异基因造血干细胞移植作为二、三线选择。

（二）TKI 转换序贯治疗的临床试验

序贯治疗分为被动序贯治疗和主动序贯治疗。被动序贯指 TKI 耐药、治疗失败或不耐受，此时选择药物重要依据之一是 ABL 激酶突变状况。主动序贯指疗效不错但不是最佳或耐受性稍差，为了提高分子学反应率和反应深度或改善低度不良反应，或者为了经济状况而采取积极转换序贯治疗的方式。DASISION 试验 5 年随访，39%服用达沙替尼的患者和 37%服用伊马替尼的患者改变了原来的治疗方案。ENESTnd 试验 5 年随访，40%服用尼洛替尼的患者和 50%服用伊马替尼的患者停止了原来的治疗。伊马替尼在 3~5 年内转换其他治疗的相对少数，但 10~12 年随访，也发现 41%的标准剂量伊马替尼的患者停止了原治疗。从伊马替尼转换序贯尼洛替尼或达沙替尼多数由于疗效失败或不佳，而从尼洛替尼或达沙替尼互换或转换为伊马替尼多为不良反应。从目前的临床试验可以看出，TKI 转换序贯治疗率在 30%~50%。

（三）TKI 治疗停药的临床试验

靶向 CML 的肿瘤干细胞，增加清除率，提高 TKI 的停药成功率是目前研究的热点。多种临床试验正在广泛开展。法国研究小组 Mahon 等先后开展了两项对伊马替尼停药的多中心临床试验 STIM1 和 STIM2，先后观察了 100 例至少已获得 2 年完全分子学反应（CMR）和只用伊马替尼治疗的 124 例 CML 慢性期患者停药后的情况。在停药 12 个月时，患者持续 CMR 率分别为 41%和 61.2%；停药 36 个月时，患者持续 CMR 率为 39%。发生分子水平复发的患者（38.7%），再次应用伊马替尼后可再次达到 CMR。参加停药试验的患者没有疾病进展及耐药现象的情况发生。欧洲多中心 TKI 停药研究显示，TKI 治疗大于 3 年，MR4 维持大于 1 年患者，停药后 6 个月内无分子学复发率达 62%。日本多中心停药研究发现，在获得 MR4 以上的深度分子学反应患者再用达沙替尼维持 2 年后停药，显示 12 个月无分子学复发的 TFR 达 62%。患者需定期监测血常规、骨髓形态、细胞遗传学、基因突变。长期 TKI 治疗后获得深度分子学反应者停药成功的概率是 40%~60%。停用 TKI 后用 α 干扰素维持治疗可减少复发率。

四、慢性淋巴细胞白血病

（一）何时开始治疗的临床试验

慢性淋巴细胞白血病（CLL）的诊断确定后，首要问题不是选择治疗方案，而是考虑何时开始治疗。最新的 2018 年 NCCN 指南和 2018 年中国 CLL 指南对何时开始治疗已经提出了明确的治疗指征。一般来说，CLL 患者中大致有 1/3 无须治疗，1/3 需要即刻治疗，1/3

诊断时无须治疗但随着病情进展需要治疗。Rai Ⅲ期和Ⅳ期或 Binet B 期和 C 期的患者治疗能够改善预后。法国 CLL 协作组先后将 609 例和 926 例 Binet A 期 CLL 患者随机分为治疗组和对照组，治疗组分别采用小剂量苯丁酸氮芥合用泼尼松持续或间断给药，而对照组不予治疗直到病情发展为 B/C 期，结果发现早期治疗虽然可以延缓病情的进展，但对总生存期并无影响。后来对 6 组随机对照试验共 2 048 例早期 CLL 患者进行的 Meta 分析表明，延期治疗和早期治疗患者的 10 年 OS 率分别为 47%和 44%，且早期治疗可能促使上皮肿瘤、急性白血病等第二肿瘤发生。

（二）治疗 CLL 化疗药物的临床试验

苯丁酸氮芥（chlorambucil，CLB）是治疗 CLL 的经典药物，其 DOR 较短，平均为 14 个月。但由于其疗效确切，应用方便，并发症少，比较安全，目前仍是治疗 CLL 的主要药物之一，尤其适用于老年或其他不能耐受氟达拉滨等化疗的一般情况差的患者。多中心研究证实联合其他烷化剂在内的化疗（如 COP、CHOP）与单独应用苯丁酸氮芥相比，并没有显示任何优势。加用糖皮质激素并不能提高缓解率和生存率，目前多用于免疫相关的全血细胞减少、自身免疫性溶血性贫血（AIHA）等自身免疫异常，或者希望快速缩小肿大的淋巴结、脾脏。

一项国际Ⅲ期临床试验比较了苯达莫司汀与 CLB 作为 CLL 一线治疗的疗效和安全性，入组 156 例患者，苯达莫司汀组和 CLB 组的 ORR 分别为 59%和 26%，CR 率分别为 8%和<1%；两组的 PFS 分别为 21.7 个月和 9.3 个月，显示苯达莫司汀有较好的疗效。根据此试验结果，2008 年 3 月 FDA 批准苯达莫司汀用于 CLL 的治疗。

Keating 等报道用氟达拉滨（fludarabine）单药或加用泼尼松治疗 174 例进展期初治 CLL 患者，ORR 为 78%，CR 率为 29%，PR 率为 49%，平均 OS 为 63 个月。欧美多项Ⅲ期临床随机对照试验进一步证实，与其他传统化疗方案，如 CHOP 、CAP（环磷酰胺、多柔吡星、泼尼松）或 CLB 相比，氟达拉滨作为一线药物治疗进展期 CLL，起效快，3~6 个疗程起效，具有较高的 CR 率和较长的 PFS，但对 OS 无明显影响。氟达拉滨作为初始治疗药物取得缓解并持续 1 年以上的病例，复发后再次单用氟达拉滨仍有 2/3 有效。在一系列联合治疗方案中，氟达拉滨和其他嘌呤类似物的联合，如阿糖胞苷，不如氟达拉滨单药治疗有效，而氟达拉滨和 CLB 或泼尼松联合治疗可增加血液系统毒性，而没有提高 ORR。

意大利的一个小组用氟达拉滨联合环磷酰胺（CTX）治疗 CLL，结果为 CR 率 44%，PR 率 16%，而初治病例的 CR 率达到 60%，但是对复发或难治病例，CR 率仅为 17%，2 年 OS 率及 PFS 率分别为 62%和 44%。德国 CLL 研究组（GCLLSG）的前瞻性研究比较了氟达拉滨单药组和氟达拉滨联合 CTX（FC）组，FC 组比氟达拉滨单药组具有更高的 CR 率（16% vs 5%）和 ORR（94% vs 83%），更长的持续缓解时间（48 个月 vs 20 个月）和更长的 DFS（49 个月 vs 33 个月），但 OS 无差异。美国的一项大规模研究证实，FC 较单用氟达拉滨具有更高的 ORR（74.3% vs 59.5%）、CR 率（23.4% vs 4.6%）和 PFS（31.6 个月 vs 19.2 个月）。

（三）氟达拉滨/克拉屈滨的临床试验

一项随机Ⅲ期临床试验比较了克拉屈滨和氟达拉滨，分别与环磷酰胺联合治疗 423

例初治的进展性 CLL 的疗效和安全性。CC 组 CR 率、ORR 分别为 47%、88%，FC 组分别为 46%和 82%，中位 PFS CC 组为 2.34 年，FC 组为 2.27 年。OS 和 3~4 级治疗相关毒性也相当。此外，17p13（*TP53* 基因）缺失的亚组没有差异，存活率都很低。与氟达拉滨一样，克拉屈滨联合环磷酰胺是治疗进展性 CLL 安全有效的一线方案。克拉屈滨作为二线药物治疗复发或难治 CLL 的效果也与氟达拉滨相仿，平均 ORR 为 38%，CR 率 7%。克拉屈滨治疗后复发的病例，再次应用克拉屈滨的 ORR 为 40%，CR 率为 10%。

（四）复发或难治 CLL 的临床试验

在西班牙 Bosch 等用氟达拉滨联合 CTX、米托蒽醌方案治疗 60 例复发或难治 CLL 的研究结果显示，平均 3 个疗程后的 ORR 为 78%，CR 率为 50%，PR 率为 28%。完全缓解病例中 17%的患者 MRD 阴性。对初始治疗有效的病例，CR 率和 PR 率分别为 32%和 40%，而在对初始治疗无效的病例则分别为 6%和 28%。目前复发或难治 CLL 的临床研究更多的是靶向药物，包括利妥昔单抗、来那度胺、伊布替尼、ABT-199、奥法木单抗、CAR-T 细胞免疫疗法等靶向治疗，见第三章。

第七节　抗淋巴瘤化疗药物临床研究

一、霍奇金淋巴瘤

大多数霍奇金淋巴瘤（HL）可以治愈，目前的一线治疗通常采用 ABVD 方案（多柔比星、博来霉素、长春碱和达卡巴嗪）化疗或联合放疗。

（一）早期（Ⅰ~ⅡA 期）HL 的临床试验

德国霍奇金淋巴瘤研究组（GHSG）将 1 370 例早期预后良好 HL 患者随机分成 4 组，分别给予 2 周期和 4 周期 ABVD 方案化疗联合 20Gy 或 30Gy 受累野放疗（IFRT），4 组的 PFS 和 OS 无显著性差异。因此，推荐 2 周期 ABVD+20Gy 的 IFRT 作为早期预后良好型 HL 患者的首选治疗。

对于早期 HL 是否需要放疗仍然存在争议，大量临床试验通过中期 PET 检查评估放疗的价值。欧洲癌症研究与治疗组织 H10 研究将早期 HL 分 3 组，标准组给予 3 周期 ABVD+30Gy IFRT；经 2 周期 ABVD 化疗后，中期 PET 阴性患者序贯 2 周期 ABVD 化疗，不加 IFRT；中期 PET 阳性患者再行 2 周期 eBEACOPP+30Gy IFRT。3 组中单纯化疗组疾病控制较差，说明了放疗的必要性。英国国家癌症研究所将 3 周期 ABVD 化疗后 PET 阴性无大包块早期 HL 随机分配到加或不加 30Gy IFRT，发现两组的 3 年 PFS 和 OS 之间无差异。故认为经 3 周期化疗后 PET 阴性患者不需要接受放疗。

（二）早期预后不良 HL 的临床试验

在一项 1 395 例Ⅰ~Ⅱ期有不良预后因素的 HL 患者研究中，将患者随机分为 4 组，分别给予 4 周期 ABVD 和 4 周期 BEACOPP 组联合 20Gy 或 30Gy IFRT，结果显示 30Gy IFRT

联合4周期ABVD是早期预后不良患者的首选治疗方案。

一项随机临床试验比较了2周期eBEACOPP方案序贯2周期ABVD方案联合30Gy IFRT和4周期ABVD联合30Gy IFRT疗效，中位随访43个月，在eBEACOPP组的治疗无失败率，优于标准的4周期ABVD组，尤其在大包块组。eBEACOPP组毒性增加，但两组之间OS无显著性差异，两组在治疗相关死亡率和继发肿瘤方面无显著性差异。因此在北美，纵隔大包块患者通常选择4周期ABVD联合30Gy IFRT。

（三）晚期（ⅡB~Ⅳ期）HL治疗

晚期HL患者如果不治疗或单药化疗，存活率不足5%。随着联合化疗的发展，这类患者有可能被治愈。多中心研究显示，ABVD在OS和PFS方面优于MOPP，长期随访也证实了这一观点。随机对照研究将MOPP、ABVD、MOPP/ABVD交替进行比较，MOPP组OS和PFS均差于ABVD和交替方案组。基于有效性、安全性、易操作性，ABVD成为晚期HL患者的优先选择。除ABVD外，由7种药物联合组成的Stanford V方案因多柔比星和博来霉素的累积毒性减少，其5年OS率可达95%，但这一方案包含大剂量IFRT，放疗相关的晚期毒性是Stanford V方案的主要不良事件。

来自加拿大的研究比较了晚期HL患者分别使用ABVD和BEACOPP/eBEACOPP方案后的治疗反应。结果显示与ABVD方案相比，BEACOPP方案患者预期寿命（12.3年 vs 10.9年）和质量调整寿命（10.5年 vs 9.1年）均延长1.4年，复发率降低，治疗相关致死率在6个月内为8%，不育率为60%。因此，推荐初诊晚期HL首选BEACOPP、eBEACOPP方案。

对于年龄小于60岁的晚期患者，推荐6~8周期的ABVD化疗，残留病灶大于1.5cm进行局部放疗；或给予6周期eBEACOPP化疗，残留病灶大于2.5cm进行局部放疗。对于年龄大于60岁的患者，不建议使用BEACOPP方案，因为这组患者治疗相关死亡率高。因此，ABVD成为适合多药化疗的老年HL首选治疗方案。

（四）复发或难治HL的临床试验

法国和比利时的LYSA中心还对口服JAK1/2抑制剂——芦可替尼（鲁索替尼，ruxolitinib）在晚期复发或难治HL中进行了Ⅱ期临床试验。结果显示中位DOR为7.7个月，PFS为3.5个月，OS为27.1个月。提示芦可替尼耐受性好，疗效可靠，可与其他治疗方案联合治疗晚期复发或难治HL。大剂量化疗序贯自体造血干细胞移植对该类患者最为有益，同时维布妥昔单抗（BV）联合ICE（异环磷酰胺、卡铂、依托泊苷）、帕比司他（panobinotast）联合ICE等方案已完成Ⅰ/Ⅱ期临床试验，还有许多靶向新药正在临床试验中（见第三章）。

二、弥漫大B细胞淋巴瘤

弥漫性大B细胞淋巴瘤（DLBCL）是临床最常见的淋巴瘤，50%~60%患者可被治愈。R-CHOP已经成为DLBCL一线治疗的标准方案，一般推荐6~8个周期的R-CHOP化疗。但对于Ⅰ~Ⅱ期临床试验的DLBCL而言，3个周期的R-CHOP加累计野放疗也是合理的选择。

（一）初治 DLBCL 临床试验

CALGB 50303 研究，是由美国国家癌症中心开展的前瞻性随机Ⅲ期临床试验，入组 464 例 18 岁以上初治 DLBCL 患者，随机分为 R-CHOP 方案治疗组（*N*=233）和 DA-EPOCH-R 方案治疗组（*N*=231），采用 21 天方案完成 6 周期化疗。结果显示，中位随访 5 年，两组的 EFS、OS 无明显差异。相比 R-CHOP，DA-EPOCH-R 方案并没有显著改善 DLBCL 的预后，反而显示了更高的毒性反应。

（二）局限期（Ⅰ～Ⅱ期）DLBCL 临床试验

在 SWOG 8736 试验中，将 401 例分期均为局限期Ⅰ期、Ⅱ期的 NHL 患者，随机分为单纯化疗组和化疗加上放疗组，化疗组用 CHOP 21 天方案连续 8 个周期；放化疗组先用同样方案化疗 3 周期再加上局部受累野的放疗。两组比较，OS 没有差异，放化疗组的中位 OS 优于 8 个周期单纯化疗组。随后的 SWOG 0014 研究入组 56 例 DLBCL 患者，CHOP 方案 3 周期化疗基础上加用利妥昔单抗 375mg/m^2，化疗结束后 3 周对受累野放疗 40～46Gy。与 SWOG 8736 的研究结果回顾性比较，加上利妥昔单抗的缩短疗程的免疫化疗和局部受累野放疗方案效果更好。该方案在美国是局限期 DLBCL 的首选治疗方案之一。

（三）广泛期（Ⅲ期～Ⅳ期）DLBCL 临床试验

SWOG 8516 随机Ⅲ期临床试验，比较标准 CHOP 方案与提高化疗强度三代化疗方案（ProMACE-CytaBOM、mBACOD 及 MACOP-B 方案）治疗进展期 DLBCL，1 138 例Ⅲ～Ⅳ期患者及大肿块的Ⅱ期患者，随机接受上述三种化疗方案之一，化疗结果与 CHOP 方案比较，其 CR 率、DFS 和 OS 无明显统计学差异。提高化疗强度的三代方案不良反应更大，毒性更显著，住院时间延长，费用明显增加。因此在利妥昔单抗出现之前，CHOP 方案为晚期 DLBCL 的首选治疗方案。

国际 18 个中心的Ⅲ期临床试验（MInT），随机入组Ⅱ～Ⅳ期或是Ⅰ期伴有大肿块、IPI 0～1 分、年龄<60 岁的初治 DLBCL 患者 823 例，比较 CHOP 或类似方案联合放疗与 R-CHOP 或 R-CHOP 类似方案联合放疗的疗效，对有大肿块者局部施以放疗 30～40Gy。6 年随访结果显示，含利妥昔单抗方案的 EFS 率（74.0% vs 55.7%）、PFS 率（79.9% vs 63.8%）及 OS 率（89.9% vs 80.0%），均显著优于单纯的 CHOP 方案。MInT 研究首次证实了含有利妥昔单抗的方案在年轻、低危 DLBCL 的疗效。

在 GELA LNH 98-5 试验，入组了 399 例 60～80 岁、Ⅱ～Ⅳ期初治 DLBCL 患者，给予 CHOP 21 天方案加或者不加利妥昔单抗治疗 8 个周期，该随机对照Ⅲ期临床试验随访 10 年。结果显示，R-CHOP 组与 CHOP 组相比，CR/CRu 率（76% vs 63%）、5 年 EFS 率（47% vs 29%）、5 年 OS 率（58% vs 45%）、10 年 EFS 率（34% vs 19%）、10 年 OS 率（43.5% vs 28%）均提高。因此，推荐 R-CHOP 为适合化疗的老年 DLBCL 首选方案。

Tilly 等比较了 ACVBP 方案（阿霉素+环磷酰胺+长春碱+博来霉素+泼尼松）与标准的 CHOP 方案，入组 635 例预后不良的 61～69 岁的老年患者。结果 ACVBP 组与 CHOP 组相比，CR 率（58% vs 56%）、5 年 DFS 率（39% vs 29%）、5 年 OS 率（46% vs 38%）均提高。因此，推荐 ACVBP 方案为初治预后不良进展期 DLBCL 的一线治疗。

（四）剂量密度化疗的临床试验

德国高度恶性淋巴瘤研究组（DSHNHL）进行了 B1 和 B2 的临床试验，B1 研究入组 710 例低～中危、年龄 18～60 岁、预后良好的侵袭性淋巴瘤患者。随机接受 CHOP-21、CHOP-14、CHOPE-21 和 CHOPE-14 方案化疗 6 周期，对有结外侵犯或大肿块的患者，进行局部放疗 36Gy。CHOPE 方案是在 CHOP 方案基础上加用 VP-16 100mg/m^2 d1～3，2 周方案在化疗的第 4 天开始使用 G-CSF 支持，以保障化疗的按时完成，中位随访 58 个月。结果显示加上 VP-16 后较 CHOP 方案的 CR 率和 5 年 EFS 率都有显著提高（87.6% vs 79.4%；69.2% vs 57.6%），但 OS 没有明显改善。缩短给药间歇期的 2 周方案对 EFS 没有影响，而 OS 有所提高。B2 研究入组 689 例老年进展期淋巴瘤患者，年龄 61～75 岁，DLBCL 占 71%。化疗方案与 B1 研究相同，中位随访 58 个月。结果显示 CHOP-21、CHOPE-21、CHOP-14 和 CHOPE-14 的 CR 率分别为 60.1%、70.0%、76.1% 和 71.66%。5 年 EFS 率和 OS 率，CHOP-21 分别为 32.5% 和 40.6%；CHOP-14 分别为 43.8% 和 53.3%。CHOP-14 的 EFS 率和 OS 率都优于 CHOP-21，而毒性相当。基于以上临床试验结果，对年轻体能好的 DLBCL 患者，推荐使用 CHOPE-14 方案；而对 60 岁以上老年进展期 DLBCL 患者，CHOP-14 方案应是新的首选治疗方案。

德国高危淋巴瘤研究组 RICOVER-60 试验，入组 1 222 例年龄 61～80 岁 Ⅰ～Ⅳ期 DLBCL 患者，随机分为 4 组：6 周期 R-CHOP-14、6 周期 CHOP-14、8 周期 R-CHOP-14 和 8 周期 CHOP-14。结果显示含利妥昔单抗的方案 EFS 显著优于不含利妥昔单抗的方案，8 周期 R-CHOP-14 并不优于 6 周期 R-CHOP-14。因此，体能好的老年患者推荐 6 周期 R-CHOP-14 方案。

（五）双重打击 DLBCL 临床试验

双重打击 DLBCL 是指 FISH 检测伴有 *myc* 基因重排和 *bcl*-2 或者 *bcl*-6 基因重排的 DLBCL，是 DLBCL 复发或难治主要原因之一。2016 年 WHO 造血淋巴组织肿瘤分类已将它归类至伴 *myc*、*bcl*-2 和/或 *bcl*-6 重排的高级别 B 细胞淋巴瘤。

来自 MD 安德森癌症研究中心的试验，将 129 例双重打击 DLBCL 患者按照治疗方案不同分为 4 组，R-CHOP 组（*N*=57），R-EPOCH 组（*N*=28），R-hyper CVAD/MA 组（*N*=34）及其他治疗方案组（*N*=10）；中位随访 18 个月。4 组患者接受起始治疗后 CR 率分别为 40%、68%、68% 和 60%。R-EPOCH 组患者的疗效最好，2 年和 3 年 OS 率均为 76%，2 年和 3 年 EFS 率均为 67%；其次为 R-hyperCVAD/MA 组，其 2 年和 3 年 OS 率均为 32%，2 年和 3 年 EFS 率分别为 44% 和 40%；R-CHOP 组 2 年和 3 年的 OS 率分别为 25% 和 20%，2 年和 3 年的 EFS 分别为 41% 和 35%；而其他治疗方案组疗效最差，其 2 年和 3 年 OS 率均<12%，2 年和 3 年 EFS 率均<10%。

Petrich 等对 311 例双重打击 DLBCL 患者接受 auto-HSCT 的研究结果显示，移植前患者接受 R-CHOP、R-DA-EPOCH、R-hyper-CVAD/MA 等方案化疗的治疗反应率与 MD 安德森癌症研究中心报道的结果相近，接受移植后中位随访时间为 26 个月，中位 PFS 和 OS 分别为 10.9 个月和 21.9 个月，2 年 PFS 率和 OS 率分别为 40% 和 49%。R-EPOCH 方案序贯 auto-HSCT,可以明显改善双重打击 DLBCL 患者的预后。综上所述,双重打击 DLBCL 应用传统 R-CHOP 方案疗效不佳,应用强化的化疗方案如 EPOCH-R 方案等可能改善预后。

(六) 复发或难治 DLBCL 临床试验

在一项随机Ⅱ期临床试验中,用硼替佐米联合 R-CHOP 治疗 DLBCL,用 Hans 法将 GCB 亚型与 ABC 亚型 DLBCL 区别开来研究发现,两者的 PR 率和 CR 率相当,都达到 100%和 90%。70%的患者 2 年 PFS 没有区别。在复发 DLBCL 的随机Ⅱ期临床试验中,用 EPOCH 方案联合硼替佐米,在 ORR 和 OS 方面,ABC 亚型的疗效都优于 GCB 亚型。靶向药物的临床试验见第三章。

三、滤泡性淋巴瘤

滤泡性淋巴瘤(FL)的治疗主要根据病理分级和临床分期,ⅢA 级和ⅢB 级 FL 主要参照 DLBCL 的治疗。局限期 FL 指的是Ⅰ~Ⅱ期的患者,占 15%~25%。进展期 1~2 级及 3A 级 FL,治疗反应性较高,中位 OS 超过 12 年。

(一) 局限期 FL 临床试验

Campbell 等报道了单用放疗治疗 237 例 1 级到 3A 级 FL 患者,10 年 PFS 率和 OS 率分别为 49%和 66%。美国 MD 安德森癌症中心报道Ⅰ~Ⅱ期滤泡性淋巴瘤(Ⅰ~Ⅱ级)单纯放疗的长期随访结果,15 年 PFS 率和 OS 率为 41%和 43%。早期(1 级和 2 级Ⅰ~Ⅱ期)FL 患者的标准治疗为放疗。放疗能提高患者的 PFS 率和 OS 率。但是仍然有部分Ⅰ期和Ⅱ期 FL 患者不接受放疗。

目前仍不能明确全身化疗联合放疗能否进一步提高早期 FL 的生存率。意大利的一项试验显示,94 例初治早期 FL 患者接受利妥昔单抗联合受累野放疗后,10 年 PFS 率为 64.6%,相比单独照射组(50.7%)较高,中位 OS 率为 94.4%,明显高于单独照射组(83.6%)。而 MD 安德森癌症中心的另一项试验结果显示,早期 FL 放疗联合化疗并未显著提高患者 DFS 率和 OS 率。但也有研究发现,化疗+放疗能够提升 PFS 率,对 OS 无明显影响。因此对于局限期 FL 患者,采取观望等待也是可以考虑的。如果患者诊断后的期望存活时间<15 年,观察等待是较为合适的选择。

(二) 进展期 FL 临床试验

在利妥昔单抗出现以前,斯坦福大学的多项试验发现,低肿瘤负荷 FL 患者采取观望等待与立即进行治疗所带来的 OS 结局并无显著差异。利妥昔单抗(rituximab,RTX)引入 FL 治疗后,Ardeshna 等进行了一项试验,A 组患者接受观望等待;B 组接受 RTX 治疗;C 组接受 RTX 治疗+RTX 维持治疗 2 年。随访 32 个月,3 组的 3 年生存率无明显差异(均在 95%以上),但 A、B、C 3 组的 3 年 PFS 率存在差异,分别为 33%、60%、81%。3 年内无须化疗或放疗的比例分别为 48%、80%、91%,有显著差异。该研究得出:由于是否采取治疗对 OS 影响不大,因此观望等待是低肿瘤负荷 FL 患者的合理选择;采用 RTX 治疗可能会延长 PFS 和推迟首次化疗时间;部分患者采用 RTX 治疗可能有生活质量方面的受益。

一个多中心Ⅲ期临床试验,入组 514 例未经治疗的惰性淋巴瘤(含 FL)和套细胞淋巴瘤,随机分为 BR 方案(苯达莫司汀+RTX)治疗组和 R-CHOP 方案治疗组。结果显示,中位随访 45 个月,BR 组和 R-CHOP 组疾病进展时间(TTP)分别为 69.5 个月和 31.2 个月,两组的 OS 没有差异,并且以苯达莫司汀为基础的治疗方案副作用也更少。有研究采用来那度胺联合 RTX 治疗 65 例初治 FL 患者的疗效,CR 率为 72%,并有数据显示 R2 方案较 RTX 单药能显著延长至下次治疗的时间。

(三) 有症状且肿瘤负荷高的进展期 FL 临床试验

对于此类患者,利妥昔单抗+化疗是其推荐治疗。但选用何种化疗方案以联合利妥昔单抗(RTX)仍是一大疑问。在苯达莫司汀之前,使用较多的三种 RTX+化疗方案依次为 R-CHOP、R-CVP、R-氟达拉滨。研究显示,此三种方案中 R-CHOP 方案的疗效最佳。Rummel 等的研究将 BR 方案与 R-CHOP 方案比较发现,两组化疗整体反应率无明显差异(92.7% vs 91.3%),BR 组的 CR 率优于 R-CHOP 组(39.8% vs 30%),PFS 也优于 R-CHOP,OS 未见差别,毒性反应差别也不大。因此,对于高肿瘤负荷的 FL 患者,BR 方案是比 R-CHOP 更好的选择。

(四) 复发或难治 FL 临床试验

对于利妥昔单抗难治的 FL 患者,苯达莫司汀是其推荐治疗,单药 ORR 为 75%,PFS 为 9.3 个月。有研究显示,二代抗 CD20 的阿托珠单抗联合来那度胺治疗复发性患者,总反应率达 100%,CR 率达 78%,中位随访 14 个月,预计 24 个月 PFS 为 61%。另有试验采用来那度胺联合利妥昔单抗(R2 方案)治疗复发或难治 FL 患者,病情稳定后再接受 R2 或利妥昔单抗单药的维持治疗。结果显示,整体反应率为 61%,1 年 PFS 率为 66%。新的靶向药物也是其临床试验的研究方向。

(五) T 细胞淋巴瘤

T 细胞淋巴瘤尚缺乏统一的治疗标准,其疗效仍不理想。近年来二代测序的大规模应用极大地推动了淋巴瘤准确评价预后及发病机制的研究。同时迫切需要前瞻性、多中心临床试验研究评价最有效的治疗方案,从而进一步提高患者的治愈率。

1. 外周 T 细胞淋巴瘤临床试验　外周 T 细胞淋巴瘤(peripheral T cell lymphomas, PTCL)约占 NHL 病例的 10%。PTCL-非特指型(PTCL-NOS)是最常见的亚型,其次是血管免疫母细胞性 T 细胞淋巴瘤(angioimmunoblastic T cell lymphoma, AITL)、ALK 阳性间变性大细胞淋巴瘤(anaplastic large cell lymphoma, ALCL)、ALK 阴性 ALCL。CHOP 化疗是最常用的 PTCL 患者一线治疗方案。PTCL 对 CHOP 等标准化疗方案治疗敏感性低,较少产生持久缓解,预后较差。

来自加拿大癌症中心的回顾性研究,主要接受 CHOP 或类似 CHOP 方案治疗的 PTCL-NOS 患者的 5 年 OS 率仅为 35%,低危 IPI 评分患者的 5 年 OS 率高于高危 IPI 评分患者(64% vs 22%)。MD 安德森癌症中心的一项回顾性研究,接受治疗的 T 细胞淋巴瘤患者(N=135;PTCL-NOS, N=50;ALCL, N=40;AITL N=14),对 CHOP 和更强化疗方案

(如 hyper-CVAD)进行了比较,CHOP 和强化治疗的 3 年 OS 率分别为 62%和 56%。ALK 阳性 ALCL 患者的 3 年 OS 率高于 ALK 阴性 ALCL 患者(100% vs 70%)。当排除 ALCL 亚组后分析,中位 OS 为 21 个月,CHOP 和强化治疗的 3 年 OS 率分别是 43%和 49%。在一项前瞻性试验中,DA-EPOCH 与初治 ALCL 患者的有利结局相关。中位随访 14 年时,ALK 阳性 ALCL 患者和 ALK 阴性 ALCL 患者的 EFS 率分别为 72%和 62.5%,OS 率分别为 78.0%和 87.5%。

一些回顾性研究报告了在一线或后续治疗线中接受 HDT/ASCT(大剂量化疗联合自体造血干细胞移植)治疗的 PTCL 患者的有利结局,3 年 OS 率为 53%~58%;3 年 PFS 率为 44%~50%。目前 HDT/ASCR 的最大前瞻性试验中,北欧淋巴瘤研究组在初治 PTCL 患者中对剂量密集 CHOEP 诱导治疗后继以 HDT/ASCR 进行了评估,该试验不包括 ALK 阳性的 ALCL 患者。160 名患者中 115 名(72%)接受了 HDT/ASCR。中位随访 60.5 个月,所有患者 5 年 OS 率和 PFS 率分别为 56%和 44%。治疗相关死亡率为 4%;ALK 阴性 ALCL 患者具有最高的 5 年 OS 率和 PFS 率,分别为 70%和 61%;PTCL-NOS 亚组患者的 5 年 OS 率和 PFS 率分别为 47%和 38%。中位随访 10 年,所有患者 10 年 OS 率和 PFS 率分别为 41%和 38%;ALK 阴性 ALCL 患者 10 年 OS 率和 PFS 率均为 48%。

由于本病发病率低,用于治疗复发或难治 PTCL 的一些联合化疗方案(如 GDP、DHAP、ESHAP 等)来源于侵袭性淋巴瘤临床试验。用于复发或难治 PTCL 的新药临床试验很多。一项国内Ⅱ期临床试验中,79 例复发或难治患者,接受西达本胺 30mg/次,2 次/w 的单药治疗,ORR 为 27.9%。一项国际Ⅱ期临床试验(PROPEL)给予 111 例复发或难治 PTCL 患者普拉曲沙治疗,ORR 为 29%,CR 率为 11%,中位 DOR 为 10 个月,中位 PFS 和 OS 分别为 3.5 个月和 14.5 个月。一项多中心Ⅱ期临床试验(BENTLEY 试验)中评估了苯达莫司汀对 60 名复发或难治 PTCL 患者的疗效,应用 3 周期苯达莫司汀后 ORR 为 50%,28%患者获完全缓解;中位 DOR 仅为 3.5 个月;所有患者的 PFS 和 OS 分别为 3.6 个月和 6.3 个月。

基于上述研究,2017 年 NCCN 指南推荐多药化疗(CHOP-21 或 CHOEP)6 周期加或不加受累野放疗认为是Ⅰ~Ⅱ期和 ALK 阳性 ALCL 患者的标准一线治疗,其他亚型 PTCL 参与临床试验是首选治疗。完全缓解患者可以观察,或可用 HDT/ASCR 进行巩固治疗,HDT/ASCR 治疗前后可进行局部放疗。强烈推荐复发或难治患者参与临床试验。如果没有合适临床试验,对于适合移植的患者,建议采用二线全身性治疗继以适用于 CR 或 PR 患者的 HDT/ASCR 或异基因造血干细胞移植巩固治疗;局部复发(限于 1~2 个部位)可以在 HDT/ASCR 之前或之后用受累野放疗进行治疗。对于不适合接受移植的患者,应采用二线全身性治疗或姑息性放疗。对于大多数复发或难治患者,异基因造血干细胞移植在可行时应被视为更可靠的治疗。

2. 结外 NK/T 细胞淋巴瘤临床试验　德国非霍奇金淋巴瘤工作组将 343 例 NK/T 患者随机给予 CHOP 或 CHOPE(CHOP 联合依托泊苷)方案治疗。结果显示,对于乳酸脱氢酶(LDH)升高的年轻患者,CHOPE 方案虽然不能明显改善 3 年 OS 率,但可以提高 EFS

率。因此 CHOPE 可以作为年轻患者的一线推荐方案。对于老年患者，增加依托泊苷未显示出预后优势，其 OS 和 EFS 均无显著改善，化疗导致的不良反应明显增加。

第八节　抗多发性骨髓瘤化疗药物临床研究

在过去十几年中，多发性骨髓瘤（MM）的治疗取得了明显进步。患者的 CR 率超过 50%，生存时间从 33 个月延长至 88 个月，大于 65 岁老年患者的 6 年 OS 率从 31%提高到 56%。标危（低中危）MM 占 60%～70%，移植后疾病进展时间（TTP）超过 6 年，生存时间可以超过 10 年。高危 MM 占 15%～20%，中位生存时间仅为 29 个月。适合移植 MM 患者的治疗分为 3 个治疗阶段，首先进行 4～6 个月的诱导治疗；≥PR 者，进行 1～2 次大剂量化疗（HDT）+自体造血干细胞移植（auto-HSCT）强化治疗；移植后进行维持治疗。MPT 方案（美法仑+泼尼松+沙利度胺）曾是不适合移植患者的标准方案，目前已被 Rd（来那度胺+低剂量地塞米松）持续治疗方案所取代。复发或难治多发性骨髓瘤（RRMM）是 MM 治疗上的挑战之一。

一、适合自体造血干细胞移植多发性骨髓瘤患者的临床试验

法国 IFM 2009 研究结果显示，经过 3 个疗程 VRD 方案（硼替佐米+来那度胺+地塞米松）诱导后序贯自体造血干细胞移植疗效显著，CR 率+非常好的部分缓解（VGPR）率高达 47%。VCD 方案（硼替佐米+环磷酰胺+地塞米松）在总反应率、CR 率及安全性上均未超越 VTD 方案。包含新型蛋白酶体抑制剂如卡非佐米和伊沙佐米的三药联合方案诱导后 CR 率未超越 VTD 和 VRD 方案。移植后是否采用巩固治疗尚需进一步验证。

IFM 2009 研究显示 VRD 序贯自体移植较 9 疗程 VRd 诱导治疗取得更深的近期缓解。一项Ⅲ期临床试验中 KRD 方案（卡菲佐米+来那度胺+地塞米松）作为诱导治疗序贯自体移植及巩固治疗对比 12 疗程 KRD，结果显示两组患者 ORR、CR 和 VGPR 以上缓解率均无明显差异，长期疗效尚需进一步随访。

二、不适合自体造血干细胞移植多发性骨髓瘤患者的临床试验

一项国际多中心 FIRST 研究，入组 1 623 例新诊断且不适合移植的 MM 患者，随机分为 Rd 持续治疗组（N=535）、18 个周期的 Rd 方案（Rd18）治疗组（N=541）和 MPT 组（N=547）。结果显示，中位随访超过 5 年，Rd 持续治疗方案的 PFS 和 OS 均优于 MPT 方案（分别为 26 个月 vs 21.9 个月；59.1 个月 vs 49.1 个月）。Rd 持续治疗组的 PFS 也优于 Rd18 组（21 个月），OS 与 Rd18 组（62.3 个月）差异不明显。对于经硼替佐米方案治疗后的患者，作为二线治疗，接受 Rd 方案持续治疗比 MPT 方案治疗的治疗反应程度更深，并且至

三线治疗的间隔时间(TFI)更长。Rd 持续治疗组的 TFI 也较 Rd18 组更长(69.5 个月 vs 39.9 个月)。该研究对不适合移植的新诊断 MM 患者,推荐给予 Rd 方案(来那度胺+低剂量地塞米松)持续治疗,替代以往 MPT 方案(美法仑+泼尼松+沙利度胺)的标准治疗。此外,Rd 方案对伴高危遗传学特征的患者获益并不显著。

SWOG-S0777 研究比较了持续 Rd 和 Rd+硼替佐米(RVD)8 周期治疗后再持续 RD 的疗效,结果显示后者的 PFS 和 OS 更优(30 个月 vs 43 个月;64 个月 vs 75 个月),且硼替佐米的使用并未增加毒性。

三、高危多发性骨髓瘤的临床试验

多项研究显示,硼替佐米无论是作为诱导治疗、巩固治疗或是维持治疗,都可以减少预后不良因素对 PFS 和 OS 的消极影响。与硼替佐米一样,Rd 方案可消除 t(4;14)的消极影响,而对于 17p 缺失的患者并不能获益。

对于含有不良预后基因或细胞遗传学异常的患者,迄今为止的多项回顾性研究均显示,自体移植不能改善包括 t(4;14)、t(14;16)、17p-、1q21 扩增等细胞遗传学异常所致的不良预后。针对高危 MM 开发的新药目前也在进行研究,如 xpo-1 抑制剂、抗 PD-1 或 PDL-1 单抗、CD38 单抗等。

一项对 VTD 或 PAD 作为诱导治疗,自体移植后以硼替佐米为基础方案巩固和/或维持治疗的Ⅲ期临床试验,中位随访 117 个月,双次移植组中位 PFS 和 10 年 OS 率均优于单次移植组(47 个月 vs 38 个月,58% vs 47%)。根据高危细胞遗传学、ISS Ⅲ期、疗效未达 CR 3 个危险因素,将患者分为 3 个亚组:低危组(20%,3 个危险因素均无)、中危组(42%,1 个危险因素)和高危组(38%,2 或 3 个危险因素)。这些亚组的中位 PFS 分别为 87 个月、53 个月和 27 个月,相应的 10 年 OS 率分别为 78%、53%和 32%。在高危组双次自体移植显著延长了 PFS(32 个月 vs 20 个月)和 10 年 OS 率(43% vs 20%)。双次自体移植可明显延长患者 PFS 和 OS,尤其是细胞遗传学高危、ISS 分期晚、移植前未达到 CR 的患者受益最明显。

四、复发或难治多发性骨髓瘤的临床试验

在 EMN02 临床试验中,新诊断有症状 MM 患者予 VCD 诱导化疗,然后接受高剂量美法仑+自体移植或 VMP 化疗,随后随机分组行或不行 VRD 巩固治疗,最后所有患者接受来那度胺维持治疗至疾病进展。一项Ⅱ期临床试验评估用 KPD 方案(卡非佐米+泊马度胺+地塞米松)补救治疗 EMN02 试验中难治或治疗后进展患者的效果。KPD 方案巩固化疗 4 疗程后,病情稳定或更好疗效的患者后续口服泊马度胺维持治疗直至进展。这项Ⅱ期临床试验表明,已接受过硼替佐米、来那度胺治疗包括对其耐药的复发或难治骨髓瘤(RRMM)患者,KPD 是一种可行、有效和安全的三药联合方案,总体应答率为 87%,包括

31%的 CR/sCR。由于尚未达到中位 OS,因此需要更长时间的随访。

Aspire 研究中,入组 792 例 RRMM 患者,随机进入 KRD 方案(卡非佐米+来那度胺+地塞米松)或 Rd 方案(来那度胺+地塞米松)进行治疗。结果显示,中位随访 67 个月,KRD 组 OS 和 PFS 均优于 Rd 组(48.3 个月 vs 40.4 个月,26.3 个月 vs 17.6 个月)。POLLUX 和 CARSOR 研究证实 CD38 单抗联合 PI 或 IMID 在 RRMM 中可取得很好的疗效,临床试验中达雷木单抗(daratumumab)被推至 MM 一线治疗。D-VMP(达雷木单抗+硼替佐米+美法仑+泼尼松)对比 VMP 在老年不适合移植 MM 患者中的Ⅲ期临床试验结果,D-VMP 组患者继续保持着 PFS 获益,其更深和更久的缓解在后续的 3 年随访结果中得到证实。加入达雷木单抗后并未出现新的不良事件,显示出良好的安全性。Aspire 和 POLLUX 等研究的结果表明,Rd 为基础的方案已是 RRMM 的基石治疗,Rd 为基础的联合方案正在将 RRMM 患者的治疗疗效推向新的高度。

核输出蛋白 1(XPO1)抑制剂 selinexor 的Ⅰ期临床试验显示,在对包括硼替佐米、卡非佐米、来那度胺、泊马度胺及达雷木单抗等五药耐药的患者中仍取得了 21%的总有效率,结果令人惊喜。基于这项研究,STORM 试验的Ⅱ期临床试验,入组 122 例五药耐药患者,其中 53%的患者具有高危细胞遗传学异常,70%的患者曾接受含有达雷木单抗的联合治疗方案,84%的患者接受过造血干细胞移植,2 例患者为 CAR-T 治疗后复发进展。具体用药方案为 selinexor 80mg+地塞米松 20mg,每周 2 次,口服。独立审查委员会(Independent Review Committee,IRC)评价 ORR 为 26.2%,其中 2 例患者取得 sCR(MRD 阴性),2 例 CAR-T 治疗后复发患者均取得 PR。

五、多发性骨髓瘤维持治疗的临床试验

CALGB 100104 和 IFM 2005-02 研究,共纳入 1 000 多例 MM 患者,ASCT 后,患者分别接受了来那度胺或安慰剂维持治疗。在 CALGB 100104 研究中,来那度胺组的中位 PFS 为 5.7 年,安慰剂组为 1.9 年,风险比(HR)为 0.38。在 IFM 2005-02 研究中,来那度胺组的中位 PFS 为 3.9 年,安慰剂组为 2 年;且来那度胺组 8 年 OS 率达到 60.9%,安慰剂组为 44.6%。与安慰剂组相比,来那度胺维持治疗的 PFS 获益可见于所有的分层亚组。基于此两项研究,FDA 批准了来那度胺作为 MM 自体造血干细胞移植(ASCT)后的维持治疗。

Myeloma XI 是迄今为止最大的维持治疗临床试验,该试验在英国开展 100 多个医学中心入组新诊断的 1 970 名 MM 患者。研究结果显示无论是采用 CRD 方案(环磷酰胺、来那度胺、地塞米松)还是 CTD 方案(环磷酰胺、沙利度胺、地塞米松)诱导治疗后使用来那度胺进行维持治疗,均能显著延长患者缓解的持续时间(DOR)和至下一次治疗的时间(TTNT);其中疗效最好的一组患者是采用 CRD 方案诱导治疗后进行造血干细胞移植,然后使用来那度胺进行维持治疗。所有患者适合干细胞移植(60.3 个月 vs 30.1 个月)和不适合干细胞移植(25.7 个月 vs 11.0 个月)患者中来那度胺维持治疗的 PFS 均显著高于未进行维持治疗组。FIRST 研究结果显示,对于不适宜移植的新诊断 MM 患者,来那度胺联

合低剂量地塞米松(Rd 方案)持续治疗相比美法仑、强的松联合沙利度胺(MPT 方案)更能改善 PFS 和 OS,并且 Rd 方案的连续治疗相比 18 个疗程治疗 PFS 获益更显著。这些研究结果表明来那度胺维持治疗带来的明显获益,与诱导治疗的方案无相关性。早期持续使用来那度胺进行长期治疗的患者可取得非常好的疗效。

梅奥诊所建议对于标危组患者,推荐 ASCT 后序贯 2 个月的来那度胺巩固治疗。法国试验结果表明使用这种策略,来那度胺维持治疗对 OS 无影响。经过 2 个月的巩固治疗后,若明确患者可对来那度胺产生反应但未达到 VGPR 或 CR,推荐来那度胺维持治疗。这些患者是美国试验中发现的可获得生存益处的特殊亚群。对于中危和高危患者,基于最近的若干试验结果,专家建议首选以硼替佐米为基础的维持治疗方案。对于来那度胺维持治疗的持续时间,专家推荐至多 2 年时间。除此之外,虽然没有随机化可比较的数据来评价延长维持治疗的价值,但法国试验已明确它会增加第二癌症的风险,这一试验的随机化过程值得信赖。鉴于 MM 的异质性,需要更多的临床试验尝试个体化治疗以使获益最大化并减少对患者的伤害。

HOVON 研究对比了 PAD 方案(硼替佐米+多柔比星+地塞米松)或 VAD 方案(长春新碱+多柔比星+地塞米松)诱导治疗后分别行高剂量化疗(HDT)+硼替佐米维持治疗或 HDT+沙利度胺维持治疗的疗效。在该研究中,硼替佐米作为维持治疗可以减少危险因素对预后的不良影响,但不能完全消除。

TOURMALINE-MM3 研究是一项Ⅲ期、双盲、安慰剂对照、多中心试验,以评估伊沙佐米的维持治疗效果。入组 656 名新诊断经 PI±IMiD 诱导序贯 ASCT 治疗且疗效至少达 PR 的 MM 患者,随机分为伊沙佐米维持治疗组($N=395$)和安慰剂组($N=261$)。结果显示,伊沙佐米维持治疗使患者 PFS 延长了 5.2 个月,增加了 MRD 转阴率,且安全性良好。该研究表明伊沙佐米可作为 ASCT 后应答患者的维持治疗选择之一。

第九节　临床研究实例介绍

一、针对急性髓细胞性白血病的化疗药物

CPX-351(阿糖胞苷/柔红霉素固定剂量为 5∶1)脂质体治疗新诊断的老年急性髓细胞性白血病(AML)的ⅡB 期临床研究

1. 研究目的　评价 CPX-351 治疗新诊断的老年 AML 的有效性、安全性及耐受性,并与标准 3+7 方案比较。

2. 研究设计类型及方案

(1)类型:多中心、随机、开放、标准治疗平行对照临床试验。

(2)方案:筛选 126 例新诊断的老年(60~75 岁)AML 患者,按 2∶1 随机分配进入 CPX-351 治疗组和 3+7 标准方案治疗组 2 个平行组。

CPX-351组:首次诱导治疗,CPX-351在第1、3、5天以$100U/m^2$(含阿糖胞苷$100mg/m^2$和柔红霉素$44mg/m^2$)持续90分钟静脉滴注给药。第二次诱导治疗:CPX-351在第1天和第3天以$100U/m^2$静脉给药。巩固治疗:CPX-351在第1天和第3天以$100U/m^2$静脉给药,巩固治疗2个疗程。

3+7标准组:柔红霉素($45mg/m^2$或$60mg/m^2$,第1~3天)+阿糖胞苷($100mg/m^2$,第1~7天)的诱导治疗,在治疗第14~21天进行骨髓评估,在第22天给予第二次DA方案诱导。第二次诱导方案:柔红霉素($45mg/m^2$或$60mg/m^2$,第1~2天)+阿糖胞苷($100mg/m^2$,第1~5天)。之后进行2个疗程的巩固化疗,研究者可以自行选择巩固治疗方案,推荐方案包括$100 \sim 200mg/m^2$阿糖胞苷5~7天,加或不加柔红霉素$45mg/m^2$或$60mg/m^2$ 2天(5+2);或中剂量阿糖胞苷($1.0 \sim 1.5g/m^2$)5~7天。

两组都经过2个疗程的诱导治疗和2个疗程的巩固治疗。之后都可以选择异基因造血干细胞移植(allo-HSCT)及其他治疗。最终完成试验评价的有126例老年AML患者,CPX-351组86例,3+7标准组41例。

3. 研究对象　新诊断的,年龄为60~75岁的老年AML患者。

4. 研究样本量　两组病例分配比例为2∶1,本研究计划入组129例,试验组86例,对照组43例。

5. 入选标准

(1)性别不限,年龄60~75岁。

(2)符合WHO诊断标准,首次诊断的AML患者。

(3)ECOG评分:0~2分。

(4)血清肌酐(Cr)≤1.5倍正常值上限;血清总胆红素≤1.5倍正常值上限,谷丙转氨酶(GPT)及谷草转氨酶(GOT)≤2.5倍正常值上限。

(5)超声心动图或MUGA扫描心脏射血分数>50%。

(6)受试者在试验前对本研究知情同意,并自愿签署了书面的知情同意书。

6. 排除标准

(1)排除局部晚期或转移性实体瘤≤5年,如超过5年,在入组前超过2年没有临床怀疑疾病活动。

(2)AML的前期治疗,使用羟基脲以外的化疗。

(3)急性早幼粒细胞白血病,或遗传学预后良好类型AML,如t(8;21),inv(16)。

(4)在第一次CPX-351剂量后4周内给予任何抗肿瘤治疗(如有高白细胞性白血病,允许使用羟基脲治疗至研究用药前24小时)。

(5)活动性中枢神经系统白血病的临床证据。

(6)有心肌损害病史和/或目前证据的患者(如显著的瓣膜功能障碍,充血性心力衰竭,心肌病、缺血性心脏病、高血压心脏病所致的心功能Ⅲ~Ⅳ级)。

(7)活动性和非控制性感染(不包括接受抗生素治疗后无发热且血流动力学稳定72小时)。

（8）侵袭性真菌感染（血液或组织培养）的现有证据，人类免疫缺陷病毒（HIV）或活动性丙型肝炎感染。

（9）阿糖胞苷、柔红霉素或脂质体产品过敏。

（10）任何妨碍获得知情同意的严重医疗状况或精神病。

7. 疗效指标　主要观察指标为 CR 率；次要观察指标包括缓解持续时间（DOR）、1 年无事件生存期（EFS）、1 年 OS 率、1 年造血干细胞移植率、首次诱导（第 14 天）造血抑制发生率。

8. 安全性指标　3 级或以上不良事件发生频率。

二、针对急性淋巴细胞白血病的化疗药物

506U78（奈拉滨）治疗复发或难治急性 T 淋巴细胞白血病（T-ALL）/T 细胞淋巴瘤（T-LBL）疗效的Ⅱ期临床研究

1. 研究目的　本试验旨在研究嘌呤核苷类似物奈拉滨（506U78，nelarabine）治疗复发或难治 T-ALL/T-LBL 的疗效、安全性、耐受性。

2. 研究设计类型及方案

（1）类型：本研究为非随机、单中心、无对照试验。

（2）方案：本研究共纳入 35 例复发或难治急性 T-ALL/T-LBL 患者。患者在第 1、3、5 天接受奈拉滨持续静脉滴注超过 2 小时。在第 22 天进行骨髓活检评估反应，如果仍可见残留的 T-ALL/T-LBL（未达 CR），则患者接受第二疗程奈拉滨给药。如果第 22 天骨髓是低增生的，则在第 29 天重复骨髓活检评估反应。对于第 22 天或 29 天的骨髓完全缓解的患者，继续接受 21 天为一个周期的 2 个疗程治疗，方案为在第 1、3、5 天分别接受奈拉滨给药。第 1 年每 3 个月随访一次，以后每 6 个月随访一次，最多随访 10 年。

3. 研究对象　成人复发或难治 T-ALL/T-LBL 患者。

4. 研究样本量　本次临床试验在美国国家癌症研究所（NCI）单中心开展，共纳入 35 例复发或难治 T-ALL/T-LBL 患者。

5. 入选标准

（1）疾病特征

1）组织学确诊的 T-ALL/T-LBL。

2）至少表达以下两种表面抗原：CD1a、CD2、CD3（膜表面或细胞质）、CD4、CD5、CD7 和 CD8。

3）白血病细胞对 POX 及苏丹黑 B 染色为阴性，如白血病细胞仅有 CD4 和 CD7 标记，则应证明缺乏髓系标记 CD33 和 CD13。

4）至少对一种诱导治疗方案无效或在达到 CR 后首次或随后复发。

5）无中枢神经系统白血病或淋巴瘤。

（2）患者特征

1）性别不限，年龄≥18 岁。

2）胆红素不超过正常上限的 2 倍（非白血病所致），肌酐清除率>50ml/min（非白血病所致）。

3）治疗前无 3 级以上神经毒性，无 2 级及以上神经病变基础疾病，无癫痫病史。

4）未怀孕或未哺乳。

5）未孕的育龄期女性须采取有效的避孕措施。

6. 排除标准

（1）同时有在用红细胞生成素（erythropoietin，EPO）。

（2）同时有其他化疗。

（3）同时有使用地塞米松或其他类固醇止吐药。

（4）同时有激素治疗。

7. 疗效指标

（1）主要疗效指标：完全缓解（CR）率，总体缓解率（ORR），缓解持续时间（DOR）。

（2）次要疗效指标：微小残留反应（MRD），无复发生存期（RFS），总体生存期（OS）率，不良事件（AE）发生率。

8. 安全性指标　AE 及严重不良事件（SAE）从治疗一开始就记录到治疗结束后 30 天或重点研究访问结束后。不良事件分级根据不良事件通用术语标准（CTCAE V5.0）进行评级。

三、针对慢性髓细胞性白血病的化疗药物

聚乙二醇干扰素 α-2b 联合小剂量阿糖胞苷治疗早期慢性期慢性髓细胞性白血病（CML）疗效的Ⅱ期临床研究

1. 研究目的　本临床研究旨在评估一种新型干扰素——聚乙二醇干扰素 α-2b 联合阿糖胞苷治疗早期慢性期 CML 的疗效、安全性、耐受性。研究结果与传统干扰素联合小剂量阿糖胞苷标准治疗比较。

2. 研究设计类型及方案

（1）类型：非随机、单中心、无对照试验。

（2）方案：本研究共纳入 76 例早期慢性期 CML 患者。聚乙二醇干扰素 α-2b（聚乙二醇内含子）4.5mg/kg，皮下注射，每周 1 次；阿糖胞苷 10mg，皮下注射，每天 1 次；可以类似胰岛素家庭治疗，长期用药直至疾病进展，计划用药 5～20 年；每 1～4 周抽外周血检测血常规，第一年每 3 个月抽一次骨髓活检检测，以后每 3～6 个月检测一次；10 年之后由医生决定如何检测外周血及骨髓。

3. 研究对象　早期慢性期 CML 患者。

4. 研究样本量　100 例患者。

5. 入选标准

(1)年龄在12岁及以上的诊断为Ph染色体阳性或*bcr/abl*基因阳性早期慢性期CML患者,早期为诊断<12个月。

(2)ECOG评分≤2分。

(3)血清总胆红素≤1.5倍正常值上限,血清肌酐(Cr)≤1.5倍正常值上限。

(4)55岁以下患者常规进行同胞HLA配型,20岁以下晚期、加速期或急变期的患者将优先同胞异体骨髓移植。

6. 排除标准

(1)重度心脏病(Ⅲ~Ⅳ期)、精神残疾(精神病)、孕妇或哺乳期妇女。

(2)由于药物可能有胎儿致畸风险,有可能妊娠的女性须实施避孕措施。

(3)CML分期的定义:①早期慢性期,从诊断到治疗的时间<12个月;②晚期慢性期,从诊断到治疗的时间>12个月;③加速期,存在下列特征中的任何一项,外周或骨髓原始细胞≥15%,外周或骨髓嗜碱性细胞≥20%,与治疗无关的血小板减少<100×10^9L或进行性升高,肝或脾进行性肿大。

(4)除了Ph染色体之外的其他克隆的存在。

7. 疗效指标　主要疗效指标:细胞遗传学反应(染色体检测)。

8. 安全性指标　评估指标:不良事件发生率,血液学评估,生化检查。

四、针对慢性淋巴细胞白血病的化疗药物

丙戊酸联合低剂量克拉屈滨治疗先前治疗过的晚期慢性淋巴细胞白血病(CLL)疗效的Ⅰ~Ⅱ期临床研究

1. 研究目的　评估丙戊酸(VPA)与低剂量克拉屈滨(CdA,2-氯脱氧腺苷)联合治疗先前治疗过的晚期CLL的疗效、安全性、耐受性。

2. 研究设计类型及方案

(1)类型:非随机、单中心、无对照的Ⅰ~Ⅱ期临床试验。

(2)方案:本研究共纳入33例先前治疗过的晚期CLL患者。

丙戊酸给药:按10mg/(kg·d)总量,分2次口服,每次约5mg/(kg·d);在克拉屈滨前预负荷用药2个月,持续用药约6个月,即在克拉屈滨最后一疗程后28天反应评估时停药。

克拉屈滨给药:在丙戊酸用药2个月后开始,5.6mg/(m^2·d),静脉滴注,第1~3天;每28天一个周期,共化疗4个周期。

3. 研究对象　先前治疗过的晚期CLL患者。

4. 研究样本量　试验入选标准的50名患者。

5. 入选标准

(1)组织病理学确诊的CLL。

(2)细胞遗传学预后分组为中高危,且临床分期为改良的Rai-3期和Binet-C期。

(3) 符合进展性或症状性疾病的定义：①淋巴细胞进行性增殖，2个月内淋巴细胞计数增加>50%，或预期倍增时间小于6个月；②进行性或症状性淋巴结、肝或脾大；③以贫血和/或血小板减少的进行性加重为表现的骨髓衰竭(bone marrow failure, BMF)的证据；出现任何B症状：6个月内体重减轻≥10%，非感染性发热38.0℃以上≥2周，盗汗。

(4) 先前已经接受过至少一种CLL的治疗方案，如含氟达拉滨的方案、阿仑珠单药或联合方案，利妥昔单抗联合方案，苯丁酸氮芥、环磷酰胺、泼尼松，其他形式的免疫治疗等。

(5) 中性粒细胞绝对值>0.5×10^9/L，血小板>50×10^9/L，肌酐清除率>40ml/min。

(6)年龄≥18岁。

(7)ECOG评分：0~2分。

(8)受试者在试验前对本研究知情同意，并自愿签署了书面的知情同意书。

(9)预期寿命>6个月。

6. 排除标准

(1)在3个月内接受过VPA治疗的患者。

(2)先前、怀疑或已知对VPA或其衍生物过敏者。

(3)有肝性卟啉症史、线粒体疾病致癫痫病史者。

(4)与VPA有相互作用的持续治疗药物。

(5)累积疾病评定量表(CIRS)>6分。

(6)同种异体或自体造血干细胞移植前不到12个月。

(7)4周内接受过任何抗肿瘤药物(化疗、免疫治疗或靶向药物)者。

(8)并发中枢神经系统累及者。

(9)伴随疾病需要长期使用皮质类固醇(>1个月)。

(10)转化成侵袭性B细胞恶性肿瘤(如弥漫性大细胞淋巴瘤、霍奇金淋巴瘤)。

(11)肌酐清除率<40ml/min。

(12)任何可能妨碍研究进程的医学或心理状况、精神疾病患者。

(13)孕妇、哺乳妇女、有生育潜力的女性或不愿使用适当避孕方法的患者。

(14)临床上显著的自身免疫性细胞减少症、Coombs试验阳性的溶血性贫血。

(15)除基底细胞皮肤癌、0期(原位)宫颈癌或手术治疗肿瘤外，其他恶性肿瘤患者病史在2年内完全缓解。

(16)任何严重并发症，如纽约心脏病协会NYHA分级为Ⅲ~Ⅳ级心功能不全、6个月内心肌梗死、不稳定型心绞痛、需要持续治疗的室性心动过速、严重失控性心肌病、心律失常。

(17)未控制的高血压、严重慢性阻塞性肺疾病伴低氧血症或失控糖尿病。

(18)活动性细菌、病毒或真菌感染。

(19)人类免疫缺陷病毒、丙型肝炎或乙型肝炎血清阳性。

(20)严重肝或胰腺疾病史,肝功能不全:总胆红素>2 倍正常上限值,转氨酶(GOT,GPT)>2 倍正常上限值。

7. 疗效指标　主要观察指标:不良事件(AE)发生率,总体缓解率(ORR,根据 IWCLL 修改标准);次要观察指标:CR 率,淋巴结反应率(淋巴结病减少 50%以上)和 6 个月 OS 率,以及 VPA 的部分药动学指标、药效学指标。

8. 安全性指标　采用常见不良反应事件评价标准(CTCAE V5.0)进行分级。

五、针对非霍奇金淋巴瘤的化疗药物

(一) 盐酸米托蒽醌脂质体注射液治疗复发性弥漫大 B 细胞淋巴瘤(DLBCL)和外周 T 细胞淋巴瘤(PTCL)的多中心开放性单臂Ⅱ期临床研究

1. 研究目的　研究盐酸米托蒽醌脂质体注射液治疗复发性 DLBCL 和 PTCL 的疗效和安全性。

2. 研究设计类型及方案

(1)类型:非随机、多中心、开放、单臂Ⅱ期临床试验。

(2)方案:本研究共纳入 50 例复发性 DLBCL 和 PTCL 患者。盐酸米托蒽醌脂质体注射液,每个治疗周期以 20mg/m^2 持续 28 天。

3. 研究对象　复发性 DLBCL 和 PTCL 患者。

4. 研究样本量　目标病例数 50 例。

5. 入选标准

(1)性别不限,年龄 18~75 岁。

(2)受试者自愿签署知情同意书。

(3)ECOG 评分:0~2 分。

(4)预期存活时间≥3 个月。

(5)DLBCL 和 PTCL,经组织病理学证实,PTCL 仅限于 PTCL-非特指型(PTCL-NOS)和血管免疫母细胞性 T 细胞淋巴瘤(AITL)2 种亚型。

(6)至少一次全身治疗失败或复发,以及不能接受自体外周血干细胞移植的患者。

(7)在至少一个可测量病变中,单个可测量病变的较大直径≥1.5cm。

(8)在接受化疗、放疗、生物治疗、干细胞移植或其他研究药物治疗后至少间隔 4 周。

(9)血妊娠检测结果为阴性的育龄期女性同意在研究期间采取有效的避孕措施。

(10)实验室检查(血液常规、肝肾功能)符合下列要求:

1)中性粒细胞绝对值(ANC)≥1.5×10^9/L,骨髓受累者 ANC≥1.0×10^9/L。

2)血小板计数(PLT)≥75×10^9/L,骨髓受累者 PLT≥50×10^9/L。

3)血红蛋白(Hb)≥90g/L。

4)血清肌酐(Cr)≤1.5 倍正常上限值,血清总胆红素(TBIL)≤1.5 倍正常上限值;转氨酶(GOT 或 GPT)≤2.5 倍正常上限值(若是肝转移患者,需≤5 倍正常上限值)。

6. 排除标准

(1)孕妇或哺乳女性。

(2)蒽环类或脂质体药物过敏史。

(3)蒽环素治疗后 6 个月内疾病进展或复发。

(4)曾使用米托蒽醌注射液的患者。

(5)使用累积总量>360mg/m² 的阿霉素(或吡柔比星)或累积总量>600mg/m² 的表柔比星的患者。

(6)左心室射血分数<50%或<正常下限;Q-T 间期延长(男性>450ms,女性>470ms);既往有蒽环类药物所致心脏病史;有严重心脏病史。

(7)需要与其他抗肿瘤药物同时治疗。

(8)累及中枢神经系统的淋巴瘤。

(9)可能显著影响临床研究的活动性感染。

(10)器官移植或主要器官手术后 6 周内。

(11)由研究人员评估不适合入组的其他情况。

7. 疗效指标　主要疗效指标:6 个月内的总体缓解率(ORR),为完全缓解+部分缓解(CR+PR)患者的比例。次要疗效指标:24 个月内的缓解持续时间(DOR)、反应时间(TTR)、无进展生存期(PFS)率、总生存期(OS)率。

8. 安全性指标　在研究期间将进行以下安全性评估:不良事件监测,体格检查、心电图和实验室评估;不良事件按照 CTCAE V5.0 进行分级。

(二)注射用马来酸匹杉琼单药对比其他化疗药物治疗复发或难治侵袭性非霍奇金淋巴瘤(NHL)评价其有效性和安全性的随机、开放、平行对照、多中心Ⅲ期临床研究

1. 研究目的　评价注射用马来酸匹杉琼治疗复发或难治侵袭性 NHL 患者的有效性和安全性。

2. 研究设计类型及方案

(1)类型:采用随机、开放、平行对照、多中心的Ⅲ期临床试验设计。

(2)方案

试验组:注射用马来酸匹杉琼 85mg/m²,缓慢静脉滴注给药,在第 1、8、15 天给药;每 28 天一个周期,最多可接受 6 个周期治疗。

对照组:研究者将根据预先制定的剂量和方案选择一种化疗方案(长春瑞滨、奥沙利铂、异环磷酰胺、依托泊苷、米托蒽醌、吉西他滨)。

3. 研究对象　复发或难治侵袭性 NHL 患者。

4. 研究样本量　试验组 100 例,对照组 50 例。

5. 入选标准

(1)患者自愿参加本次研究,签署知情同意书。

(2)经病理学确诊的侵袭性 NHL 患者(WHO 分类),包括转化型淋巴瘤(TL)、弥漫大 B 细胞淋巴瘤(DLBCL)、外周 T 细胞淋巴瘤(PTCL),非特指性、间变性大细胞淋巴瘤(ALCL)和滤泡性淋巴瘤(FL)3b 级。

(3)至少有 1 个可测量病灶,最长径大于 1.5cm,或短径大于 1.0cm。

(4)已接受至少 2 种治疗方案:①一线治疗方案需包含蒽环类的联合化疗,如 CHOP;②自体造血干细胞移植支持下大剂量化疗或放疗为一种治疗方案;③疗法定义为新的治疗组合或药物,从 CVP 到 CHOP 的变化属于新疗法,再次使用同样疗法或药物治疗时不属于新疗法。

(5)患者既往对含蒽环类/蒽醌类方案敏感,敏感定义:①疾病缓解,疗效评价为 PR 或 CR(确认或未确认);②缓解 6 个月后疾病复发。

(6)年龄 18~75 岁。

(7)ECOG 评分:0~2 分。

(8)预计生存期≥3 个月。

(9)主要器官功能在治疗前 1 周内,符合下列标准:

1)血常规检查标准(14 天内未输血状态下):①血红蛋白(HB)≥80g/L;②中性粒细胞绝对值(ANC)≥1.5×10^9/L;③血小板(PLT)≥60×10^9/L;

2)生化检查需符合以下标准:①总胆红素(TBIL)≤1.5 倍正常上限值;②谷丙转氨酶(GPT)和谷草转氨酶(GOT)均≤2.5 倍正常上限值,如伴肝转移,则 GPT 和 GOT 均≤5 倍正常上限值;③血清肌酐(Cr)≤1.5 倍正常上限值或肌酐清除率(CCr)≥60ml/min。

3)心脏多普勒超声评估:左室射血分数(LVEF)≥正常下限值(50%)。

(10)具有生育能力的女性(非手术绝育或绝经后 1 年)必须使用医学上接受的避孕方法且必须同意在开展研究药物治疗前 2 周、研究药物治疗中以及研究药物治疗结束后 4 周继续使用该方法。

(11)具有生育能力女性的血清或尿液妊娠试验结果必须为阴性。

(12)未行手术绝育或具有生育能力的男性必须实行禁欲或使用屏障法节育,且必须同意从开始研究药物治疗前 2 周至研究药物治疗中以及研究药物治疗结束后 4 周继续使用该方法。

6. 排除标准

(1)患者先前已接受过匹杉琼治疗。

(2)患者除了目标肿瘤以外患有或过去 5 年内曾患有一种活动性恶性肿瘤。

(3)患者在第 1 周期第 1 天前 4 周内接受过放疗、放射免疫治疗(对于放射免疫治疗需 8 周内,同时血小板恢复至 50×10^9/L)、化疗、免疫治疗,或由于之前任何药物导致的临床意义非血液学不良事件仍未恢复(达到 CTCAE 毒性 1 级),不包括脱发和奥沙利铂引起的≤2 级的神经毒性。

(4)患者正接受或在第 1 周期第 1 天前 2 周内已经接受了治疗剂量的系统性类固醇治疗,允许使用最高为 10mg/d 的低剂量类固醇(泼尼松或等同物)治疗非肿瘤性疾病。

(5)先前治疗接受过阿霉素或相当于 450mg/m² 累积剂量的患者,计算公式:(X/450+Y/160)>1,其中 X 表示阿霉素的剂量(mg/m²),Y 表示米托蒽醌的剂量(mg/m²)。

(6)患者在第 1 周期第 1 天前 4 周内使用了其他研究性药物进行治疗。

(7)患者为孕妇或哺乳期妇女(任何在研究期间怀孕的女性都要立即退出该研究)。

(8)患者出现严重感染、医疗状况或精神状况,研究者认为该状况可能干扰研究目的完成。

(9)已知感染人类免疫缺陷病毒(HIV)、活动性肝炎病毒。

(10)病理诊断为 Burkitt 淋巴瘤、淋巴母细胞性淋巴瘤、套细胞淋巴瘤、中枢神经系统淋巴瘤或与 HIV 相关淋巴瘤的患者。

(11)临床上显著的心血管异常(纽约心脏病协会 NYHA 分级为Ⅲ/Ⅳ级)、入组前 6 个月内发生过心肌梗死、恶性心律失常(包括 Q-Tc≥480ms)、使用降压药物血压仍控制不理想(收缩压≥150mmHg,舒张压≥100mmHg)患者、未能控制的心绞痛。

(12)具有精神类药物滥用史且无法戒除或有精神障碍者。

(13)根据研究者的判断,有严重危害患者安全或影响患者完成研究的伴随疾病。

7. 疗效指标　主要疗效指标:总体缓解率(ORR)、完全缓解(CR)率+部分缓解(PR)率。次要疗效指标:缓解持续时间(DOR)、疾病无进展生存期(PFS)、总生存期(OS)。试验设定独立评价组对主要疗效指标 ORR 进行复核,复核结果和各中心评估结果同时上报审核。

8. 安全性指标　采用 CTCAE V5.0 评价药物的不良反应。用药期间密切观察包括肺炎和败血症在内的感染,输液反应和过敏,肿瘤溶解综合征,发热、恶心、呕吐、乏力、口干、嗜睡、便秘、腹泻、头痛、血压异常、皮肤变色等。

六、针对多发性骨髓瘤的化疗药物

(一) melflufen 联合地塞米松治疗对泊马度胺和/或达雷木单抗耐药的复发或难治多发性骨髓瘤(MM)的单臂、开放Ⅱ期临床研究

1. 研究目的　melflufen 是一种高度亲脂的烷化剂,也称美法仑氟灭乙酯。研究评价 melflufen 联合地塞米松治疗对泊马度胺和/或达雷木单抗耐药的复发或难治 MM 的疗效和安全性。

2. 研究设计类型及方案

(1)类型:非随机、单中心、单臂、开放Ⅱ期临床试验。

(2)方案:本研究共纳入 150 例对泊马度胺和/或达雷木单抗耐药的复发或难治 MM 患者。melflufen 40mg,第 1 天用药;地塞米松 40mg(75 岁以上患者应减量),在第 1、8、15、22 和 28 天用药,每 28 天一个周期。

3. 研究对象　复发或难治 MM 患者。

4. 研究样本量　入组 150 例。

5. 入选标准

(1)性别不限,年龄≥18岁。

(2)先前确诊的MM出现疾病进展。

(3)可测量疾病状态基于以下指标:①蛋白电泳(SPEP)检测血清单克隆蛋白;②24小时尿液电泳(UPEP)检测尿液单克隆蛋白;③血清免疫球蛋白游离轻链以及异常的kappa/lambda游离轻链比率。

(4)至少对2种一线治疗方案,包括1种IMiD和1种PI治疗无效,并对泊马度胺和/或达雷木单抗耐药。

(5)预期生存时间≥6个月。

(6)ECOG评分≤2分。

(7)有生育潜力的女性和非输精管结扎的男性同意实施有效的避孕和节育方法。

(8)能够理解研究的目的和风险,并提供签署和注明日期的知情同意和授权使用受保护的健康信息。

(9)12导联心电图Q-Tc间期在限定范围内。

(10)以下实验室结果符合要求:中性粒细胞绝对值(ANC)、血小板计数、血红蛋白、总胆红素、谷草转氨酶(GOT)和谷丙转氨酶(GPT)、肌酐清除率。

(11)同意深静脉置管以便melflufen输注给药。

6. 排除标准

(1)黏膜或内出血和/或血小板输注无效的证据。

(2)研究者认为的任何医疗条件都会给患者带来过高的风险,不适宜的情况。

(3)已知的活动性感染需要在规定时间内进行抗感染治疗。

(4)合并原发性难治疾病。

(5)在规定期限内诊断或需要治疗的其他恶性肿瘤,特殊情况除外。

(6)孕妇或哺乳的女性。

(7)严重精神疾病、酗酒或药物成瘾,可能妨碍或混淆依从性或后续评估。

(8)已知HIV或活动性乙型肝炎或丙型肝炎病毒感染。

(9)并发症状性淀粉样变性或浆细胞白血病。

(10)POEMS综合征,伴有多发性神经病、器官肥大、内分泌病、M-蛋白和皮肤改变的浆细胞紊乱症。

(11)先前治疗MM的细胞毒类治疗包括研究药物,仍在作用期内。

(12)先前治疗超过特定级别的残留副作用。

(13)仍处于先前的自体或异基因造血干细胞移植初始治疗的作用期内。

(14)先前的异基因造血干细胞移植合并活动性的移植物抗宿主病。

(15)研究治疗开始前的特定时期内进行主要的外科手术或放射治疗。

(16)已知的对类固醇激素治疗不耐受。

7. 疗效指标　主要观察指标:评估24个月的总体缓解率(ORR)。次要观察指标:评估24个月的无进展生存期(PFS)、缓解持续时间(DOR),36个月的总体生存时间(OS),6个月的EORTC/QLQ-C30生活质量评分和EQ-5D-3L生活质量评分。

8. 安全性指标 使用CTCAE V5.0评价不良事件的严重程度。

(二) 苯达莫司汀联合来那度胺、地塞米松作为复发或难治多发性骨髓瘤(MM)二线治疗的有效性和安全性的多中心、开放Ⅱ期临床研究

1. 研究目的 评价苯达莫司汀联合来那度胺、地塞米松作为复发或难治性MM二线治疗的有效性和安全性。

2. 研究设计类型及方案

(1)类型:非随机、多中心、开放Ⅱ期临床试验。

(2)方案

诱导治疗阶段BRd方案(第1~6周期):苯达莫司汀75mg/(m^2·d),静脉滴注,第1~2天;来那度胺25mg/d,口服,第1~21天;地塞米松40mg/20mg(年龄>75岁减量),口服,第1、8、15、22天;发生严重中性粒细胞减少的患者,在化疗第3天给予聚乙二醇化重组人粒细胞刺激因子6mg皮下注射。最多6个周期。

巩固/维持治疗阶段Rd方案(第7~18周期):来那度胺25mg/d,口服,第1~21天;地塞米松40mg/20mg(年龄>75岁减量),口服,第1、8、15、22天。第7周期开始,最多用药至第18周期。

3. 研究对象 复发或难治MM患者。

4. 研究样本量 50例。

5. 入选标准

(1)自愿签署书面知情同意。

(2)首次复发或难治MM患者(包括大剂量化疗后复发、继发自体干细胞移植的患者),其先前接受不超过1种一线抗骨髓瘤治疗方案。

(3)被指示并打算采用以来那度胺/地塞米松为基础的二线治疗方案。

(4)以下3项指标中至少有一项可测量病灶:

1)血清单克隆蛋白水平≥10g/L。

2)尿M蛋白水平≥200mg/24h。

3)血清FLC测定:如果血清FLC比值异常,则涉及的FLC水平≥100mg/L。

(5)ECOG评分:0~2分。

(6)年龄≥18岁。

(7)所有先前的抗肿瘤治疗(皮质类固醇治疗除外),包括放疗、细胞抑制治疗和手术,与本研究的治疗开始前必须间隔至少4周。

(8)先前未使用含苯达莫司汀的方案进行治疗。

(9)如先前使用来那度胺治疗的,必须已结束>12个月,并且患者对先前的来那度胺治疗有反应。

(10)血液学符合下列要求:

1）绝对中性粒细胞计数≥1.5×10^9/L。

2）血小板≥100×10^9/L。

3）血红蛋白>80g/L，根据研究者的临床判断，除非被认为由潜在的血液恶性肿瘤引起。

（11）肝功能要求：总胆红素<12mg/L；GOT≤2.5倍正常上限值。

（12）肾功能要求：肌酐清除率>50ml/min。

（13）既往所患恶性肿瘤已无病生存5年以上，或者患者在入组前经治疗达完全缓解≥2年；或经过治疗的以下肿瘤，皮肤基底细胞/鳞状细胞癌、宫颈原位癌、乳腺导管原位癌伴完全手术切除（即阴性切缘）、甲状腺髓样或乳头状肿瘤，或早期低度局限性前列腺癌。

6. 排除标准

（1）孕妇或哺乳期妇女。

（2）任何先前使用过苯达莫司汀的患者。

（3）不能或不愿意接受抗栓治疗的患者。

（4）任何损害患者参与试验能力的严重基础医学状况（由研究者判断，如活动性自身免疫疾病、糖尿病、持续或活动性感染、有症状的充血性心力衰竭、不稳定型心绞痛、心律失常、精神障碍）。

（5）根据研究者判断，任何包括实验室异常的存在，如因参与这项研究，而使受试者处于不可接受的危险，或者任何严重妨碍解释研究数据的情况。

（6）严重心血管疾病，包括研究开始前6个月内的心肌梗死、纽约心脏病协会（NYHA）分级为Ⅲ级或Ⅳ级心力衰竭、失控性心绞痛或严重失控性室性心律失常。

（7）在研究开始前30天内使用临床试验中的药物或治疗。

（8）已知对研究药物过敏或对研究药物的任何其他成分过敏。

（9）任何同时使用化疗药物或生物制剂或放射疗法的其他抗肿瘤治疗。

（10）研究治疗前30天内任何主要的外科手术。

（11）已知慢性乙型肝炎或丙型肝炎，或HIV感染。

（12）黄疸或肝脏实质的任何严重损害。

（13）使用苯达莫司汀、来那度胺、地塞米松和/或聚乙二醇化重组人粒细胞刺激因子任何治疗的禁忌证。

（14）根据国家卫生部门规定，与试验药物一起禁用的其他合并用药。

7. 疗效指标　主要疗效指标：高质量缓解（CR+VGPR）率，在诱导治疗阶段结束或最后一次给予BRd方案后4周内，每4周评估至7个月。次要疗效指标：①总体缓解率（ORR，包括sCR、CR、VGPR、PR和MR所有患者的比例），每4周评估至7个月时的评估结果；②最佳缓解率（包括sCR、CR、VGPR、PR和MR所有患者的比例），为每4周评估至36个月时的评估结果；③疾病进展时间（TTP），每4周评估至36个月；④总生存期（OS）率，每8周评估至36个月；⑤安全性和耐受性，每4周评估至治疗结束后改成每30天评估。

8. 安全性指标　不良事件的严重性按 CTCAE V5.0 进行评估。用药期间密切观察包括肺炎和败血症在内的感染，输液反应和过敏，肿瘤溶解综合征，发热、消化道反应、神经精神症状、血压异常等。

第十节　血液肿瘤化疗药物研发现状及展望

一、血液肿瘤化疗药物的研发现状

目前临床上治疗血液恶性肿瘤的方法有化疗、造血干细胞移植、免疫治疗和放疗。许多化疗药物已被开发出来，临床上常常联合应用两种或两种以上化疗药物，以阻断多种致癌途径来杀死肿瘤细胞，这有利于延长患者的总体生存时间。然而，化疗药物有各种局限性，包括剂量相关限制毒性、非靶向毒性和多药耐药（MDR）。近年来，尽管大量靶向药物的出现改善了这些局限，但靶向药物研发的高成本和较弱的肿瘤杀伤作用，仍难以取代化疗药物的主导地位。因此对化疗药物的开发从未停止。

（一）新研发化疗药物

1. 氯法拉滨（clofarabine）　氯法拉滨是一种嘌呤核苷类似物，属于抗代谢类化疗药物，于 2004 年 12 月被美国 FDA 批准用于治疗儿童复发或难治 AML。氯法拉滨作为第二代嘌呤核苷类似物，结合了氟达拉滨（fludarabine）和克拉屈滨（cladribine）的结构优点，既抑制 DNA 聚合酶，又抑制核糖核酸还原酶。在儿童 AML 诱导治疗中，用氯法拉滨替代蒽环类药物可能会降低蒽环类药物长期诱导的心脏毒性。该药是目前唯一可以特异性用于儿童白血病的药物，也可用于成人 AML 或骨髓增生异常综合征（MDS），在Ⅱ期临床试验中显示了疗效。但氯法拉滨尚未在国内上市。

2. 新型 2′-脱氧胞苷衍生物 sabacitabine（CYC682）　sapacitabine 是一种环素依赖性激酶抑制剂，是细胞周期调节性核苷酸类似物，作用原理为干扰 DNA 合成，治疗急性髓细胞性白血病时常与环磷酰胺和利妥昔单抗联用。sapacitabine（Cyclacel 制药公司）是一种口服核苷类似物，可与地西他滨联合用于不能使用化疗的新诊断老年 AML 患者（≥70 岁）的一线治疗。然而，Ⅲ期临床试验结果显示口服 sapacitabine 和皮下注射地西他滨组与单独使用地西他滨相比未能提高受试患者的 OS 率，其Ⅲ期 SEAMLESS 试验未达到试验的主要终点。因此该药临床应用最终未能更进一步。

3. vosaroxin（QINPREZON）　vosaroxin 是一种喹诺酮抗癌衍生物（AQD），之前未被应用于肿瘤治疗的复合物。临床前期的数据表明 vosaroxin 可以插入 DNA 以及抑制局部异构酶Ⅱ，进而导致复制依赖性以及位点选择性的 DNA 损伤、G2 期阻滞和细胞凋亡。FDA 以及欧盟委员会已经授予 vosaroxin 用于 AML 治疗的孤儿药资格。另外，vosaroxin 因与阿糖胞苷联合治疗复发或难治 AML 拥有潜在治疗效果，而被 FDA 授予快速通道资格。在随机、双盲、安慰剂对照的Ⅲ期 VALOR 研究中,与阿糖胞苷联合应用,评估其治疗 711 例复发或难治 AML。与安慰剂/阿糖胞苷相比,vosaroxin+阿糖胞苷方案在 60 岁患者中显示出良好的 CR 率和 OS 率,其毒性与其他 AML 方案相似。然而,vosaroxin 仍是一种在任何管辖范围内都还未经允许使用的试验药物。

4. 克拉屈滨(cladribine)　克拉屈滨是一种合成的脱氧腺苷类似物,通过嘌呤核苷挽救途径进行了化学修饰。骨髓抑制伴血小板减少贫血、中性粒细胞减少和单核细胞减少是克拉屈滨治疗的主要剂量限制性副作用。克拉屈滨联合标准治疗药物(阿糖胞苷、蒽环类药物)用于 AML 诱导治疗多个Ⅱ期临床试验显示出更高的 CR 率和持久反应。在 NPM1 或 FLT3-ITD+突变的老年患者中也显示出较高的应答率。克拉屈滨联合用于初治 AML 诱导治疗的Ⅲ期临床试验和用于治疗复发或难治 AML、高危 MDS 的多个Ⅰ/Ⅱ期临床试验正在进行中。该药有望在不久的将来批准用于 AML 治疗。

5. 马来酸匹杉琼(pixantrone maleate,BBR-2778)　马来酸匹杉琼是美国 Cell Therapeutics 公司开发的一种新型氮杂蒽二酮蒽环类衍生物,其结构与蒽二酮米托蒽醌相似,但缺少米托蒽醌所致心脏毒性的 5,8-二羟基取代基。马来酸匹杉琼是在不影响疗效的情况下降低心脏毒性的可能性而开发的。马来酸匹杉琼单药治疗复发或难治侵袭性非霍奇金淋巴瘤(NHL)患者的 PIX301 和 PIX302 等Ⅲ期临床试验显示,马来酸匹杉琼单药治疗的缓解率、OS、PFS 均显著高于接受其他药物治疗的患者,与之前的利妥昔单抗无关。在联合治疗中使用马来酸匹杉琼,通常代替阿霉素或米托蒽醌,已经或目前正在对侵袭性或惰性 NHL 患者的大量研究中进行调查。其中包括在一线治疗侵袭性 NHL 的 R-CPOP 方案(利妥昔单抗、环磷酰胺、马来酸匹杉琼、长春新碱、泼尼松),包括对心功能受限的老年患者和曾接触蒽环类药物的复发性 NHL 患者的研究;PSHAP 方案(马来酸匹杉琼、阿糖胞苷、泼尼松,顺铂);PREBen/PEBen 方案(马来酸匹杉琼、苯达莫司汀和依托泊苷加或不加利妥昔单抗)作为挽救疗法;以及 FPD-R(马来酸匹杉琼联合氟达拉滨、地塞米松和利妥昔单抗)治疗复发的惰性 NHL。

（二）原有化疗药物的物理结构优化

1. 柔红霉素-阿糖胞苷脂质体(CPX-351)　CPX-351 是一种阿糖胞苷和柔红霉素按照 5∶1 复方制成的一种静脉注射脂质体制剂(商品名 Vyxeos,Jazz 制药公司),于 2017 年 8 月经美国 FDA 批准上市,用于治疗继发(治疗相关)和伴有 MDS 相关细胞遗传学异常的 AML。脂质体载体能增高骨髓药物浓度,促进药物进入 AML 患者细胞内,发挥更强的抗白血病效应。脂质体载体也导致阿糖胞苷和柔红霉素清除半衰期延长,骨髓抑制期更长,但并不增加 30 天治疗相关死亡率。CPX-351 获得美国 FDA 突破性治疗药物认定,可能成为老年继发性 AML 患者新的标准治疗药物。

2. 阿糖胞苷脂质体(elacytarabine)　elacytarabine 是传统细胞毒类化疗药物阿糖胞苷的一种脂质结合衍生物。传统阿糖胞苷依赖人平衡核苷转运体 1(hENT1)进入细胞,elacytarabine 不依赖于 hENT1 细胞表面表达而进入细胞。尽管Ⅱ期临床试验显示在复发或难治 AML 中的 CR 率有改善。但在随后的北美、欧洲和澳大利亚多中心治疗 381 例复发或难治 AML 的大型Ⅲ期临床试验中,elacytarabine 组与对照组在总体生存期(OS)、有效率或无复发生存期方面均无显著差异,elacytarabine 未能为这些患者提供临床意义上的获益。因此该药在复发或难治 AML 治疗中未能获得足够证据,未能进一步被批准用于临床。

3. 长春新碱脂质体(marqibo) marqibo 是长春新碱的脂质体制剂,也称为硫酸长春新碱脂质体注射液(VSLI),由鞘磷脂和胆固醇双层组成,将硫酸长春新碱包裹在水芯中。长春新碱诱导细胞凋亡,主要是在中期通过与微管蛋白结合抑制有丝分裂。2012 年 8 月,marqibo 获得 FDA 加速批准,用于治疗费城染色体阴性(Ph-)的 ALL 患者。最近的Ⅱ期临床试验也支持 marqibo 作为成人 ALL 治疗的更好选择。该药在安全性评价试验中,常见副反应为便秘、恶心、血细胞减少、发热、神经损伤、疲劳、腹泻、食欲降低和失眠;严重副反应包括伴随发热的白细胞降低、低血压、呼吸窘迫和心脏骤停。marqibo 带有黑框警告,指出仅用于静脉注射,其他给药途径可能致死。该警告还提醒医疗护理者注意由于硫酸长春新碱单独应用中用量不同引发的潜在用药过量风险。

4. 阿霉素脂质体 蒽环类药物的主要毒性反应为心肌的损害,可能导致心力衰竭和死亡。改善传统蒽环类药物毒性的方法包括:开发新的蒽环类化合物,使用低剂量、长时间、连续的输注计划;与心脏保护剂地塞米松联合给药;使用脂质体包封技术。传统阿霉素具有心脏毒性,如急性心律失常、慢性扩张型心肌病,这种毒性已被证明与血浆阿霉素的峰值浓度以及给药的累积剂量有关。改善阿霉素毒性的一种方法是使用药物载体,改变药物的药理分布,从而降低心脏中的药物浓度。这些载体系统的实例包括影响阿霉素有益变化的脂质体制剂,脂质体包裹是迄今为止提高传统蒽环类药物治疗指数最成功的策略。脂质体包裹可保证蒽环类药物在肿瘤组织中的优先浓度,同时限制在那些与蒽环类药物毒性相关的部位(如心肌)的暴露。聚乙二醇(PEG)、神经节苷脂和硫酸脑苷脂等聚合物能够抑制血浆蛋白对脂质体的调理作用,延长脂质体药物的半衰期。脂质体循环时间的延长与蒽环类药物脂质体治疗效果的提高有关。这一治疗路线的进一步进展是聚乙二醇化阿霉素脂质体(如 Doxil/Caelyx),其中脂质体在 PEG 化过程中被 PEG 包裹,从而延长了循环时间(半衰期 3~4 天,而传统阿霉素为 30 小时),使药物在到达肿瘤部位之前保持包裹状态。Doxil 使用硫酸铵梯度法实现阿霉素的主动载药。药物分子在内水相中与硫酸根离子结合形成晶状硫酸盐沉淀,使得阿霉素包封率高且稳定。脂质体阿霉素被批准用于治疗恶性淋巴瘤和多发性骨髓瘤,在其他实体肿瘤中也有应用。Doxil 于 1996 年获得了欧洲 EMA 批准上市,商品名为 Caelyx(楷莱),2003 年由西安杨森出品进入中国市场。于 2007 年,Doxil 与硼替佐米联合被批准用于治疗至少接受过一次不包括硼替佐米治疗的 MM 患者。目前国内仿制的产品有三个:复旦张江生物医药股份有限公司的“里葆多”,石药集团的“多美素”,以及常州金远药业制造有限公司的“立幸”。非聚乙二醇化脂质体阿霉素(NPLD)是为了克服药物以往的缺点而开发的,如剂量限制性手足综合征。其他形式的阿霉素载体制备,如阿霉素载药小分子水凝胶、载阿霉素的脂质-聚合物杂化纳米粒等在研发中。然而在新剂型中,只有阿霉素脂质体制剂在不同阶段癌症患者的临床试验中得到了广泛的研究和探索。

(三)原有化疗药物的化学修饰

1. guadecitabine(SGI-110) guadecitabine 是一种新型的地西他滨和脱氧鸟苷缩合的

去甲基化二核苷酸,为 Astex 制药公司研发的第二代 DNA 甲基转移酶抑制剂。作为地西他滨的前药,guadecitabine 在体内经磷酸酯酶水解得到地西他滨,掺入 DNA 链中,与 DNA 甲基转移酶共价结合,不可逆地抑制 DNA 甲基化过程。guadecitabine 在用于 AML 或 MDS 患者治疗的Ⅰ/Ⅱ期临床试验中,显示了良好的耐受性和疗效。然而,guadecitabine 在成人初治 AML(不适合进行强化诱导化疗)的Ⅲ期临床试验(ASTRAL-1 研究)中未达到主要终点。与对照组相比,guadecitabine 治疗组没有显著延长 OS 或改善总体缓解率(ORR)。该药治疗复发或难治 AML 患者的Ⅲ期 ASTRAL-2 试验正在进行中。

2. melflufen(melphalan flufenamide) melflufen 是一种由 melpalan 与氟苯酰胺联合组成的烷基化剂,是一种肽-药物偶联物(PDC),能迅速将烷化剂美法仑荷载转运到肿瘤细胞中。由于高亲脂性,melflufen 能被骨髓瘤细胞迅速吸收发挥作用,于 2015 年被 FDA 和 EMA 批准为治疗复发或难治 MM 的孤儿药。在关键的Ⅱ期 HORIZON 研究中,静脉注射 melflufen 联合地塞米松治疗复发或难治 MM 显示了良好的疗效结果。2020 年 7 月 Oncopeptipes AB 公司向 FDA 提交了该药的上市申请,寻求加速批准 melflufen 联合地塞米松治疗三重难治(至少一种蛋白酶体抑制剂、一种免疫调节剂、一种抗 CD38 单抗治疗无效)MM 患者。该药正处于治疗复发或难治 MM 的Ⅲ期临床试验中。

3. 优维宁(evomela,注射用盐酸美法仑) 优维宁是一种不含丙二醇(具有明显副作用的化合物)的美法仑,与以前在美国批准的美法仑配方不同,该药使用 Ligand Pharmaceuticals 公司的 Captisol 技术,其中包含一种修饰的环糊精 Captisol,增加了美法仑的溶解度和稳定性,并提供了一种更安全的给药方法。2016 年 3 月 FDA 批准优维宁用于两种适应证:①在 MM 患者中作为高剂量调节治疗药物,在造血干细胞移植前使用;②用于口服治疗药物不适合的 MM 患者的姑息治疗。该药于 2019 年 8 月在中国正式上市销售。优维宁的上市可以帮助满足 MM 患者对自体干细胞移植的需求。

(四)联合用药新方向

1. 高三尖杉酯碱(homoharringtonine,HHT) 高三尖杉酯碱(HHT)是 40 年前从三尖科植物三尖杉或其同属植物中得到的一种具有抗肿瘤特性的生物碱,它通过阻止蛋白质合成的初始伸长步骤,具有独特的作用机制。HHT 在我国已广泛应用于慢性髓细胞性白血病(CML)、急性髓细胞性白血病(AML)和骨髓增生异常综合征(MDS)的治疗。Omacetaxine mepesuccinate 是 HHT 的半合成形式,具有良好的皮下生物利用度,2012 年被美国 FDA 批准上市用于对 2 种及以上 TKI 有抗药性或不耐受的慢性期或加速期 CML 成人患者的治疗。此外,高三尖杉酯碱联合阿柔比星和阿糖胞苷(HAA 方案)治疗 AML 具有较高的缓解率和生存优势,尤其是 t(8;21)AML 的诱导治疗。随着高三尖杉酯碱作用机制的明确,其联合其他化疗药物用于治疗特殊类型 AML(如 FLT3 突变)值得进一步挖掘。

2. 阿扎胞苷(azacitidine) 阿扎胞苷是 DNA 甲基化抑制剂,于 2004 年 5 月被 FDA 批准用于骨髓增生异常综合征的治疗。在欧盟,阿扎胞苷 2008 年首次批准用于 AML 患者。2015 年欧盟批准阿扎胞苷增加适应证,包括用于新诊断的不适合接受异基因造血干细胞移植(allo-HSCT)的老年患者。CC-486(Celgene公司)是一种口服阿扎胞苷,正在作为老年患者原发性AML或已获得完全缓解的继发性AML患者的维持治疗药物。2020年9月2日,FDA宣布批准口服阿扎胞苷(Onureg,CC-486)上市,用于强化诱导化疗后病情处于缓解期AML成人患者的维持治疗,具体为:在强化诱导化疗后达到完全缓解,或在达到完全缓解时血液检查指标未完全恢复、但无法继续接受强化治愈性治疗方案,不适合或选择不进行allo-HSCT的AML成人患者的维持治疗。最新研究发现阿扎胞苷联合BCL-2抑制剂venetoclax(维奈克拉)通过抑制氧化磷酸化(OXPHOS)、破坏能量代谢驱动来根除AML患者的白血病干细胞(LSC)。进一步的临床研究证实了这一基础理论,venetoclax和阿扎胞苷联合治疗AML老年患者可获得深度和持久的缓解,优于传统治疗。最近的多个临床研究结果显示,在不符合强化化疗条件的未经治疗的患者中,接受阿扎胞苷联合venetoclax患者的总生存期更长。未来不久,低甲基化剂(HMA)(阿扎胞苷或地西塔滨)或低剂量阿糖胞苷联合venetoclax方案将可能成为老年患者或不适合诱导化疗AML患者的一线治疗。

3. 苯达莫司汀(bendamustine) 苯达莫司汀属于一类烷基化剂,但它具有独特的药效学特征。在体外,它可磷酸化肿瘤抑制因子p53导致细胞凋亡。第二种机制是通过上调*EXO1*基因导致碱基切除修复通路反应的DNA修复。第三种机制是诱导有丝分裂突变,导致参与有丝分裂检查点的多个基因下调,导致多核或微核和染色质浓缩的一种DNA烷基化抗癌剂,苯达莫司汀(商品名:存达,Treanda;Cephalon公司)于2008年3月被FDA批准用于治疗慢性淋巴细胞白血病(CLL),2019年5月在中国上市。苯达莫司汀目前已被批准用于对利妥昔单抗耐药的惰性NHL和CLL,用于不适合常规化疗的患者。最近研究表明,苯达莫司汀联合利妥昔单抗(B-R)在一线治疗惰性NHL和CLL方面具有优越性,这意味着治疗标准的转变。苯达莫司汀作为单一药物或联合用药,在治疗无del(17p)突变的惰性NHL或CLL患者时表现出可接受的毒性。苯达莫司汀联合二代CD20单抗obinutuzumab或其他药物治疗复发或难治淋巴瘤正在临床研究中。

二、血液肿瘤化疗药物的研发展望

(一)开发新的药物载体

药物偶联物包括蛋白质-药物结合物、抗体-药物结合物、脂质-药物结合物、聚乙二醇-蛋白质-药物结合物和聚乙二醇-药物结合物。abraxane是一种由紫杉醇配制的基于白蛋白的蛋白质-药物结合物。紫杉醇是一种抗有丝分裂剂,它通过稳定微管和防止微管在细胞分裂过程中解体来发挥作用。abraxane被批准用于治疗晚期非小细胞肺癌、转移性乳腺癌和胰腺癌,目前正在进行MM和淋巴瘤的临床评估。该制剂在复发或难治MM患者的Ⅱ期临床试验中进行测试,研究仍在进行中。

目前临床上有四种脂质体制剂可用于治疗血液恶性肿瘤:阿霉素脂质体及聚乙二醇化盐酸阿霉素脂质体(PLD);柔红霉素脂质体;阿糖胞苷+柔红霉素脂质体(CPX-351);长

春新碱脂质体(marqibo)。柔红霉素与其他药物联合用于治疗血液恶性肿瘤,包括成人AML、儿童ALL和成人ALL。DaunoXome是柔红霉素的非聚乙二醇脂质体制剂。与阿霉素类似,柔红霉素脂质体提高了该药的治疗指标。最近的Ⅲ期临床试验表明,DaunaXome对60岁及以上AML患者的长期生存率有所提高。在儿童复发AML患者中,DaunoXome与FLAG(氟达拉滨+阿糖胞苷+粒细胞集落刺激因子)联合治疗时,与单独使用FLAG治疗相比,治疗效果有所改善。磷酸泼尼松龙脂质体(LCL-PLP)在实体肿瘤模型中显示积聚增强,与游离药物相比疗效更佳。Oncocort(Enceladus Pharmaceuticals公司)是一种磷酸地塞米松脂质体制剂,目前正处于Ⅰ/Ⅱ期临床试验阶段,作为进展性MM患者的单一疗法。

基于聚合物的纳米药物提供了各种各样的构建块来定制系统的特性,以满足不同化合物的需求。关于聚合物的纳米药物,只有两种剂型获得临床应用的批准——一种是胶束制剂,一种是白蛋白纳米粒。SP1049C是一种由阿霉素组成的配方,装载在两种非离子Pluronic共聚物的混合物中,平均粒径为30nm,载药量为8%。NC-4016是一种聚合物胶束制剂,装载1,2二氨基环己烷-铂Ⅱ(DACHPt),一种铂类药物,其细胞毒性低于其母体化合物奥沙利铂。NC-4016通过药物与聚合物形成金属络合物,将DACHPt负载到PEG聚(γ-苄基-L-谷氨酸)共聚物中,胶束的平均粒径为40nm,载药量为75%。NC-4016能有效地靶向原发性肿瘤和淋巴结转移,目前正在进行一项针对晚期淋巴瘤患者的Ⅰ期临床试验。

纳米药物,如脂质体和聚合物胶束,通过改变药物分子的药动学特性,提高药物在循环中的滞留率,从而增加活性化合物在恶性肿瘤部位积聚的概率。血液恶性肿瘤的特点是血管生成导致微血管密度增加,这一事实也为使用纳米载体系统治疗这类癌症提供了理论依据。从Doxil和VYXEOS等纳米制剂的成功经验证明了纳米药物在血液恶性肿瘤中的治疗价值,脂质体包裹提高了现有化疗药物的安全性和有效性。此外,纳米药物也可以部分克服MDR。在过去的几十年里,纳米药物被认为是潜在的药物传递系统。目前已成功开发出多种剂型,并获得临床批准用于治疗多种恶性肿瘤。未来,该领域的更多研究将为治疗各种类型的血液恶性肿瘤患者提供新型纳米专用制剂。

(二)开发新的适应证

以目前使用的化疗药物再利用作为药物开发策略。策略之一是基于预测性生物标记物,为已经批准的化疗药物发现新的肿瘤治疗适应证。设计临床研究以验证预测性生物标志物,通常从Ⅱ期临床试验开始,包括预治疗的患者。比如以拓扑异构酶Ⅰ(Top1)为预测性生物标志物,研究Top1抑制剂可能的新适应证。

(三)开发天然抗肿瘤药物

从天然产物中发现或提取抗肿瘤药物已经取得了历史性的成功。天然抗肿瘤药物有阿霉素、长春新碱、柔红霉素、高三尖杉酯碱、三氧化二砷、依托泊苷、紫杉醇、喜树碱、埃博霉素等。到2012年,183种不同的化合物已被批准为抗肿瘤药物。其中,17%为天然产物,31%来自天然产物,其余为人工合成的天然产物模拟物(10%)或基于天然产物有效成分的合成物(18%),只有24%是全合成药物。目前正在进行的研究工作是利用天然产物,如单酚类脂(一种天然植物提取物衍生的化合物)及其衍生物。一些天然产物可以通过抑制P-gp转运系统来逆转MDR;例如,丹参酮微乳12可以显著逆转K562/ADM细胞的耐药性,通过抑制P-gp外排泵效应,提高化疗药物的细胞内浓度。姜黄素、槲皮素和黄芩素可通过抑制MRP逆转多药耐药。香蒲酸苷和双氢青蒿素通过诱导AML凋亡和铁死亡而具有抗白血病作用。海绵状根瘤菌的根瘤抑制素已显示能激活p53并诱导AML细胞凋亡;一些类胡萝卜素如香土司酮、岩藻黄素、异黄酮等对AML细胞有细胞毒性作用。其他天然产物包括白藜芦醇、大蒜素、青蒿琥酯、人参皂苷、紫草素及其类似物、灵芝三萜、冬凌草甲素、粉防己碱、血根碱、龙葵苷、葡萄籽多酚和茶多酚、查耳酮、松香等。然而这些药物用于肿瘤治疗大部分仍处于临床前研究阶段,天然抗肿瘤药物的开发需要漫长的周期。高通量药物筛选技术有望在未来应用到天然抗肿瘤药物的研发中。

(蒋端凤　王　迎　安　刚　李　昕)

参考文献

[1] FDA. Proposed Guidelines for the Clinical Evaluation of Antihypertensive Drugs. Drug Research,1979,10.

[2] HARTMUT D,ELIHU E,DAVID G,et al. Diagnosis and management of AML in adults:2017 ELN recommendations from an international expert panel. Blood,2017,129(4):424-447.

[3] ARBER D A,ORAZI A,HASSERJIAN R,et al. The 2016 revision to the World Health Organization classification of myeloid neoplasms and acute leukemia. Blood,2016,127(20):2391-2405.

[4] SWERDLOW S H,CAMPO E,PILERI S A,et al. The 2016 revision of the World Health Organization classification of lymphoid neoplasms. Blood,2016,127(20):2375-2390.

[5] 张之南,郝玉书,赵永强,等. 血液病学. 2版. 北京:人民卫生出版社,2011.

[6] BEUTLER. 威廉姆斯血液学. 8版. 陈竺,陈赛娟,译. 北京:人民卫生出版社,2011.

[7] 徐瑞华,姜文奇,管忠震. 临床肿瘤内科学. 北京:人民卫生出版社,2014.

[8] 陆道培. 白血病治疗学. 2版. 北京:科学出版社,2012.

[9] 阮长耿,沈志祥,黄晓军. 血液病学高级教程. 北京:人民军医出版社,2013.

[10] 艾森豪尔. 抗肿瘤药物Ⅰ期临床研究实践试验指南. 周清,吴一龙,译. 北京:人民卫生出版社,2011.

[11] 国家食品药品监督管理局药品审评中心. 化学药物临床药动学研究技术指导原则. (2007-08-23)[2020-10-05]. http://www.cde.org.cn/zdyz.do?method=largePage&id=8b461127bccfdd5e

[12] 国家食品药品监督管理局药品审评中心. 化学药物临床试验报告的结构与内容技术指导原则. (2007-08-23)[2020-10-05]. http://www.cde.org.cn/zdyz.do?method=largePage&id=066af3b6c1024ccb

[13] 国家食品药品监督管理局药品审评中心. 细胞毒类抗肿瘤药物非临床评价的技术指导原则. (2008-8-20)[2020-10-05]. http://www.cde.org.cn/zdyz.do?method=largePage&id=5371cf52a2824543

[14] 国家食品药品监督管理局药品审评中心. 药物Ⅰ期临床试验管理指导原则(试行). (2011-12-08)[2020-10-05]. http://www.cde.org.cn/zdyz.do?method=largePage&id=caccdde466ff680f

[15] 国家食品药品监督管理局药品审评中心. 抗肿瘤药物上市申请临床数据收集技术指导原则. (2012-05-15)[2020-10-05]. http://www.cde.org.cn/zdyz.do?method=largePage&id=78b5c2acb8aa8710

[16] 国家食品药品监督管理局药品审评中心. 抗肿瘤药物临床试验技术指导原则. (2012-05-15)[2020-10-05]. http://www. cde. org. cn/zdyz. do? method=largePage&id=4e2d154606670975

[17] 国家食品药品监督管理局药品审评中心. 抗肿瘤药物临床试验终点技术指导原则. (2012-05-15)[2020-10-05]. http://www. cde. org. cn/zdyz. do? method=largePage&id=9cf18143e2f6c19d

[18] 国家食品药品监督管理局药品审评中心. 新药 I 期临床试验申请技术指南. (2018-01-25)[2020-10-05]. http://www. cde. org. cn/zdyz. do? method=largePage&id=5861485dbdae74a3

[19] 国家食品药品监督管理局药品审评中心. 创新药(化学药)Ⅲ期临床试验药学研究信息指南. (2018-03-16)[2020-10-05]. http://www. cde. org. cn/zdyz. do? method=largePage&id=7a8ae23551b92fa1

[20] 国家食品药品监督管理局药品审评中心. 抗肿瘤药联合治疗临床试验技术指导原则(征求意见稿). (2020-11-30)[2020-10-05]. http://www. cde. org. cn/zdyz. do? method=largePage&id=10b03ef158308e1c

[21] 周贤忠,刘仁沛. 临床试验的设计与分析-概念与方法学. 2 版. 中国药学会药物临床评价研究专业委员会,译. 北京:北京大学医学出版社,2011.

[22] 美国卫生及公共服务部,国家卫生研究院,国家癌症研究所. 常见不良反应事件评价标准(CTCAE) 5. 0 版(中文翻译版). (2017-11-27)[2020-10-05]. http://guide. medlive. cn/guidelinesub/5061

[23] ZHU H H,WU D P,JIN J,et al. Oral tetra-arsenic tetra-sulfide formula versus intravenous arsenic trioxide as first-line treatment of acute promyelocytic leukemia:a multicenter randomized controlled trial. Journal of Clinical Oncology,2013,31(33):4215-4221.

[24] ZHU H H,HUANG X J. Oral arsenic and retinoic acid for non-high-risk acute promyelocytic leukemia. New England Jouranl of Medicine,2014,371(23):2239-2241.

[25] BURNETT A K,RUSSELL N H,HILLS R K,et al. Arsenic trioxide and all-trans retinoic acid treatment for acute promyelocytic leukaemia in all risk groups(AML17):results of a randomised,controlled,phase 3 trial. The Lancet Oncology,2015,16(13):1295-1305.

[26] LI J M,CHEN L,ZHU H M,et al. Retinoic acid and arsenic trioxide with or without chemotherapy for acute promyelocytie leukemia with different risk stratifications:a interim analysis of China APL 2012 study. Blood (ASH Annual meeting),2016,128:445.

[27] ZHU H H,WU D P,DU X,et al. Oral arsenic plus retinoic acid versus intravenous arsenic plus retinoic acid for non-high-risk acute promyelocytic leukaemia:a non-inferiority,randomised phase 3 trial. Lancet Oncol,2018,19(7):871-879.

[28] DOMBRET H,GARDIN C. An update of current treatments for adult acute myeloid leukemia. Blood, 2016,127(1):53-61.

[29] FERNANDEZ H F,SUN Z,YAO X,et al. Anthracycline dose intensification in acute myeloid leukemia. New England Jouranl of Medicine,2009,361(13):1249-1259.

[30] LÖWENBERG B,OSSENKOPPELE G J,VAN PUTTEN W,et al. High-dose daunorubicin in older patients with acute myeloid leukemia. New England Jouranl of Medicine,2009,361(13):1235-1248.

[31] DÖHNER H,ESTEY E H,AMADORI S,et al. Diagnosis and management of acute myeloid leukemia in adults:recommendations from an international expert panel,on behalf of the European Leukemia Net. Blood,2010,115(3):453-474.

[32] PAUTAS C,MERABET F,THOMAS X,et al. Randomized study of intensified anthracycline doses for induction and recombinant interleukin-2 for maintenance in patients with acute myeloid leukemia aged 50

to 70 years: Results of the ALFA-9801 Study. Journal of Clinical Oncology, 2010, 28(5): 808-814.

[33] OHTAKE S, MIYAWAKI S, FUJITA H, et al. Randomized trial of induction therapy comparing standard-dose idarubicin with high-dose daunorubicin in adult patients with previously untreated acute myeloid leukemia: the JALSG AML201 Study. Blood, 2011, 117(8): 2358-2365.

[34] DOMBRET H, GARDIN C. An update of current treatments for adult acute myeloid leukemia. Blood, 2016, 127(1): 53-61.

[35] DINMOHAMED A G, SZABÓ A, IVAN DER MARK M, et al. Improved survival in adult patients with acute lymphoblastic leukemia in the Netherlands: a population-based study on treatment, trial participation and survival. Leukemia, 2016, 30(2): 310-317.

[36] HALLEK M, FISCHER K, FINGERLE-ROWSON G, et al. Addition of rituximab to fludarabine and cyclophosphamide in patients with chronic lymphocytic leukaemia: a randomised, open-label, phase 3 trial. The Lancet, 2010, 376(9747): 1164-1174.

[37] ROBAK T, JAMROZIAK K, GORA-TYBOR J, et al. Comparison of cladribine plus cyclophosphamide with fludarabine plus cyclophosphamide as first-line therapy for chronic lymphocytic leukemia: a phase Ⅲ randomized study by the Polish Adult Leukemia Group (PALG-CLL3 Study). Journal of Clinical Oncology, 2010, 28(11): 1863-1869.

[38] CRAMER P, ISFORT S, BAHLO J, et al. Outcome of advanced chronic lymphocytic leukemia following different first-line and relapse therapies: a meta-analysis of five prospective trials by the German CLL Study Group (GCLLSG). Haematologica, 2015, 100(11): 1451-1459.

[39] LANCET J E, CORTES J E, HOGGE D E, et al. Phase 2 trial of CPX-351, a fixed 5 : 1 molar ratio of cytarabine/daunorubicin, vs cytarabine/daunorubicin in older adults with untreated AML. Blood, 2014, 123(21): 3239-3246.

[40] DEANGELO D J, YU D, JOHNSON J L, et al. Nelarabine induces complete remissions in adults with relapsed or refractory T-lineage acute lymphoblastic leukemia or lymphoblastic lymphoma: Cancer and Leukemia Group B study 19801. Blood, 2007, 109(12): 5136-5142.

第三章

靶向药物临床试验

由于血液恶性肿瘤的发生发展往往与某些基因异常有关,通常存在相应的靶点,因此很多都有其相应的靶向药物。近年来,随着医疗水平的提高,血液恶性肿瘤的预后得到了很大改善,其中靶向药物的研发成功起了重要作用。近二十来年,针对血液肿瘤的药物研发发生了巨大变化,主要研发方向从传统的细胞毒类药物转向了非细胞毒类的分子靶向药物,尽管仍有许多通过经验或其他途径筛选出的新型细胞毒类药物进入临床研究,但整体抗肿瘤新药研发的思路已经发生改变,越来越多的靶向药物进入临床研究。就 FDA 最新发布的 2018 上市的药物来说,针对肿瘤的药物有 19 个,其中 17 个是靶向药物。这类靶向药物通过合理的设计和选择,作用于细胞内外的特异性靶点,干预细胞的恶变进程。2001 年第一个在美国上市的靶向药物是针对血液病的小分子靶向药物——伊马替尼(商品名为格列卫)。这个药物的上市极大地改善了慢性髓细胞性白血病患者的预后,使很难获得长期生存的此类患者的疾病进程变成了一个慢性、可控的疾病,使其最佳治疗一线方案从造血干细胞移植变成了口服靶向药物。伊马替尼的成功极大地鼓舞了医学和药学界科学家,因此在血液病中进一步寻找新的靶点以及相应的靶向药物成了目前新药开发的重点方向。

靶向治疗的范围非常广泛,除针对靶点设计药物的概念以外,还包括了靶向制剂的概念。后者是 Ehrlich P 在 1906 年提出的,又被称为靶向给药系统,是指借助载体、配体或抗体将药物通过局部给药、胃肠道或全身血液循环而选择性地浓集定位于靶组织、靶器官、靶细胞或细胞内结构的给药系统。例如,盐酸脂质体多柔比星,此药的最外层是甲氧基聚乙二醇(MPEG),这些线性排列的 MPEG 基团从脂质体表面扩散形成一层保护膜,后者可减少脂类双分子层与血浆组分之间的作用从而延长其半衰期。脂质体又很小,可以从血管中渗出并进入和蓄积在肿瘤中,延长其与肿瘤细胞的作用而提升疗效。本章主要讨论的问题为相对狭义的靶向药物研究,即针对具体靶点设计的靶向药物,靶向给药系统不做重点阐述。近期研究的较多的细胞靶向药物也不在本章做重点讨论。

血液恶性肿瘤的靶点有很多。针对细胞的各个病理生理过程,靶点一般可分为以下九个方面:①蛋白酪氨酸激酶;②肿瘤新生血管生成;③细胞内信号转导分子;④细胞周期蛋白;⑤表观遗传;⑥泛素-蛋白酶体系统;⑦DNA 修复系统;⑧微环境;⑨肿瘤干细胞。针对上述这些靶点可以有不同形式的药物,包括小分子化合物、单克隆抗体和疫苗、反义寡核苷酸等。在靶向药物的研发中,分别以酪氨酸激酶抑制剂(TKI)和利妥昔单抗(针对CD20的单抗)为代表的小分子化合物和单克隆抗体的研发最为多样,也最为成熟。

在分子靶向药物的新时代,采用与细胞毒类药物相同的临床开发模式和试验终点是否合适尚有疑问。针对细胞内信号通路变异的靶向药物,由于缺乏传统的细胞毒性,可能并不会导致肿瘤负荷减少,也可能仅对具有特定分子特征的亚组人群有效。一般认为在晚期临床试验中所采用的临床终点被认为是新药开发过程中最终也是最重要的指标,但是如何对此类药物的早期临床疗效进行合理评估是一个需要关注的问题。本章主要就靶向药物临床研究的各个层面进行一一阐述。

第一节 血液病的靶点及相关靶向药物概述

一、靶点分类

血液病的靶向药物基本上是针对血液恶性肿瘤,包括白血病、淋巴瘤、多发性骨髓瘤、骨髓增生异常综合征以及骨髓增殖性疾病方面的药物。在上文中说过,如果按病理生理功能来分,针对肿瘤靶点主要有以上九大类。但对于血液肿瘤来说,一般可细分为靶向蛋白酪氨酸激酶、抑制肿瘤新生血管生成、靶向细胞内的信号转导分子、靶向细胞周期蛋白、组蛋白脱乙酰酶抑制剂及去甲基化药物、靶向泛素-蛋白酶体系统、靶向DNA损伤修复系统、靶向肿瘤基质细胞(微环境)药物、靶向肿瘤干细胞等方面的靶向治疗药物研发。以下就针对各类靶点的药物进行一些介绍。

1. 靶向蛋白酪氨酸激酶 蛋白酪氨酸激酶是一类具有酪氨酸激酶活性的蛋白质,主要分布在细胞膜上,可分为受体型和非受体型,其功能都是催化ATP的磷酸基转移到下游蛋白的酪氨酸(Tyr)残基上,使其发生磷酸化。蛋白酪氨酸激酶是一个庞大的体系,目前已经发现了100多种蛋白酪氨酸激酶,分属20多个受体酪氨酸激酶家族和10个非受体酪氨酸激酶家族。蛋白酪氨酸激酶在细胞信号转导通路中占据了十分重要的地位,调节着细胞的生长、分化、死亡等一系列生理生化过程。蛋白酪氨酸激酶的异常表达通常导致细胞增殖调节发生紊乱,致使血液或其他实体肿瘤发生。

基于近年来在基因组学、分子和细胞生物学以及生物信息学等学科取得的重大进展,越来越多的蛋白酪氨酸激酶被认为是很有希望的抗肿瘤分子靶点。靶向蛋白酪氨酸激酶的药物分为抗体类和小分子抑制剂。从2001年至今,已经有包括伊马替尼、达沙替尼、尼洛替尼、索拉非尼等在内的多个小分子蛋白酪氨酸激酶抑制剂先后上市,以上药物均有针对血液恶性肿瘤的适应证。

2. 抑制肿瘤新生血管生成 靶向VEGFR、FGFR、EGFR等具有促进肿瘤新生血管生成作用的受体酪氨酸激酶抑制剂代表了抗肿瘤靶向药物研究中另外一个重要方向——抑制肿瘤新生血管生成。自Folkman在20世纪70年代提出肿瘤新生血管生成的概念以来，靶向肿瘤新生血管生成的抑制剂研究已经取得了长足进展，目前已有包括我国在内的28个国家批准将该类抑制剂用于肿瘤临床治疗。针对血管新生各个环节的抑制剂，都能不同程度地抑制肿瘤血管的新生，减慢实体瘤组织生长速度。但由于血管新生在血液恶性肿瘤发生发展的机制中不占有主导地位，因此，此类药物在血液病方面还没有明确的适应证。

3. 靶向细胞内的信号转导分子　生长因子等细胞外界信号与其特异受体结合产生的刺激通过多条信号通路向细胞内传导，构成了细胞内纷繁复杂的信号转导系统，共同调控着细胞的增殖、分化。其中，由磷酯酰肌醇3-激酶（PI3K）和其下游的蛋白激酶B（PI3K/AKT）、西罗莫司靶体蛋白（mTOR）组成的PI3K-AKT-mTOR通路；丝苏氨酸蛋白激酶Ras和丝裂原活化蛋白激酶（MAPK）三级激酶级联组成的Ras-MAPK通路；以及下游信号转导与转录激活因子STAT家族与肿瘤发生、发展密切相关，已经成为抗血液肿瘤研究的重要靶点。

4. 靶向细胞周期蛋白　细胞生长分裂必须依次经过准备阶段的间期（interphase）和有丝分裂期（mitosis）。间期（包括G1、S、G2期）的各项生命活动保证了M期分裂时所需的细胞内各成分复制，每次有丝分裂的结束到下一次有丝分裂的结束构成一个完整的细胞周期。细胞周期的运行与否，受控于精密的细胞周期调控机制。该调控系统的核心是一组周期蛋白依赖性激酶（cyclindependent kinase，CDK），它们各自在细胞周期内特定时间被激活，通过磷酸化对应的底物，驱使细胞周期的完成。CDK的时相性激活依赖于时相表达的周期蛋白（cyclin）以及周期蛋白依赖性激酶抑制剂（cyclin-dependent kinase inhibitor，CKI）控制。另外，除了这种正常生理条件下的周期进程调控，在长期的进化过程中，细胞建立了一套保证细胞周期中遗传信息的完整性和准确性的检查机制，即细胞周期检查点（checkpoint）。当细胞周期进程中出现异常事件，如DNA损伤或DNA复制受阻时，这类调节机制就被激活，及时中断细胞周期的运行。待DNA修复或排除了故障后，细胞周期才能恢复运转。

在细胞的癌变过程中，通常都伴随着周期蛋白的过度表达和CKI缺失，CDK的活性失去控制，细胞周期处于失控状态；肿瘤细胞的另外一个特点是细胞周期检查点缺陷，造成对细胞损伤应答的缺失。然而，这种周期检查点关卡的缺失，使得细胞对外界的损伤更加敏感，又能被应用于肿瘤的治疗，增加放化疗的敏感性。基于肿瘤细胞的上述特点，恢复肿瘤细胞的周期调控和取消检查点等都成为潜在的抗肿瘤作用靶点。具体策略包括对CDK的直接催化抑制，阻碍CDK的激活，干扰周期蛋白与CDK的相互作用，影响周期蛋白水解失活和抑制细胞周期检测点等。目前，已经有多个细胞周期的调节剂进入了临床研究，其中植物来源的黄酮类物质flavo-piridol能明显抑制CDK1、CDK2和CDK4，阻碍细胞通过G1/S和G2/M期检测点，能抑制多种肿瘤包括血液肿瘤细胞的生长，已经处于Ⅱ期临床试验。另外，星型孢菌素（stauros-porine）的类似物UCN-01除了抑制PKC外，还可直接抑制CDK1和CDK2的活性和细胞周期检测点激酶CHK1的活化，目前正在美国和日本进行Ⅱ期临床试验。还有paullones类似物、嘌呤霉素类似物（pruines）等都对不同的CDK分子显示出抑制作用。而PD-1和PD-L1单抗类药物可以促进周期检查点的恢复，在血液肿瘤中特别是在淋巴瘤中呈现出来很好的疗效。

5. 组蛋白脱乙酰酶抑制剂及去甲基化药物　肿瘤的发生与诸多基因特别是癌基因的异常表达密切相关,而染色体结构是调控基因表达的重要因素。通常情况下,凝缩的染色体会抑制基因的转录,而有转录活性的基因一般位于松散的染色体区域。染色体的基本单位核小体是由组蛋白(histone)和 DNA 组成的,其中组蛋白的转录后修饰,包括乙酰化、磷酸化和甲基化能够改变核小体的高级结构,进而影响着染色体的高级结构和基因的转录调控。细胞内一对功能相互拮抗的蛋白酶,组蛋白乙酰转移酶(histone acetyltransferase,HAT)和组蛋白脱乙酰酶(histone deacetylase,HDAC)共同决定着组蛋白的乙酰化和脱乙酰化。HAT 可乙酰化组蛋白末端碱性氨基酸的氨基,使核小体舒展,激活基因转录。而 HDAC 与之功能相反,抑制基因转录。在很多抑癌基因的转录启动子区域都有过度甲基化的现象从而抑制了此类基因的转录,因此去甲基化药物与组蛋白脱乙酰化药物同属于靶向表观遗传的药物。目前已经有 10 多个不同结构类型的药物进入了Ⅰ/Ⅱ期临床试验,用于白血病和淋巴瘤的治疗。这些药物大多能在有效剂量显示出较好的耐受性,并显示出抗 *P*-糖蛋白介导的多药耐药作用。

6. 靶向泛素-蛋白酶体系统(ubiquitinproteasome system,UPS)　蛋白降解调控是细胞信号转导的一个重要方面,与基因转录水平的调控相比,这种转录后调控还能保证细胞在遇到外界刺激时更加迅速地做出反应。UPS 是真核细胞内依赖 ATP 的非溶酶体蛋白质降解途径,负责调控细胞内多种蛋白的水解过程,其中包括许多调节细胞生长、信号转导、基因转录和凋亡的重要分子。泛素介导的蛋白降解是一个复杂的多级反应,其过程主要是利用泛素活化酶 E1、泛素结合酶 E2 与泛素-蛋白连接酶 E3,将泛素连接至目标蛋白作为标识,并送至 20S 蛋白酶体进行降解,最后由泛素分解酶将泛素分解并回收再利用。

由于 UPS 通路与肿瘤的发生、生长和转移都密切相关,该级联反应中各个环节都成为抗肿瘤药物作用的潜在靶点。例如,通过阻断泛素分子 C 末端的腺苷酸化或与 ATP 分子竞争结合的策略来阻碍泛素的激活;根据 E1 与 E2 相互作用的结合域特异地设计能够干扰其相互作用的小分子化合物,从而阻碍泛素分子在 E1 和 E2 之间的传递等。其中特别值得一提的是靶向连接酶 E3 和其下游的蛋白酶体。

连接酶 E3 下游的多个环节,包括蛋白酶体、参与泛素游离再循环的金属异肽酶(metalloisopeptidase)以及对多聚泛素链的识别等都可能影响 UPS 通路。其中,首个上市的以 UPS 为靶点的小分子抑制剂 bortezomib(Velcade,PS-341)就可抑制蛋白酶体活性。FDA 早已批准其作为一线药物用于已接受至少一次治疗的多发性骨髓瘤患者。而二代的卡非佐米以及可以口服的此类药物也得到了上市批准。

7. 靶向 DNA 损伤修复系统　除了上述直接影响肿瘤细胞增殖调控的信号通路外,特异靶向 DNA 损伤修复通路中的一些关键分子也成为抗肿瘤药物研发的一个重要方向。很多传统的抗肿瘤药物包括烷化剂、DNA 嵌入剂、拓扑异构酶抑制剂、抗代谢物等都是通过直接或间接造成不同形式的 DNA 损伤来实现其抗肿瘤作用。在外界损伤的刺激下,细胞能启动6条修复通路来分别应对不同类型的损伤：①直接修复（direct repair，DR），通路修复*O*-6-烷基鸟嘌呤引起的损伤；②碱基切除修复（base excision repair，BER），针对因氧化还原或烷基化引起的碱基损伤；③核苷酸切除修复（nucleotide excision repair，NER），修复因辐射、化学药物或蛋白-DNA交联引起的核苷酸水平的损伤；④碱基错配修复（mismatch repair，MMR），纠正碱基错配；⑤同源重组修复（homologous repair，HR）；⑥非同源的末端连接（non-homologous end-joining，NHEJ）通路，其中后两条通路专门修复DNA双链断裂（double-strand breakage）。这些通路的激活往往削弱了化疗药物的抗肿瘤效果，成为产生耐药的一个重要因素。

8. 靶向肿瘤基质细胞（微环境）药物

（1）成纤维细胞：成纤维细胞是最主要的基质细胞，癌相关成纤维细胞（CAF）也被称为活化的成纤维细胞或肌性成纤维细胞，其所分泌的基质衍生因子-1（SDF-1，又称CXCL12）可直接刺激CXCR4$^+$肿瘤细胞生长，还可募集CXCR4$^+$内皮前体细胞（EPC）参与肿瘤的血管生成。活化的纤维细胞通过SDF-1/CXCR4趋化轴吸引CXCR4$^+$肿瘤细胞做定向迁移。

（2）浸润的炎症/免疫细胞：肿瘤浸润的炎症细胞是一把双刃剑，除有一定的抗肿瘤作用外，更多情况下可促进肿瘤的发生和发展。在众多浸润的炎症细胞中，以肿瘤相关巨噬细胞（TAM）的研究最为深入广泛。TAM可通过分泌成纤维细胞生长因子（FGF）、肝细胞生长因子（HGF）、表皮细胞生长因子（EGF）、血小板衍生生长因子（PDGF）和转化生长因子-β（TGF-β）等多种生长因子促进肿瘤生长。

（3）未分化的骨髓细胞：在肿瘤生长的早期，血管内皮生长因子-A（VEGF-A）和其他细胞因子能把骨髓中的EPC动员到外周血，使之成为循环的EPC并最终整合到新生血管的管壁上。肿瘤所分泌的生长因子和趋化因子会引起骨髓细胞增殖和向肿瘤内聚集。肿瘤细胞分泌的VEGF-A和胎盘生长因子（PIGF）等能把VEGFR-1$^+$的HPC和VEGFR-2$^+$的EPC募集到肿瘤的新生血管部位，促进肿瘤的生长和血管生成。

近来研究发现，造血祖细胞能为肿瘤细胞在远处的植入和增殖做好准备，原发灶所释放的特殊趋化因子能动员一些未成熟的骨髓来源细胞（BM-C）成群地植入到将要发生转移的远处靶器官内，分泌MMP-9等降解基质，使周围环境更适合肿瘤的种植和生长。另外，BM-C也表达CXCR4，通过与CAF相互作用而增加SDF-1生成，进而吸引CXCR4$^+$肿瘤细胞。

（4）内皮细胞和血小板：血管内皮细胞迁移、血管出芽是血管生成的主要模式。血小板所提供的信号能够引导骨髓来源树突状细胞（BMDC）和瘤细胞的归巢与滞留，血小板所释放的SDF-1在募集和“挽留”CXCR4$^+$的HPC和EPC方面起到关键作用，并趋化CXCR4$^+$肿瘤细胞。穿梭在原发灶、转移灶和骨髓之间的血小板不断释放大量的细胞因子，从而把这些部位连接在一起。

（5）趋化因子及其受体与肿瘤的生长和转移：趋化因子是指在多种炎症和非炎症状态下调节白细胞和其他一些类型细胞进行流动和活化并对这些细胞具有定向趋化作用的

细胞因子。目前发现大约 50 个趋化因子和 20 个趋化因子受体，根据 N 末端两个半胱氨酸的位置，趋化因子被分为 4 类：CXC、CC、CX3C 和 C。

在肿瘤的缺氧环境中，成纤维细胞分泌的 CXCL12（SDF-1）和肿瘤细胞表达的 CXCR4 都增加，从而刺激肿瘤细胞移动和侵犯。另外，多种趋化因子有促进肿瘤血管生成的作用，如 CXCL1、CXCL2、CXCL3、CXCL5、CXCL6、CXCL7、CXCL8 等。CXCR2 不仅在肿瘤血管形成中扮演重要角色，而且能向肿瘤微环境中招募巨噬细胞。肿瘤细胞通过趋化因子来募集内皮细胞、颠覆免疫监视、操纵免疫细胞（免疫编辑）并最终导致免疫逃逸，从而促使肿瘤生长和向远处转移。

肿瘤细胞不仅分泌趋化因子，也能对趋化因子作出反应。肿瘤转移的靶器官能分泌大量的趋化因子，由于肿瘤细胞可表达某些趋化因子的受体，在趋化因子轴的作用下，引导肿瘤细胞向靶器官转移（肿瘤转移的“信号或归巢”）。CCR7/CCL21 轴介导肿瘤细胞向前哨淋巴结转移，CCR7/CCL21 轴介导肿瘤细胞向相关淋巴结转移，而 CCR10/CCL27 生物轴则参与调节黑色素瘤的皮肤转移。

（6）以肿瘤微环境为靶点的治疗策略：理论上直接作用于肿瘤细胞的治疗方法有许多不足之处，如肿瘤之间和肿瘤组织内部肿瘤细胞之间的异质性，是造成疗效差异的主要原因；肿瘤细胞生物或遗传特点的不稳定性，在疾病进展和治疗过程中，这种不稳定性会不断增加；目前以肿瘤细胞为目标治疗措施的疗效仍有限；在以肿瘤细胞为靶点的治疗过程中常有耐药的肿瘤细胞克隆出现。

而靶向于肿瘤微环境的治疗策略有其自身的优势，如肿瘤间质细胞具有稳定的遗传背景，不易出现突变和耐药发生；肿瘤微环境的异质性更小，疗效相对稳定，并有可能预测肿瘤组织对治疗的反应性；在控制肿瘤转移方面可以发挥极为重要的作用；化疗和放疗等多种治疗措施对间质的作用也是发挥疗效的重要侧面，有时也可能是最终的作用路径。

9. 靶向肿瘤干细胞　肿瘤干细胞（cancer stem cell/tumor-initiating cell，CSC/TIC）是肿瘤细胞中具有干细胞特性的细胞亚群，其增殖能力明显强于同一肿瘤组织中的其他癌细胞，在肿瘤的发生、发展和维持中起十分重要的作用，并且在动物体内表现出很强的成瘤能力。Lapidot 等人于 1994 年报道急性髓细胞性白血病（acute myeloid leukemia，AML）中存在表型为 $CD34^+CD38^-$ 的细胞亚群，将其注入非肥胖糖尿病/重度联合免疫缺陷病（nonobese diabetic/severe combined immunedeficiency disease，NOD/SCID）小鼠体内可诱发白血病。Muhammad 等人在 2003 年发现乳腺癌中也含有能够在 NOD/SCID 小鼠中连续成瘤的干细胞样的癌细胞群体，这是首例关于肿瘤干细胞存在于实体瘤中的报道。至目前为止，人们相继在多种原发性肿瘤和癌细胞系中鉴定到肿瘤干细胞的存在。已发现有肿瘤干细胞存在的肿瘤比增殖力较弱的非干细胞样肿瘤细胞表现出更强的肿瘤形成能力。此外，与肿瘤细胞相比，肿瘤干细胞在放化疗中表现出更强的抗性，这与肿瘤干细胞能更有效地启动 DNA 应急反应和高表达耐药相关蛋白有关。肿瘤干细胞的高成瘤率和对放化疗的抵抗能力，使其在放化疗过程中得以存活，并致使肿瘤复发。因此，有效清除肿瘤干细胞对于获得理想的抗癌疗效十分必要。

二、靶向制剂的分类

药物的靶向从到达部位来看可以分为三级，第一级指到达特定的靶组织或靶器官，第二级指到达特定的细胞，第三级指到达细胞内的特定部位。从方法上分类，靶向制剂大体可分为以下三类：

1. 被动靶向制剂　被动靶向制剂（passive targeting preparation）是依据机体不同生理学特性的器官（组织、细胞）对不同大小微粒的不同阻留性，采用各种载体材料制成的各种类型的胶体或混悬微粒制剂，是由机体正常生理功能形成的自然分布的靶向作用。被动靶向的微粒经静脉注射后，在体内的分布首先取决于微粒的粒径大小。通常粒径在2.5~10μm时，大部分聚积于巨噬细胞。小于7μm时一般被肝、脾中的巨噬细胞摄取，200~400nm的纳米粒集中于肝后迅速被肝清除，小于10nm的纳米粒则缓慢聚积于骨髓。大于7μm的微粒通常被肺的最小毛细血管床以机械滤过方式截留，被单核白细胞摄取进入肺组织或肺气泡。除粒径外，微粒表面性质对分布也起着重要作用。

2. 主动靶向制剂　主动靶向制剂（active targeting preparation）是用修饰的药物载体作为"导弹"，将药物定向运送到靶区浓集发挥药效。例如，载药微粒经表面修饰后，不被巨噬细胞识别，或因连接有特定的配体可与靶细胞受体结合，或连接单克隆抗体成为免疫微粒等原因，从而避免巨噬细胞的摄取，改变微粒在体内的自然分布，达到特定靶部位；亦可将药物修饰成前体药物，即能在活性部位被激活的药理惰性物，在特定靶区被激活发挥作用。

3. 物理化学靶向制剂　物理化学靶向制剂是应用某些物理化学方法使靶向制剂在特定部位发挥药效。例如，应用磁性材料将药物制成磁导向制剂，在足够强的体外磁场引导下，通过血管达到并定位于特定靶区释药；或使用对温度敏感的载体制成热敏感制剂，在热疗的局部作用下，使热敏感制剂在靶区释放；也可以利用对pH敏感的载体制备pH敏感制剂，使药物在特定的pH靶区内释放。用栓塞制剂阻断靶区的血供和营养，起到栓塞和靶向化疗的双重作用。

本章节主要讨论根据各种靶点设计的靶向药物，而不是靶向制剂。

第二节　相关法律法规及技术规范要点

在美国，靶向新药在被批准用于患者之前，要经过FDA的一项广泛审查和批准程序，包括早期测试、动物实验、新药临床试验（IND）申请、临床试验、新药上市申请（NDA）及新药上市后的监测。随着新药研究的快速发展，越来越多的全球多中心药物试验已进入我国，所涉及的法律法规和伦理问题已逐渐成为国际热点问题。

（一）FDA靶向新药审批过程

1. 早期测试　潜在新药被发现之后，要经历实验室研究，测试这款药物的药理学（药物对活细胞的相互作用)和毒理学(药物对细胞的毒性)。

2. 动物实验　一款在实验室检测中显示有潜能的药物可以在动物身上进行试验,以检测这款药物的安全性(药物可能存在哪些副作用),并提供有效性信息(药物在治疗目标适应证时的效果)。

3. 新药临床试验(IND)申请　如果实验室与动物研究的结果是令人鼓舞的,那药物申请者可以向 FDA 提交 IND 申请。IND 申请总结实验室及动物实验信息,并为获得人类患者临床数据提供一项方案。

4. 临床试验　如果 FDA 批准 IND 申请,临床试验(由人类受试者参与的研究)可以开始。临床试验分为三期,Ⅰ期临床试验重点考察药物的安全性,Ⅱ期临床试验重点考察药物最佳用药剂量及治疗特定疾病或病症的能力,Ⅲ期临床试验重点考察药物的安全性和有效性。

5. 新药上市申请(NDA)　临床试验结束之后,药物申请者可提交一份 NDA,申请批准这款药物在美国销售。FDA 对非常重要的 NDA 在 6 个月内进行审评,新药的标准审评时间是 10 个月。如果 FDA 决定批准这款药物,要编写该药物的正式标签,标签描述这款药物用来治疗什么样的疾病或病症,以及已知的副作用和有关该产品的警告。

6. 新药上市后的监测　药物被批准之后,药品的标签可能进行变更,内容包括药物副作用的新信息。药物申请者需要提交安全性变更,医生或患者也可以向 FDA 报告有关药物的严重不良事件。引起更严重、超出预期副作用的药物在必要情况下要撤市。一款药物从最初测试到被 FDA 批准需要 8~10 年的时间。一些特殊药物如果能潜在治疗当前没有好的治疗选择的严重或危及生命的疾病,可以进入"加速"或"快速"通道审评。这些药物可以略过某些测试,如Ⅲ期临床试验,可以在一个较短的时间内获得批准。

(二)血液病靶向新药临床试验的相关法律法规

1. 我国《药品管理法》《药品注册管理办法》《药物临床试验质量管理规范》及 ICH-GCP 的相关内容详见第一章第二节。

2. 靶向药物特殊的法律法规及指南　一个新药的研发评估包括了它的疗效和毒性,对于抗血液肿瘤药物的疗效期望值是临床前研究需要重点评估的。在临床前数据的基础上,研究者会期望在接下来的临床研究中验证该新药是有效的。这个期望主要是基于体内和体外疗效实验的结果。药物监管部门没有制定专门针对疗效研究的实验室模型,ICH 专门制定药物制剂非临床和临床评估标准的国际项目,在抗肿瘤药物评估的实验室模型方面也没有明确规定。ICH-GCP 中仅提及临床前研究应包括:作用机制、剂量-效应关系以及临床给药途径的研究。欧洲监管医药研发的部门是欧洲人用医疗产品委员会,它提及了抗肿瘤药物的临床前研究应考虑的各种体外和体内实验,但是介绍的均是大纲性的内容,不包括任何可供参考的动物模型,或如何评估药物靶向分子作用的疗效模型。FDA 条例中也没有对特殊物种的实验做要求,但是在条例中总结了记录、保存相关报告的要求,在 FDA 指南中记录了药物Ⅰ期临床试验的《新药Ⅰ期临床试验申报资料的内容及格式要求》。国内由原卫生部药政局在 1993 年出版的《新药(西药)临床前研究指导原则汇编》，里面对各种细胞毒类药物的临床前研究和基本的动物模型都有一定的介绍，但对于靶向药物则完全没有介绍。因此目前国内国际上并无特异性针对靶向药物研发的法律法规和原则，一般在进行临床试验时均参照 GCP 以及 ICH-GCP 等原则以及细胞毒类药物的相关规定。

（三）相关伦理原则与法律法规

血液病靶向药物应遵循的相关伦理原则与一般药物临床试验一样，见第一章。

第三节　临床试验设计

一、血液病靶向药物的临床研究基本内容

（一）临床药理学研究

1. 耐受性试验　耐受性试验是为了获取药物对人体安全性的最基本信息，并为后期试验提供相对安全的剂量范围。血液病靶向药物耐受性试验的一般原则包括：

（1）单剂量和多剂量给药的人体耐受性研究，除最大剂量和最小剂量外，一般还应包括临床拟推荐的最高剂量。

（2）因血液病靶向药物不适合健康人群使用，故应选择符合药物适应证的患者作为研究对象。

（3）应同时关注其药理作用和安全性，包括肝、肾、心脏、肺、皮肤、消化道及血液学毒性等。

2. 药动学研究　与其他类别药物一样，目前血液病靶向药物的药动学研究仍然以采用经典药动学方法为主。药动学是药物在体内的处置过程，包括吸收、分布、代谢和排泄。研究应重点考虑的因素包括以下几个方面。

（1）药物相互作用：由于大部分血液病患者需要多种药物联合应用，而导致药物发生相互作用的概率增加。例如，依布替尼主要通过 CYP3A 代谢，因而在与 CYP3A 抑制剂（伏立康唑等）或诱导剂（利福平）同时使用时，其暴露量将会受到影响。除代谢酶外，影响药物吸收及血浆蛋白结合率也可影响药动学。

（2）脏器功能：血液病靶向药物主要经肝/肾代谢，肝肾功能不全的患者药物代谢受到明显影响。一项对于肝功能损害患者（$N=51$）的硼替佐米药动学的研究显示，剂量范围为 0.5~1.3mg/m^2，与肝功能正常的患者相比，轻度肝功能损害不会改变剂量标准化 AUC。但在中度或重度肝功能损害的患者中剂量标准化 AUC 的均值会增加约 60%。

（3）其他：种族、年龄、性别、给药时间等因素也可影响药物的代谢。例如，一项对 39 例接受 1.0mg/m^2 和 1.3mg/m^2 硼替佐米静脉注射的多发性骨髓瘤患者第 1 个疗程首剂量（第 1 天）数据的分析表明，年轻患者体内经剂量校正的 AUC 和 C_{max} 更低，<65 岁患者（$N=26$）体内经剂量校正后的 AUC 和 C_{max} 低于≥65 岁患者约 25%（$N=13$），男性（$N=22$）

与女性(N=17)患者的剂量校正 AUC 和 C_{max} 均值也具有可比性。

因此,在强调传统经典的药动学研究的同时,需综合分析以上等多个因素对药物代谢学影响,开展群体药动学的研究。

3. 药效学研究　药效学是药物不同的药理作用及作用机制,反映药物进入人体后如何作用于人体、产生何种药物治疗作用。影响血液病靶向药物药效学的因素包括药物因素和人体因素。

(1)药物因素:包括剂量、剂型和相互作用等。口服药物包括肠溶片、胶囊、缓释制剂和控释制剂等多种剂型,不同剂型药物吸收速度和分布明显不同;药物合用时易产生相互作用,包括拮抗、协同和相加效应。

(2)人体因素:包括年龄、性别、生理、病理状态、遗传、种族等因素,这些因素均可导致药物在人体的代谢、转运及受体发生变化。

(二)药物临床试验研究的分期

Ⅰ期临床试验也被称为首次人体试验(或首次人类试验)。抗肿瘤药物一般具有较大毒性,即使是靶向治疗药物,也存在各个脏器毒性以及骨髓抑制等副反应,所以一般Ⅰ期临床试验的受试者往往是有可能在临床试验中获益的患者才会入组,这才符合临床试验的伦理要求。故对于抗肿瘤的靶向药物与其他一般药物的Ⅰ期临床试验设计不同。

Ⅱ期临床试验是在Ⅰ期临床试验明确了药物的毒性靶器官并且认为药物毒性基本在可以接受范围内的基础上进行的探索性试验,Ⅱ期临床试验可以有不同的目的,如在不同类型的血液肿瘤中或某一特定的瘤种中进一步探索药物的抗肿瘤活性;给药剂量与给药方案的探索等。针对血液肿瘤的Ⅱ期临床试验一般会视肿瘤的类型、分期早晚和既往治疗的差异而不同。对于效果的评估既有肿瘤负荷的减少,例如,伊马替尼会评估外周血和骨髓的 Ph 阳性染色体的多少和 *bcr/abl* 融合基因的拷贝数;也有一些会将疗效指标落在生存获益方面,例如,针对复发或难治的慢性淋巴细胞白血病患者的 CD52 单克隆抗体的Ⅱ期临床试验则有对于中位生存期的评估。

Ⅲ期临床试验为确证性研究,通过大样本、随机、对照研究设计,确证药物在特定目标人群中的疗效和安全性,评价肿瘤受试者的临床获益情况。

二、生物统计知识概述

临床试验的设计需要掌握生物统计学知识,关于此节详细内容,可参见本书第一章。

三、设计原则及操作流程

(一)设计原则

药物临床试验的设计的三大原则是对照、随机化、重复。血液肿瘤靶向药物临床试验的设计也应遵循这三项基本原则进行。具体原则把握详见本书第一章。

(二) 操作流程

1. Ⅰ期临床试验

(1)目的:首次人体试验的主要目的一般是确认进一步研究的推荐剂量,次要目的一般包括描述新药的毒性反应,确认新药 PK 参数,记录新药客观抗肿瘤效应和描述剂量或 PK 参数与毒性或标本中药物生物效应(药效)之间的相互关系。

药效学是指药物对人体的所有反应,包括毒副作用、临床抗肿瘤效应以及组织的生物学和影像学改变。并非所有的Ⅰ期临床试验都包含药效的测量,靶向药物的研究往往可以通过动物实验或人的正常或肿瘤组织来评价新药的生物学效应。

(2)患者人群:入组Ⅰ期临床试验抗血液肿瘤靶向药物研究的人群多数是没有治愈性或标准治疗的血液肿瘤患者。主要原因在于多数抗肿瘤靶向药物对正常组织有毒性时才有可能有效,因为大多数靶点不止存在于肿瘤组织中,正常组织或细胞中也会有分布,另外有一些靶向治疗药物是多靶点药物,更容易出现毒性反应。所以毒性往往是这些药物Ⅰ期临床试验的主要观察指标,因此这些肿瘤靶向治疗药物的Ⅰ期临床试验一般只会在血液肿瘤患者中而不是正常人中进行,剂量递增到最大耐受量。而且在这些受试者中产生的数据还可以进一步提供机会观察记录新药与抗血液肿瘤生物效应的关系,可能有助于新药的进一步研究方向。

尽管存在争议,某些抗肿瘤靶向药物的首次人体试验还是入组了健康志愿者,如一些已知毒性谱的药物、评价靶向效应机制和对健康志愿者不太可能有毒性的药物。此时志愿者试验的主要终点指标不是确定最高安全剂量,而是获取新药的药动学和吸收特征。在接下来的血液肿瘤人群中进行的研究继续沿用健康志愿者获得的给药时间并根据毒副作用确定推荐剂量。尽管通过健康志愿者可以获得一些药动学和安全性的信息,但从健康志愿者用药后获取的这些信息有时候并不能代表肿瘤患者受试者的情况。例如,药物马立马司他是一种基质金属蛋白酶,在健康志愿者研究中获得的结论是单药每天 2 次,每次口服高达 200mg 的剂量耐受性好,在接下来肿瘤受试人群的Ⅱ期临床试验中,剂量减少为 100mg 也被发现是不可耐受的,故在Ⅱ期临床试验入组过程中,从 100mg 每天 2 次的起始剂量逐步减少为 25mg 或 10mg,每天 2 次。而且在相同剂量下,肿瘤受试者血浆中的药物浓度是健康志愿者的数倍,目前仍未发现此现象的具体机制。所以在进行血液肿瘤靶向治疗新药的研究中,一般不建议纳入健康志愿者作为受试者参与研究,除非其结果对Ⅰ期临床试验设计有非常重要的作用。

(3)患者入组及排除标准:患者的入组标准一般包含疾病特征、患者特征、特殊要求、知情同意和随访方面的要求。

1)疾病特征

a. 血液肿瘤的类型:对于靶向治疗药物来说,除肿瘤的病理诊断或形态学诊断外,一般还会包含分子诊断,如慢性粒细胞白血病(*bcr/abl* 融合基因阳性)。

b. 疾病状态:Ⅰ期临床试验通常在既往治疗后复发或没有标准治疗或根治性治疗方案的患者中进行,如在伊马替尼问世之前,慢性粒细胞白血病的加速期或急变期没有很好的治疗方法,所以Ⅰ期临床试验就在这些患者中进行。或者如急性白血病到了难治复发的状态也没有标准治疗,这个时候也可以作为Ⅰ期临床试验的受试者。

c. 既往治疗:既往的全身治疗数一般也是需要考虑的,大部分患者允许既往经过多线治疗,但一般会限定既往治疗的次数,而且如果新药与既往治疗的药物类似或有相似的毒性时,需限定既往治疗药物的总剂量,超过总剂量可设置为排除标准。但是对于患者是否必须接受过所有正规治疗这一点尚有争议。从伦理角度来考虑,一般认为患者在接受过正规治疗后没有疗效的情况下再入组Ⅰ期临床试验更合理,但也有很多研究者认为只要患者是非治愈性的而且新药对生存期没有明显影响也是可以入组的,因为毕竟患者参加Ⅰ期临床试验后如果疾病进展后还可以有其他可行的治疗方法,并不会影响受试者的疗效获益。而且如果Ⅰ期临床试验集中在既往接受过多次治疗的患者,特别是脏器功能已受到既往治疗的累积毒性影响的患者,可能就会影响确定初治患者的最终推荐剂量。因此在试验的初期阶段,对既往治疗情况要求较为宽松,而接近推荐剂量时会逐渐严格。

2)患者特征:患者特征包含患者的一般特征,如年龄、性别等;患者的一般状况,如ECOG 评分为 0~1 分;患者的器官功能,如肝肾功能、血常规要求、心脏和神经系统的状态要求等;而相应的不符合上述条件的可以设置为排除标准。另外受试者不愿避孕或孕妇及哺乳期妇女都是必须的排除标准。在肝功能的入排标准中,一般对酶学的要求相对宽松,如转氨酶一般达到正常值的 5 倍以内仍然可以入组。

3)特殊要求:对于血液病的靶向治疗药物来说,一般会需要评估骨髓或血液中细胞靶点的影响,故需要行有创的骨髓穿刺或活检等检查,而口服的Ⅰ期临床试验中,入组条件中需反映出受试者可以口服(和吸收)药物,而需要长期静脉给药的试验,患者必须要有能长期给药的静脉留置装置。这些特殊要求应该特别列出作为入排标准。

4)知情同意和可行性:不言而喻,所有的临床试验都必须提供规范的知情同意书以及完成规范的知情同意步骤才能入组受试者,Ⅰ期临床试验由于存在疗效和安全的不确定性,更应如此。而且Ⅰ期临床试验要求多次随访,能够参加这些随访的受试者才能入组,这时候就要考虑提供Ⅰ期临床试验病房或者患者居住在合理地理区域内。

STI571 Ⅰ期临床试验开始于 1998 年 6 月。最初的Ⅰ期临床试验是剂量爬坡研究,目的是建立次要终点临床疗效的最大耐受剂量。入选受试者为 CML 慢性期,α 干扰素治疗失败的患者。STI571 每日 1 次,口服,并且不使用其他任何细胞毒类药物。一旦剂量达到 300mg 甚至更高,全部患者可以获得完全血液学缓解。反应疗效一般可在治疗的最初 3 周内观察到,并且可以在所有患者中维持时间长达 8 个月。在这个剂量治疗的基础上(>300mg),有 45%的患者可以在 5 个月内达到细胞遗传学缓解,10%的患者可以达到完全的细胞遗传学缓解。STI571 的副作用非常小,没有剂量限制性毒性。2 级与 3 级的骨髓抑制分别发生在 21%及 8%的剂量大于 300mg 的患者中。骨髓抑制与治疗效果共存,是因为在这些患者中造血是由 Ph+克隆决定的。药动学结果表示,剂量一旦大于 300mg,血药浓度与体外实验中的 1μmol/L 效果相当。STI571 的半衰期为 13~16 小时,这就意味着每日 1 次的剂量已经足够维持。尽管这群患者的随访时间比较短,但是这些数据表明特异性 ABL 激酶抑制剂对 CML 患者包括干扰素耐药的患者均有较好的疗效。这个临床试验也表明,在 CML 患者中 BCR-ABL 激酶活性的重要性,并且为肿瘤治疗提供了一个成功基于靶向分子异常的药物的案例。考虑到 STI571 对于干扰素耐药的患者也有效,Ⅰ期临床试验的患者对象扩大到 CML 急变期患者及 Ph+的急性淋巴细胞白血病(ALL)患者。这类患者每日需要服用 300~800mg STI571,73%的 CML 急变期患者对治疗有效,骨髓中原始细胞小于 15%,27%的患者骨髓达到完全缓解(<5%原始细胞)。73%的 CML 急变期患者达到完全骨髓缓解。遗憾的是,除了一位患者外,其余所有的 ALL 患者均在 45~117 天复发。但是18%的CML 急变期患者在服用STI571 的情况下,随访的 142~365 天内仍保持缓解状态。因此单药 STI571 在 CML 急变期及 Ph+的 ALL 患者中仍有一定疗效,但是反应并不会很持久。这些实验表明在许多情况下,BCR-ABL 阳性的急性白血病包括 CML 急变期患者的白血病克隆仍有部分是依赖于 BCR-ABL 激酶的激活。

2. Ⅱ期临床试验

(1)研究目的:Ⅱ期临床试验的主要目的是考察药物是否具有抗肿瘤作用,了解药物的抗肿瘤谱,同时应更为详细地进行药物不良反应观察,除了常见的不良反应之外,还应注意观察药物少见的毒性、蓄积性和重复给药毒性,并提出预防和处理毒性的方法。其他目的还包括进一步探索和优化Ⅰ期推荐的给药方案,包括给药剂量、给药间隔、疗程、联合放化疗等。同时需要进一步阐明给药方案与安全有效性的关系。

(2)试验设计:由于Ⅱ期临床试验是探索性研究,而非确证性研究。因此可以采用多阶段设计、自适应设计(adaptive design)或分组设计等多种设计方法。Ⅱ期临床试验的另一个目的是早期淘汰一些有效率低或不良反应高的瘤种或用药剂量、方案,避免更多的患者接受无效治疗,因此应预先设定合理的中止标准,及早作出判断停止继续入选患者。

由于恶性肿瘤几乎不可能自行消退,可以认为肿瘤的缩小几乎完全是药物作用,因此在探索单药治疗效果时,可采用单臂设计或剂量对照。但在有常规标准有效治疗方法时,应尽量采用随机对照设计,将常规标准有效治疗方法作为对照,目的是尽量在临床试验的早期阶段就能检验出药物相对已有治疗在疗效上是否具有优势,提高判断是否进入下一阶段研究的把握度。总体说来,有以下几种设计方法。

1)试验分组设计:由于采用联合治疗可能无法将单药的单独疗效和毒性从整体中分离出来,因此,在Ⅱ期临床试验设计中尽可能采用单药治疗,从而可以最有效地反映药物的疗效和安全性。如果单药难以实施,或单药治疗不符合伦理要求,必须进行联合治疗,在启动Ⅲ期联合治疗的确证性研究之前,应先进行随机对照的Ⅱ期临床试验,探索试验药物与其他药物联合治疗的效果与安全性,判断试验药物在联合方案中的作用。故针对血液肿瘤的分子靶向药物±标准治疗(如放疗、化疗)的Ⅱ期临床试验设计,一般要求采用随机对照的设计方法,通常设计为试验组(分子靶向药物联合标准治疗组)和对照组(单用标准治疗组)。例如,针对某种二代蛋白酶体抑制剂治疗复发或难治的骨髓瘤患者,其对照组为标准治疗的来那度胺,试验组为来那度胺联合口服的试验用药。但在已知有的试验用药已经明确比标准治疗方案疗效好的基础上，可以设计成开放性的临床研究，试验组比对照组纳入多1~2倍的受试者，而且在评估对照组无效后可以转入试验组进行治疗，但要注意这个评估时间应该不会对患者疾病进展导致非常严重的后果。

2）历史对照的单组设计：在设计靶向药物的Ⅱ期临床试验时，有时不知道新药的毒性在不同人群中的分布，入组也不会很快的情况下，单药对于某类疾病的疗效也不确定的情况下可以考虑两阶段设计，即用6~12个月完成并评估第一阶段与历史对照相比的结果，然后决定是否进行第二阶段研究。两阶段设计对观察药物毒性有帮助，设计时应明确进行第二阶段的标准，并根据试验的结果作相应调整。例如，在试验的第一阶段进行过程中，已有1例以上的复发或难治患者获得部分缓解或完全缓解，则要设计更复杂的评价标准来决定是否加速进入第二阶段。

3）自身对照的单组设计：这类设计的原理是假定对每个受试者而言，使用分子靶向药物后较使用前相比，肿瘤进展速率变慢。但血液肿瘤往往没有实体瘤大小的判断指标，一般需要有创性检查如骨髓等来评估肿瘤负荷，针对不同疾病应该有不同的判断肿瘤生长速率的方法。例如，多发性骨髓瘤的判断方法就是骨髓中浆细胞或单克隆蛋白减少超过原来的50%，而淋巴瘤的判断方法可以用肿大的淋巴结缩小的比值来判断。

另一种自身对照是通过对比疾病进展时间来定义肿瘤疾病的进展，即每例受试者在分子靶向药物作为二线治疗后的疾病进展时间，如果明显比细胞毒类药物一线治疗后的时间要长，则反映了靶向治疗的肿瘤抑制作用。如果疾病进展时间较前延长33%以上，则认为分子靶向治疗是成功的。这种设计方法曾被用于测定淋巴瘤的一、二线细胞毒类药物的治疗效果和持续时间，存在的问题主要是研究者在判断一线治疗后进展时可能存在偏倚导致科学性缺失；另一个问题则是这种方法需要评估一线治疗的进展，为评价二线治疗的疗效和毒性，在一线治疗前就要入组患者，这给临床实施带来了一定困难。

（3）纳入排除标准：Ⅱ期临床试验受试者的纳入排除条件与Ⅰ期临床试验基本相同，或根据Ⅰ期临床试验结果进行适当调整，但每个受试者应至少有一个可测量的肿瘤病灶，以定量分析药物的抗肿瘤疗效。

Ⅱ期临床试验的瘤种选择有一定针对性，主要根据Ⅰ期临床试验的初步有效性结果和其他同类药物的抗肿瘤谱确定，同时还应考虑非临床体外肿瘤细胞敏感性研究结果，包括人肿瘤细胞株敏感性试验和原代肿瘤细胞敏感性试验。一般而言，Ⅱ期临床试验应尽可能多选择瘤种分别进行考察，而不是仅选择一两个瘤种。这样可以帮助选择最具开发价值的适应证进行Ⅲ期临床试验，减少研发风险。应该按照预先制定好的计划入组患者，用尽可能少的受试者达到研究目的。

对于靶向治疗药来说，Ⅱ期临床试验的纳入排除标准往往包含以下几个方面的内容：疾病的明确诊断，包含病理学、免疫组织化学、流式细胞学、基因检测、染色体检测等；疾病的分期，各个不同类型的血液肿瘤都有不同的对于疾病分期的定义；既往的治疗，一般说来靶向药物的新药试验要求患者都是二到三线以上的治疗，如果既往治疗存在累积毒性，则需要统计此类药物的总剂量，评估新药在这方面是否存在毒性，患者是否能够耐受；可评估的病灶,对于白血病患者一般要求骨髓中肿瘤细胞的数目达到一定比例,对于多发性骨髓瘤患者除肿瘤细胞数目外,还有单克隆蛋白的量和骨的病灶数目,而对于淋巴瘤来说,则一般可以评估淋巴结累及的范围和肝脾的大小,一般需要采用影像学方法来评估;年龄,一般状况(一般采用ECOG评分方法),预期寿命一般要大于12周以获得可以评估的指标,一些特殊的要求还有血常规中的中性粒细胞数目、血红蛋白浓度和血小板的数目,肝肾功能也有一定的标准,可参照Ⅰ期临床试验设计的纳排标准。

排除标准往往会包括:有活动性感染,孕妇或哺乳期,既往化疗使用了类似药物,严重的脏器功能不全和一些特别的排除标准,如明确新药有心脏毒性,则排除标准可能包含近期发生心肌梗死的患者或者对射血分数进行一定程度的限定等。

(4)合并治疗:血液恶性肿瘤的患者由于其疾病特点以及应用针对肿瘤的靶向治疗药物以后往往会出现各种骨髓抑制、呕吐、脏器毒性等并发症。所以在Ⅱ期临床试验中要规定好各种合并用药,如止呕药、护肝和护心药物、细胞因子、抗生素、免疫调节剂以及各种血液制品能否应用,在何种情况下应用都要标注清楚。各种合并用药的规定应该考虑到新药的药动学和毒性。

(5)疗效及毒性评估:每种不同的血液肿瘤疗效评估指标是不同的,具体指标仍然可以参照Ⅰ期临床试验的评估方法,但由于Ⅱ期临床试验是在更大数量的患者中进行,所以对于疗效及毒性评估的指标需要更精准的选择。

(6)给药方案:Ⅱ期临床试验应在Ⅰ期临床试验的基础上进一步探索和优化给药方案,可考虑同时采用两个或多个剂量组,对给药方案进行细化和调整,包括给药剂量、给药间隔、速度、疗程、合理的剂量调整以及联合放化疗方案等。应根据临床药理学资料充分考虑可能影响疗效和安全性的所有因素,不能同时给予可能影响药物疗效的其他治疗,也应尽量避免给予可能与试验药物存在相互作用的其他药物。Ⅱ期临床试验中给药方案研究充分与否将影响到Ⅲ期临床试验给药方案的选择,否则Ⅲ期临床试验的方案可能不是最佳给药方案,会增加Ⅲ期临床试验失败的风险。

3. Ⅲ期临床试验

(1)研究目的:一般与细胞毒类药物的目的相似,即确定在明确目标人群中的临床获益情况,充分评价药物的毒性反应,应特别注意早期临床试验不易发现的少见不良事件。对试验药物进行风险效益评估。但要注意的是,由于有部分靶向药物是细胞稳定剂,因此在肿瘤进展时,理论上仍然可以使用这些靶向治疗药物,而细胞毒类药物对照组在进展后则必需改为其他治疗方案,这对两组的生存评估则带来一定影响。

(2)试验设计:Ⅲ期临床试验通常要求采用随机设计,而且样本量要求较大。随机化最主要的优点为可减少研究者在对受试者分组时产生的选择偏倚。由于抗肿瘤药物Ⅲ期临床试验通常选择生存期作为终点指标,而年龄、疾病状态和既往治疗等对疾病预后可能会产生重要影响,因此,应特别注意以上影响因素的组间均衡性。事先对预后因素进行随机分层将有助于结果评价。但对于肿瘤终末期又缺乏有效治疗的患者,单用试验药物治疗在患者身上能观察到预期的疗效,疗效特别显著的靶向药物可以考虑这种单组设计。

虽然靶向药物相对毒性较小,但仍然具有一定程度的毒性作用,以酪氨酸激酶抑制剂为例,大部分药物都有骨髓抑制作用,不同药物具有不同的毒性作用,如心脏毒性、浆膜腔积液等,且需要采用不同的给药方案和给药途径(口服、静脉注射或连续静脉滴注),因此有些靶向药物的盲法难以实施,但应该尽量考虑实施盲法。如选择开放设计、在研究终点的选择、敏感性分析和其他为了减少开放设计导致的偏倚所采取的措施方面都应有所考虑和说明。

在靶向抗血液肿瘤药物临床试验中对照组受试者不给予抗肿瘤药物治疗通常认为是不合伦理的。在已有常规标准有效治疗方法时,应选择临床上标准治疗方案作为对照。此时可采用优效性设计或者非劣效性设计。在缺乏有效治疗方案的情况下,采用最佳支持治疗或安慰剂作为对照是可接受的,此时必须采用优效性设计。安慰剂的随机对照试验在实践中存在一定困难,因为必然有一组患者接受无效治疗。平行设计是采用较多的方法,因为药物对生存期的影响可能会因为交叉用药而难以判断,因此大多数情况下抗肿瘤药物不宜采用交叉设计。同时对两个或多个药物联合使用进行评价时,应采用析因设计。但如果治疗方式之间对疗效可能存在负的交互作用(拮抗作用)或对不良反应有正的交互作用(重叠毒性)时,需慎重设计。

对于临床上确实无法实施阳性对照或安慰剂对照,可选择剂量对照或历史数据作为对照。选择历史数据对照应谨慎,需要严格按照系统评价(systematic review)的有关原则对文献资料进行合理分析和评价。但需注意,由于诊断技术、影像技术、支持护理以及对疾病的认识不断提高,历史资料中纳入的病例与当前试验组的病例可能存在较大差异,导致结果存在明显偏倚。需要特别说明信息选择偏倚的控制。

靶向药物与化疗联合,可能提高药物效力,减少药物拮抗的发生。最佳组合模式为化疗补充了分子靶向治疗的作用,或者靶向药物是化疗的增敏剂。例如,在费城染色体急性淋巴细胞白血病的患者中,可以考虑将伊马替尼或达沙替尼联合化疗达到分子学缓解改善这类患者的预后。但如何根据药物作用机制来定义与其联合的最佳药物,目前尚无定论。此外,最佳的用药联合和顺序应该在药物研发的早期阶段明确,避免大型Ⅲ期临床试验得到阴性结果。

(3)受试人群的选择:Ⅲ期临床试验应选择在Ⅱ期临床试验观察到的有一定疗效的血液肿瘤类型中进行,同样应符合入选Ⅱ期临床试验的基本条件。筛选出的每个病种都需要进行大样本、随机、对照试验来确证其疗效和安全性。每个病种样本量应依据两组主要疗效指标的预期差异,依据统计学原理估算得到。

样本含量的估计应根据主要疗效指标来确定。如果主要疗效指标是时间-事件变量,则需要根据相应的生存分析(survival analysis)方法估计样本含量。

(4)给药方案:根据Ⅱ期临床试验结果确定合理的给药方案。给药疗程应考虑累积毒性,一般持续应用到疾病进展或出现不可耐受的毒性。对于某些特定治疗,应参照相应病种的临床治疗指南确定其疗程。

试验过程中允许进行剂量调整,应当给出具体的调整原则,如因毒性的减量原则,应该综合疗效和毒性来进行减量。

第四节 有效性评价

由于靶向药物是相对特殊的一种药物,往往首先要在体外实验中发现相应靶点,才能设计相应的靶向药物,所以除常规的疗效指标以外,一般会有靶向效应指标来预判患者疗效。一般来说,靶向效应越佳,患者的疗效越好。但同时还应考虑这个靶点的特异性,这也意味着该靶点是导致疾病发生的主要原因,而且此靶点在维持人体正常功能中不是主要原因。因此下文从靶向效应以及其他生存指标来进行疗效指标的介绍。

一、靶向效应疗效判断

许多靶向药物都是针对恶性肿瘤中的异常蛋白和酶系统达到抑制肿瘤恶性行为的目的,因此,通常的评估方法是从确定药物抑制其酶活性所需的浓度开始的,其结果一般用 IC_{50}(50%的酶活性被抑制时的药物浓度)。药物抑制浓度评估不仅应该包括确定的药物靶点,还应包括其他与该靶点相同类型或家族的分子,以便测定药物的抑制谱和相对功效。例如,STI571 不仅抑制靶激酶(即 ABL 激酶),还可不同程度抑制 C-KIT 蛋白和血小板衍生生长因子受体,药物特异性的高低取决于药物本身和它的预期靶点。以前认为特异性越高的抑制剂越好,但当另外一些多靶点的抑制剂(如 BAY43-9006,索拉非尼)在临床上获得成功后,大家的观点已发生改变。

对靶点的抑制应该在体外(细胞内)和体内系统中进行评估。总体说来,对于激酶抑制剂,常用的实验方法是证明其改变下游信号通路的激活程度或磷酸化程度,有时是看抑制其信号后肿瘤细胞的清除率(如 STI571 抑制了 ABL 激酶后,动物模型中的 Ph+染色体细胞大部分都被清除)。对于寡脱氧核苷酸这样的药物,其对靶点的抑制作用主要通过在可控条件下测量治疗前后靶蛋白或 mRNA 的水平来评估。

体内实验的完成往往需要构建靶点致病移植肿瘤动物模型,通过动物给药来检测给药剂量与抑制程度的关系,如果可能,测量抗肿瘤效应(如肿瘤生长延缓,生存期延长)时的血浆浓度,这些数据可为Ⅰ期临床试验设计提供依据。因为Ⅰ期临床试验设计的四个参数是剂量、血浆水平、最大效能、靶点抑制程度。临床前研究的体内实验往往能够获得这些数据,但很少通过一个实验就能获得所有数据,增加临床前的药动学-药效学效应研究将有利于Ⅰ期临床试验的设计和实施。

Ⅰ期临床试验疗效指标:对于细胞毒类抗血液肿瘤药物,一般可用肿瘤负荷的减少(肿瘤的大小,肿瘤细胞在骨髓中的比例等)和生存等来进行评估,在分子靶向药物新时代,采用与细胞毒类药物相同的临床开发模式和试验终点是否合适尚有疑问。针对细胞内外信号通路变异的靶向药物,由于缺乏传统的细胞毒性,可能并不会导致肿瘤负荷的减少,也可能仅对具有特定分子特征的亚组人群有效。一般认为在晚期临床试验中所采用的临床终点被认为是新药开发过程中最终也是最重要的指标,但是如何对此类药物的早期临床疗效进行合理评估是一个需要关注的问题。

由于靶向治疗药物大部分是针对特异性靶点的抑制剂,对正常组织的毒性相对较小,不能以剂量限制性毒性来作为Ⅰ期临床试验的终点指标,所以很多血液肿瘤靶向治疗药物的Ⅰ期临床试验的终点指标为非毒性指标。另外,如果足够的药物使靶点“饱和”以后,预计药物的抗肿瘤效应会达到平台期,而如果正常组织中的靶点更高或者药物的非靶点效应产生的毒性反应不同,就不会产生预期的剂量-效应关系。有一些靶向制剂,如反义单脱氧核苷酸的效应与结构类型有关而与靶点无关。在靶向药物的Ⅰ期临床试验中,由于达到最大耐受毒性对于确定最大疗效可能不是必需的,因此这类药物的方案要明确哪些非毒性研究终点可以用来确定靶向药物的推荐剂量。这类非毒性指标主要包括靶点效应评价指标、药动学检测指标和一些功能成像指标。

检测一个特异性靶点被新药抑制的程度也是检测药效的一种方法,对于靶向药物来说,这也是一个非常合理和吸引人的检测方法。但是如果想根据靶点受抑制程度来确定药物在患者中的使用剂量,则存在很多不确定性。有哪些问题我们需要考虑呢?

1. 用什么组织或细胞来评估靶点受抑制程度?

答案原则上是肿瘤组织。对于血液恶性肿瘤来说这个要求相对容易达到,因为如白血病、多发性骨髓瘤或者骨髓增生异常综合征等疾病的骨髓细胞含有肿瘤细胞,对肿瘤细胞靶点受到抑制的评估可以通过取骨髓组织或骨髓细胞来进行。骨髓穿刺和活检相对容易进行,而且患有上述疾病的患者在进行其他标准治疗的情况下也需要进行骨髓方面的检查。但像淋巴瘤这类实体肿瘤性疾病,很多时候患者的骨髓并不含有肿瘤细胞时用骨髓细胞或组织来评估并不合理。此时可以考虑外周血作为评估靶向效应的细胞来源。如利妥昔单抗(CD20 单克隆抗体治疗 B 细胞淋巴瘤)的Ⅰ期临床试验中就是采用外周血 B 淋巴细胞的数值来评估靶向效应。

2. 哪种检测方法最为可靠?

关于如何检测靶点效应的实验室方法有多种,而且一般临床实验室很少会开展类似检查,所以在新药Ⅰ期临床试验过程中,有很多检测是在研究型实验室完成的。当Ⅰ期临床试验的终点要基于实验室检测结果而确定时,实验室检测方法的可靠性就显得尤为重要。建立可靠的实验室检测方法要考虑的问题有很多,如检测方法的重复性、检测结果能否构成研究终点指标、实验操作中的变量(冷冻、固定、取标本时间、储存条件、检测靶点、一个或多个靶点等)。所以,往往在Ⅰ期临床试验中,我们对于某个靶点效应需要进行多层面的检测,例如,慢性粒细胞白血病患者在应用 STI571 的Ⅰ期临床试验中应用了骨髓细胞学检测、融合基因的 PCR 检测和骨髓的染色体检测等多种检测方法来评估靶点效应。当情况出现不一致时,对结果的取舍是需要考虑的问题。

3. 在多大比例的患者中取得抑制效应?

在评估靶点效应时,考虑多强的靶点抑制效应能够取得抑制肿瘤生长和在某个剂量下能有多少比例的患者取得抑制效应都很重要。而后者通常需要根据临床前数据来推断。

4. 如果靶点不是目标靶点怎么办？

有时尽管已经有大量临床前数据来证实药物与靶点效应之间的关系，但其实这一靶点抑制效应是通过其他未知分子来介导的。错误的靶点信息会导致产生错误的Ⅰ期临床试验数据。例如，BAY43-9006（索拉非尼）第一次进入临床试验时，被认为是生长因子激活有丝分裂原激活蛋白酶1（Raf-1）激酶特异性抑制剂，后续研究才发现此药是一个多靶点的抑制剂，对多种激酶都有抑制作用，如血管内皮生长因子受体-2和受体-3、PDGFR-B、*FLT3*基因。所以如果在某些肿瘤中的抑制效果只根据Raf-1来判断的话，对于抑制其他激酶而产生的在其他肿瘤中的靶点疗效和以此来确定的Ⅱ期临床试验的推荐用药剂量就不准确，有可能达不到治疗疗效。所以一个新的药物靶点对其临床早期研发过程会产生很大的影响。因此，如果此靶点不是真正的靶点，单纯根据靶点效应做出有关剂量的决定就会导致错误的结论。

5. 样本量是多少？

样本量的考虑在靶向治疗药物的Ⅰ期临床试验中主要看是以毒性指标还是疗效指标来定终点指标，以"小部分患者发生不良反应"为终点的临床试验设计会比那些以"大部分患者取得良好反应"为终点的临床试验设计需要的样本量要少得多。如某个药物临床试验希望在一个剂量级取得40%的靶点抑制效应，而在更高一个剂量级取得90%的靶点抑制效应，则每个剂量级别需要入组17个都可评价的患者。

6. 以靶点效应作为主要终点指标还是进行原理验证性研究？

原理验证性（proof-of-principle）研究是指初步探索药物是否对肿瘤组织或正常组织中的某靶点产生分子效应，PD效应也被整合进入研究设计称为次要终点指标。这种设计不是用来产生推荐药物剂量的，而是以靶点效应的证据来支持药物的靶点调控作用。由于不需要产生后续的药物推荐剂量，故不需要对所有患者或所有剂量水平进行评估。如果以靶点效应来作为主要终点指标就会需要严格按试验设计所需的患者数和不同剂量进行组织或细胞的分析，但如果靶点效应作为次要终点指标，则针对其分析仅是原理验证性研究，为初步探索药物对分子靶点在人体的作用提供依据即可。

二、缓解率及生存指标疗效判断

（一）Ⅱ期临床试验疗效指标

总体缓解率（ORR）指肿瘤缩小达到一定量并且保持一定时间的患者比例，是反映药物具有抗肿瘤活性的初步可靠证据，是Ⅱ期临床试验通常采用的疗效观察指标。应遵照当时国际上通用的RECIST标准来评估总体缓解率。

虽然ORR是反映药物活性的良好指标，但不一定能代表生存方面的获益。为了在临床试验早期阶段提供更为全面充分的证据来证明药物作用，减少后续临床试验的风险，推荐Ⅱ期临床试验在观察 ORR 的同时观察其他能反映受试者临床获益的指标。《抗肿瘤药物临床试验终点技术指导原则》中详细介绍了这些评价指标。

（二）Ⅲ期临床试验疗效指标

Ⅲ期临床试验主要评价药物是否提供临床受益，因此支持药物批准上市的疗效终点指标通常应当是显示临床受益的证据如总生存期的延长，或者已经建立的可以预测临床受益的替代终点。

目前常用的抗肿瘤疗效观察指标包括总生存期（OS）、无病生存期（DFS）、无进展生存期（PFS）、疾病进展时间（TTP）、治疗失败时间（TTF）、总体缓解率（ORR）、患者自评结果（PRO）和健康相关的生活质量（HRQoL）以及生物标志物（biomarker）等。不同指标具有自身的优点和缺点，申请人应根据所研究的药物类别、血液肿瘤类型、当前临床治疗状况以及开发目标等来综合考虑，选择合适的主要和次要疗效观察指标。总生存期通常被认为是评价药物临床获益的首选终点。当用于治疗严重或威胁生命的疾病、对现有治疗有明显改进或填补某种疾病治疗空白的药物进行审批时，NMPA 可能同意采用能够合理预测临床获益的替代终点批准药物上市。有关各终点指标选择的考虑请参见《抗肿瘤药物临床试验终点技术指导原则》。亦可参考本书第二章。

第五节　安全性评价

历史上早期的抗肿瘤新药以细胞毒类药物为主，这类药物对肿瘤细胞和正常细胞都有影响，而且实验室研究结果显示这类药物的抗肿瘤活性与剂量相关。因此如果毒性和抗肿瘤活性一样与剂量相关，把最高耐受剂量作为Ⅰ期临床试验的终点指标是合理的。另外也有大量历史数据证实此策略的合理性。一般通过最高耐受剂量可以得出Ⅱ期临床试验的推荐剂量。

（一）Ⅰ期临床试验

1. 毒性评价　靶向抗血液肿瘤药物的Ⅰ期临床试验也有很多是以毒性作为研究终点的，因为很多靶向药物的靶点分布在肿瘤或正常组织中并不是全或无的，即使是靶向药物也会对正常分化细胞造成影响，故采用毒性指标也是合理的。在肿瘤临床试验中一般会采用标准化方法来评价毒性（不良事件），对患者的症状和器官受损的严重程度采用分度系统，0 度表示没有或正常，4 度为危及生命，5 度为死亡。WHO 的标准比较简单，对毒性评估的事件描述主要为患者的结局，为克服此缺陷，美国国家癌症协会等在 1982 年发布《常见毒性反应标准》（common toxicity criteria，CTC），以反映大量抗癌新药的毒性反应。此后不断更新，最新版本发表于 2017 年，命名为《常见不良事件评价标准》（common terminology criteria for adverse events，CTCAE）。CTCAE V5.0 包括 200 多项不良事件术语，被广泛采用。以感染为例，对于血液靶向治疗新药来说，在 CTCAE V5.0 中对其分为两个类别（合并 3~4 度中性粒细胞的感染-选择部位以及合并 1~2 度中性粒细胞感染-选择部位），每个类别有 5 个分级(0~4 度)。由于 CTCAE V5.0 的每项术语都与 MedRAT(Medical Dictionary for Regulatory Activities Terminology)术语匹配,后者是受 ICH 委托而成立。MedRAT 是监管药物研发的重要方法,特别在收集和区分药物的不良事件方面是统一的评价标准。不论采取何种方法记录不良事件,都需要将其转换为 MedRAT 术语以便于向全世界的监管部门汇报。由于 CTCAE V5.0 可以满足此要求,所以在肿瘤临床试验中得到了广泛的应用。

以上是国际上通用的毒性评价标准,随着临床试验在中国的广泛开展,中国颁布了《药物Ⅰ期临床试验管理指导原则(试行)》和《抗肿瘤药物临床试验技术指导原则》,提示国内采用 CTC 来描述毒性反应是可行的。对于单抗类靶向药物的临床前安全性评价,可参考 ICH 的生物制品临床前安全性评价的指导原则及 NMPA 治疗用生物制品的非临床安全技术审评的一般原则进行评价。新型抗体的临床前毒性试验设计可根据 ICH S6、ICH S6 Addendum(生物技术药)和 S9(抗肿瘤药)等多个指导原则,并按照"case by case"原则进行试验设计。临床试验前应完成对主要器官及系统(心血管、呼吸和中枢神经系统)功能进行评价,免疫毒性的评价也可以包括在一般毒性试验中。用于晚期或进展期肿瘤患者的抗肿瘤药物不必进行单独的安全药理实验,可遵循 ICH 7A。

2. 剂量限制性毒性、最大耐受剂量　抗肿瘤药物的疗效和安全性通常与给药剂量/方案密切相关,不同的给药方案(如给药间隔和给药剂量等)可能产生不同的剂量限制性毒性(DLT)和最大耐受剂量(MDT)。与传统细胞毒类药物不同,小分子靶向药物具有相对特异性,对正常细胞的毒性相对较轻。多数情况下,这类药物给药时间需要延长,常常需采取连续给药方式而非间歇给药方式,以达到对靶点的持续抑制。靶向药物的Ⅰ期临床试验需要首先定义限制剂量事件及其严重程度分级,并用精确的实验室指标或通用术语描述(参见第二章第五节,表 2-1)。

(二)Ⅱ期临床试验

靶向治疗较传统药物更加精确、副作用小、适用性好、特异性高,但也出现了一系列与治疗靶点相关的毒性。因此安全性观察内容除了一般常规项目之外,应注意靶向药物的一些特殊情况。例如,单克隆抗体的安全性评价常常需要灵活的方法。单克隆抗体大多数是异源性的,反复多次使用可能会引起血清样过敏反应,最严重的免疫方面副作用是过敏性休克。由于抗体的产生会影响药理毒理学参数,因此阐述试验数据时,应考虑到抗体对药动学、药效学、不良反应发生率、补体激活和新的毒性出现的影响。免疫毒性研究还应考察与非靶组织结合的潜在毒性反应,如与正常组织或细胞的交叉反应性、激活潜在病毒复制等。迟发性毒性是Ⅱ期临床试验中的问题之一,建议Ⅱ期临床试验注意同时监测反应和毒性变量。

传统细胞毒类药物治疗指数窄、要求毒性必须可以治疗并具有可逆性、要求药物清除的个体间变异非常小(一般<3 倍)、要求毒性直接与药物暴露量成正比并可以预测。而分子靶向治疗的治疗指数一般较高,且不受剂量限制性毒性(DLT)发生率的限制。有重大突破性疗法新药在完成Ⅱ期临床试验后,申办者可向 FDA 申请上市,FDA 在评估患者利

益/风险后,可"有条件批准"该类新药基于Ⅱ期临床试验数据提前上市销售;在新药上市销售期间,申报者仍需继续进行Ⅲ期临床试验,以便产品最终获批。

(三) Ⅲ期临床试验

除了一般常规项目之外,应重点关注临床前试验、Ⅰ期和Ⅱ期临床试验观察到的毒性以及其他少见毒性。

第六节　临床研究实例介绍

一、针对急性髓细胞性白血病的靶向药物

索拉非尼治疗急性髓细胞性白血病(AML)的有效性、安全性及耐受性评价:随机双盲安慰剂对照的Ⅱ期临床试验研究

1. 研究目的　评价索拉非尼治疗急性髓细胞性白血病的有效性、安全性及耐受性。

2. 研究设计类型及方案

(1)类型:多中心、随机、双盲、安慰剂对照临床试验。

(2)方案:筛选276例急性髓细胞性白血病患者,按1∶1随机分配进入索拉非尼组和安慰剂组。这2组首先均接受1个疗程的DA方案——柔红霉素(60mg/m^2,3~5天)+阿糖胞苷(100mg/m^2,1~7天)的诱导治疗,接着分别接受索拉非尼和安慰剂(400mg,2次/d,10~19天),在治疗第16天进行骨髓评估,缓解的在第22天给予第2次DA方案诱导,未缓解的给予大剂量阿糖胞苷(3g/m^2,每日2次,持续3小时静脉滴注,1~3天)+米托蒽醌(10mg/m^2,3~5天)治疗,并继续给予索拉非尼和安慰剂10~19天维持。经过2次诱导治疗后达完全缓解的,按危险分层分别给予治疗,有同胞供者的中危组患者以及有匹配供者的高危组患者计划行异基因造血干细胞移植,其余患者进行3个疗程大剂量阿糖胞苷(3g/m^2,2次/d,1天、3天、5天)的巩固治疗,且索拉非尼组和安慰剂组分别从每次巩固治疗8天开始继以索拉非尼和安慰剂维持治疗直到下一次巩固治疗前3天。最后在维持治疗阶段,是从最后一次巩固治疗结束开始持续服用12个月的索拉非尼和安慰剂(400mg,2次/d)。在此期间,因任何理由过早中断治疗或未按计划治疗超过28天的,则不继续给予索拉非尼和安慰剂。出现3级或以上的毒性反应,则将索拉菲尼的剂量减至400mg,每日1次,或400mg隔天1次。最终完成试验评价的有267例AML患者,索拉非尼组134例,安慰剂组133例。治疗流程详见图3-1。

3. 研究对象　急性髓细胞性白血病患者。

4. 研究样本量　两组病例分配比例为1∶1,本研究计划入组276例,试验组与对照组各138例。

5. 入选标准

(1)性别不限,年龄18~60岁。

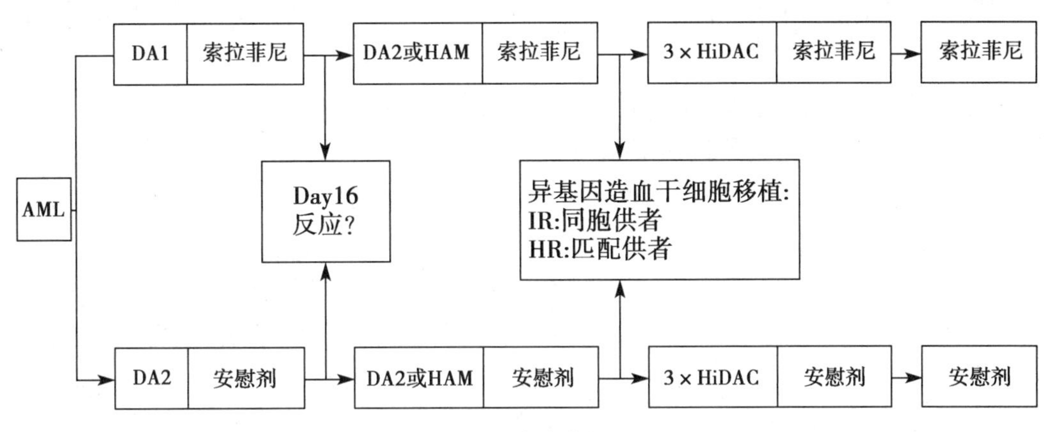

图 3-1　治疗流程图

注:AML,急性髓细胞性白血病;DA,柔红霉素+阿糖胞苷;HAM,大剂量阿糖胞苷+米托蒽醌;HiDAC,大剂量阿糖胞苷;HR,高危,即-7,-5,-5q,inv(3),t(3;3),t(6;9),t(6;11),t(11;19),或有3种或3种以上的染色体突变,或第一次DA方案诱导治疗后16天未缓解;IR,中危,即细胞遗传学居于良好预后与高危之间。

(2)符合WHO诊断标准的首次诊断的AML患者。

(3)ECOG评分:0~2分。

(4)肝肾功能正常。

(5)受试者在试验前对本研究知情同意,并自愿签署了书面的知情同意书。

6. 排除标准

(1)心力衰竭(心功能Ⅲ~Ⅳ级)。

(2)急性早幼粒细胞白血病。

(3)不稳定型心绞痛。

(4)心律失常。

(5)未控制的高血压。

(6)近期有外伤史或接受过外科手术治疗。

(7)接受过最长使用5天的羟基脲之外的化疗。

7. 疗效指标　主要疗效指标是无事件生存期(EFS),次要疗效指标是无复发生存期(RFS)率、总生存期(OS)率、完全缓解(CR)率。

8. 安全性指标　3级或以上不良事件发生频率。

二、针对急性淋巴细胞白血病的靶向药物

blinatumomab治疗成人复发或难治急性淋巴细胞白血病(ALL)疗效及剂量探索临床研究

1. 研究目的　本试验旨在研究CD19-CD3双特异性抗体(BiTE)blinatumomab治疗成

人复发或难治前 B 细胞性 ALL 的疗效、安全性、耐受性，同时研究不同剂量给药方案疗效及安全性。

2. 研究设计类型及方案

(1)类型：非随机、开放性、多中心、无对照试验。

(2)方案：共纳入 36 例复发或难治性 ALL 患者，试验目的包括评估疗效及寻找最佳剂量，故试验分为两个部分。

1)评估疗效试验：每例患者一共接受 5 个疗程治疗，每个疗程包括 4 周持续静脉滴注治疗时间和 2 周间隔时间。每例患者在每个疗程的第 29 天行骨髓细胞学检查及骨髓活检评估疗效。患者接受 2 个疗程 blinatumomab 诱导缓解治疗后，若达 CR 或血液学恢复(CRh)则继续行 3 个疗程 blinatumomab 治疗作为巩固治疗。

2)寻找最佳及最大治疗剂量试验：将患者分为 3 个试验组。

试验组 1：blinatumomab 15μg/(m^2·d)持续静脉滴注连续 4 周并休息两周为 1 疗程，连续 5 个疗程。

试验组 2a：第 1 周 blinatumomab 5μg/(m^2·d)持续静脉滴注，第 2 周开始 15μg/(m^2·d)持续静脉滴注直到第四个周期，再间隔两周为 1 疗程，连续 5 个疗程。

试验组 2b：第 1 周 blinatumomab 5μg/(m^2·d)持续静脉滴注，第 2 周为 15μg/(m^2·d)持续静脉滴注，第 3 周开始为 30μg/(m^2·d)持续静脉滴注，直到第 4 周，再间隔两周为 1 疗程，连续 5 个疗程。

3. 研究对象　成人复发或难治 ALL 患者。

4. 研究样本量　本次临床试验在德国 9 个中心开展，共纳入 36 例复发或难治 ALL 患者。

5. 入选标准　受试者必须符合下列所有标准才能入选。

(1)经诱导及巩固治疗后复发的前 B 细胞 ALL 患者，或原发耐药的前 B 细胞 ALL 患者，或 HSCT 后复发患者。

(2)骨髓白血病细胞数目>5%。

(3)ECOG 评分≤2 分。

(4)预计寿命≥12 周。

6. 排除标准　符合一条或多条下列标准的受试者将被排除。

(1)经病理学证实既往有中枢神经系统浸润。

(2)中枢神经系统白血病。

(3)入组前 6 周行自体造血干细胞移植或 3 个月前行异基因造血干细胞移植。

(4)存在移植物抗宿主病(GVHD)或入组前 1 周内行 GVHD 免疫抑制治疗。

(5)Ph 染色体阳性有指征行伊马替尼或达沙替尼治疗。

(6)存在活动性感染。

(7)blinatumomab 治疗前 2 周内行化疗。

(8)blinatumomab 治疗前 4 周内行免疫抑制治疗(如利妥昔单抗)。

(9)合并 HIV 感染、乙型病毒性肝炎(HBsAg+)或丙型病毒性肝炎(抗 HCV 抗体+)感染患者。

(10)孕妇或哺乳期妇女。

(11)既往接受过 blinatumomab 治疗。

7. 疗效指标

(1)主要疗效指标:诱导缓解治疗(2 个疗程)后达完全缓解(CR)率或 CR 伴血液学恢复(CRh)率。

(2)次要疗效指标:微小残留反应(MRD),异基因造血干细胞移植复发后缓解,无复发生存期(RFS),总体生存期(OS)率,不良事件发生率(AE)以及药动学和药效动力学。

CR 定义为:骨髓中白血病细胞数目≤5%;外周血无白血病细胞及无髓外浸润证据;外周血细胞恢复,血小板>100 000/μl,血红蛋白≥110g/L,中性粒细胞绝对值>1 500/μl。CRh 定义为:骨髓中白血病细胞数目≤5%;外周血无白血病细胞及无髓外浸润证据;外周血细胞部分未恢复,血小板>50 000/μl,血红蛋白≥70g/L,中性粒细胞绝对值>500/μl。MRD 定义为使用 RT-qPCR 检测骨髓有核细胞数减少至 10^{-4}以下。RFS 是指从初次达 CR 或 CRh 到血液学/骨髓复发或死亡的时间。OS 定义为从初次使用 blinatumomab 到任何原因引起的死亡时间。

8. 安全性指标　AE 及严重不良事件(SAE)从治疗一开始就记录到治疗结束后 30 天或重点研究访问结束后。不良事件的严重性按 NCI-CTCAE V5.0 标准进行评估。

三、针对慢性髓细胞性白血病的靶向药物

博拉替尼治疗慢性髓细胞性白血病(CML)及 Ph+急性淋巴细胞白血病(ALL)疗效及安全性临床研究

1. 研究目的　评估博拉替尼治疗对达沙替尼和尼洛替尼耐药或不耐受或 T315I 突变的慢性期(CP)、加速期(AP)或急变期(BP)CML、Ph+ALL 的疗效,安全性,耐受性。

2. 研究设计类型及方案

(1)类型:非随机、开放、持续多次口服给药的多中心临床试验。

(2)方案:筛选了 449 例对达沙替尼和尼洛替尼耐药或不耐受或 T315I 突变的慢性期(CP)、加速期(AP)或急变期(BP)CML、Ph+ALL 患者,分为 6 个队列:其中 203 例对达沙替尼或尼洛替尼耐药或不耐受的慢性期 CML,64 例患有 T315I 突变的慢性期 CML,65 例对达沙替尼或尼洛替尼耐药或不耐受的加速期 CML,18 例 T315I 突变的加速期 CML,48 例对达沙替尼或尼洛替尼耐药或不耐受的急变期 CML 或 Ph+ALL,46 例 T315I 突变的急变期 CML 或 Ph+ALL。449 例患者分别服用博拉替尼 45mg,每日 1 次。

3. 研究对象　CML 及 Ph+ALL 患者。

4. 研究样本量　449 例。

5. 入选标准

(1)任何表型的 CP、AP 或 BP 疾病阶段的 CML 或 Ph+ALL。

(2)以前对达沙替尼或尼洛替尼耐药或不耐受的或在任何酪氨酸激酶抑制剂(TKI)治疗后发生 T3151 突变。

(3)年龄≥18 岁。

(4)ECOG 评分≤2 分。

(5)最低预期寿命≥3 个月。

(6)肝肾功能、胰腺功能基本正常。

(7)正常 Q-T 间期 Fridericia 校正值(Q-TcF):男性≤450ms,女性≤470ms。

(8)生育年龄妇女需处于非孕期。

(9)同意在治疗期间使用有效的避孕方式进行避孕。

(10)能够遵守研究者设计的研究方案。

(11)受试者必须在试验前对本研究知情同意,并自愿签署了书面的知情同意书。

6. 排除标准

(1)在接受第一剂博拉替尼之前 7 天内接受过其他 TKI 治疗,或者不能从先前给药的药物所致的不良事件(脱发除外)中恢复。

(2)接受其他疗法如下:

1)CML 慢性期(CP)和加速期(AP)患者,在接受第一次剂量的博拉替尼之前的 24 小时内接受羟基脲或阿那格雷、在给第一次剂量的博拉替尼之前 14 天内使用干扰素、阿糖胞苷或行免疫治疗;或在给第一次剂量的博拉替尼之前 28 天内接受任何其他细胞毒性化学疗法、放射治疗或研究治疗。

2)CML BP 患者,在给第一次剂量的博拉替尼之前的 14 天内接受过化疗。

3)Ph+ALL 患者,在给第一次剂量的博拉替尼之前 24 小时内接受过皮质类固醇治疗;在给第一次剂量的博拉替尼之前 7 天内接受过长春新碱治疗;在给第一次剂量的博拉替尼之前 14 天内接受其他化学疗法。

4)在给第一次剂量的博拉替尼之前 60 天内行造血干细胞移植,存在 GVHD 或需要免疫抑制治疗的 GVHD 的证据。

(3)服用已知与发生尖端扭转型室速有关的药物,需要使用免疫抑制剂(除短期治疗的皮质类固醇外)。

(4)以前接受过博拉替尼治疗。

(5)CML CP 患者处于完全细胞遗传学反应(CCyR)中。

(6)CML AP、CML BP 或 Ph+ALL 的患者在主要血液学反应(MaHR)中。

(7)有活动性中枢神经系统(CNS)疾病。

(8)有显著或严重的心血管疾病。

(9)有与 CML 或 Ph+ALL 无关的明显的出血倾向。

(10)有胰腺炎或酗酒史。

(11)有难控制的高甘油三酯血症(甘油三酯>450mg/dl)。

(12)吸收不良综合征或其他可能影响博拉替尼吸收的胃肠道疾病。

(13)在过去3年内诊断为另一种原发性恶性肿瘤。

(14)孕妇或哺乳期妇女。

(15)在首次服用博拉替尼前14天内进行大手术。

(16)有持续或严重的感染。

(17)患者不愿遵守方案或不能配合。

7. 疗效指标

(1)主要疗效指标:治疗后血液学反应(外周血检测)、细胞遗传学反应(染色体检测)和分子学反应(BCR-ABL拷贝数)。

(2)次要疗效指标:治疗后临床反应包括患者临床症状、脾脏大小等。

8. 安全性指标 包括评估不良事件、血液学评估、生化检查、尿沉渣分析、肌酶评估、心电图评估和体格检查。周期1、周期2和周期3期间每隔一周评估一次,之后每月评估一次。

四、针对慢性淋巴细胞白血病的靶向药物

(一) PI3Kδ口服抑制剂idelalisib与利妥昔单抗联合治疗复发慢性淋巴细胞性白血病(CLL)的疗效及安全性临床研究

1. 研究目的 评估PI3Kδ口服抑制剂idelalisib与利妥昔单抗联合治疗复发CLL的疗效和安全性。

2. 研究设计类型及方案

(1)类型:多中心、随机、双盲、安慰剂对照的临床研究。

(2)方案

试验组:利妥昔单抗(375mg/m^2,静脉注射)+idelalisib(150mg/m^2,2次/w,共治疗4周,总计8次输液)。

对照组:利妥昔单抗(375mg/m^2,静脉注射)+placebo(2次/w,共治疗4周,总计8次输液)。

3. 研究对象 复发CLL患者。

4. 研究样本量 符合入选标准的220名患者。

5. 入选标准

(1)先前接受过治疗的复发CLL患者且有可测量的肿大淋巴结。

(2)患者要求治疗。

(3)自上次治疗完成后,CLL进展<24个月。

(4)由于化疗引起的骨髓损伤或并发症,目前不适合接受细胞毒性治疗。

6. 排除标准 文献未说明。

7. 疗效指标

(1)主要疗效指标:无进展生存期,从随机化治疗开始到疾病进展或死亡(不管何种原因)的时间。

(2)次要疗效指标:整体反应率(根据 IWCLL 修改标准,完全或部分反应的患者比例),完全反应率,淋巴结反应率(患者淋巴结病减少 50%或更多的比例)和总生存期率。

8. 安全性指标 不良事件的严重性按 NCI-CTCAE V5.0 标准进行评估。

(二) ABT-199(GDC-0199)在 del(17p)复发或难治 CLL 患者中的开放性Ⅱ期临床试验研究

1. 研究目的 单药 venetoclax 在 del(17p)复发或难治 CLL 患者中的有效性和安全性。

2. 研究设计类型及方案

(1)类型:多中心、单盲临床试验。

(2)方案:符合入选标准、不符合排除标准的 147 例受试者。

剂量选择:400mg 的剂量是基于复发或难治 CLL/SLL 的Ⅰ期临床试验研究 M12-175 的初步数据选择的。以 20mg 为起始,4~5 周内逐步递增到 400mg(20mg,50mg,100mg,200mg,400mg),达到 400mg 后,一直使用 400mg 剂量治疗直到出现疾病进展或者不可耐受毒性反应,见图 3-2。

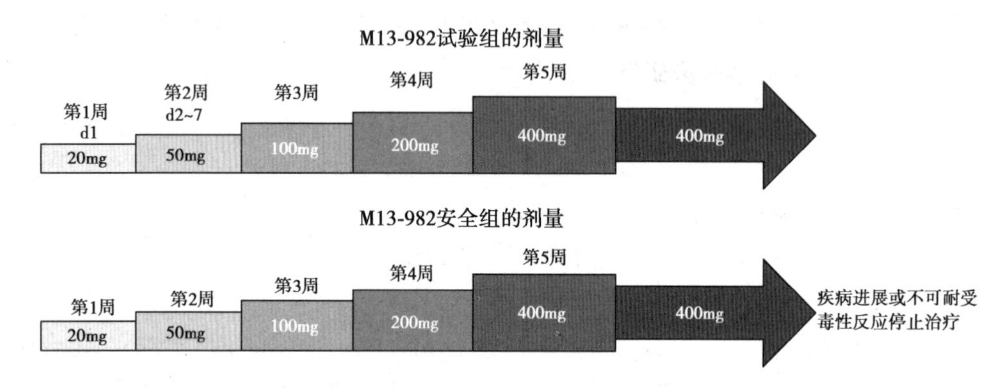

图 3-2 研究方案的剂量选择

剂量修正,剂量停止:中性粒细胞减少时剂量减少参照指南。如果发生 4 级中性粒细胞减少症或 3 级中性粒细胞减少合并 ANC 下降,G-CSF 治疗后可以继续 venetoclax 治疗。如果使用了 G-CSF 治疗后,仍有超过一周出现 4 级中性粒细胞减少,则中断 venetoclax 治疗直至等级≤2 或基线。venetoclax 可以以停药前的相同的剂量重新开始。一个月内发生第二次中性粒细胞减少,venetoclax 剂量减少指导见表 3-1。如果患者在低剂量下稳定 2 周后,剂量可逐渐增加至目标剂量。在第一次中性粒细胞减少发生后超过一个月后如果出现了第二次中性粒细胞减少,venetoclax 剂量不变的情况下重新开始治疗。

表 3-1 中性粒细胞减少时剂量减少指导

venetoclax 剂量/mg	减少剂量/mg
400	300
300	200
200	100
100	50
50	50

3. 研究对象 伴 *17p-/TP53* 基因突变的复发或难治 ALL 患者。

4. 研究样本量 目标病例数 147 例,未经治疗、血小板≥30×10⁹/L,前 14 天无输血划为安全组,试验组 107 例,安全组 38 例。

5. 入选标准

(1)年龄≥18 岁。

(2)复发或难治 CLL:既往接受过一种以上治疗方案后出现病情复发或难治。

(3)当地实验室评估 *17p* 缺失,确认过的样品送至中心实验室。

(4)ECOG 评分≤2 分。

(5)良好的骨髓功能:中心粒细胞计数≥1×10^9/L,血小板≥40×10^9/L,前 14 天无输血(≥30×10^9/L 进入安全组),血红蛋白≥80g/L。

(6) 凝血功能:APTT 和 PT 不超过 1.5 倍正常上限值。

(7)肌酐清除率>50ml/min。

(8)GOT 或者 GPT≤3 倍正常上限值,胆红素≤1.5 倍正常上限值(吉尔伯特综合征除外)。

6. 排除标准

(1)有造血干细胞移植史。

(2)Richter's 转变。

(3)有活跃的且不受控制的自身免疫性血细胞减少,如自身免疫性溶血性贫血、特发性血小板减少性紫癜。

(4)HIV 阳性。

(5)对黄嘌呤氧化酶抑制剂和尿酸氧化酶过敏者。

(6)控制不佳的高血压,收缩压≥180mmHg 和/或舒张压≥110mmHg。

(7)NYHA 心功能分级≥2。

(8)7 天内接受过以下任何药物治疗:CYP3A 抑制剂、强效 CYP3A 诱导剂或华法林。

7. 疗效指标

(1)主要疗效指标:venetoclax 单一疗法的活性,通过由独立审查委员会评估的达到总体反应(定义为部分缓解和更高)的患者的比例来衡量。

(2)次要疗效指标:达到完全缓解和部分缓解的患者比例。

疗效评定标准:第一反应时间(从第一次给予治疗后至产生药物应答的时间),淋巴细胞绝对计数减少50%的时间[从第一次剂量到淋巴细胞绝对计数降至基准值的50%的时间(如可以最好具体到小时)],总体反应持续时间(从第一次给药日至死亡日期的天数),无进展生存期(从第一次给药日至最早疾病进展或死亡的日期),总生存期(从第一次给药日至所有给药患者死亡日期的天数),无事件生存期(从第一次给药日至最早疾病进展、死亡或开始新的抗白血病治疗的天数),进展时间(从第一次给药日至最早疾病进展日期的天数),进行同种异体干细胞移植的患者比例以及安全性。

最小残留病和药动学是预先探讨的目标。

8. 安全性指标　在研究期间将进行以下安全性评估:不良事件监测、生命体征、身体检查、12导联心电图和实验室评估。不良事件的严重性按NCI-CTCAE V5.0标准进行评估。

五、针对多发性骨髓瘤的靶向药物

(一) 卡非佐米治疗复发或难治的多发性骨髓瘤(MM)患者的有效性、安全性及耐受性评价:随机多中心的Ⅲ期临床试验研究

1. 研究目的　评价卡非佐米治疗复发或难治MM患者的有效性、安全性及耐受性。

2. 研究设计类型及方案

(1)类型:多中心、随机、安慰剂Ⅲ期临床试验。

(2)方案:筛选了302例MM患者,符合条件的患者以1∶1的比例随机分为2组,一组接受卡非佐米治疗,一组予以最佳支持治疗(best supportive care,BSC),BSC将在第1周期的第1天开始,并将包括皮质类固醇治疗(泼尼松30mg,隔天1次),可选择加用环磷酰胺50mg口服,每日1次。卡非佐米的治疗将在28天的周期内进行,第1周期的第1天及第2天给予20mg/m^{2}静脉注射,在第1周期的第8天、9天、15天、16天增加到27mg/m^{2}静脉注射,在第2~9周期继续予以27mg/m^{2}治疗,10周期以上卡非佐米剂量为第1天、2天、15天、16天27mg/m^{2}静脉注射。第1周期口服或静脉注射的地塞米松将被包含在治疗方案中,药物剂量会适时调整(20mg/m^2、15mg/m^{2}或11mg/m^2)以控制毒副反应。

对于所有随机分配至卡非佐米的患者,在第1个周期内需要伴随药物的治疗,包括地塞米松(4mg,口服或静脉注射)和环丙沙星(500mg,口服,每日1次),对于有带状疱疹史并接受卡非佐米治疗的患者,伐昔洛韦或同等抗病毒药物也是需要的。可允许的额外药物包括双膦酸盐和其他支持由研究者酌情决定。尿酸降解剂、成分输血(输注红细胞及血小板)、EPO和批准的生长因子当有临床表现提示需要用此药时可能在临床上应用。患者将继续随机研究治疗直到证实疾病进展或出现严重的毒副反应。所有患者将进入长期随访。分组详见表3-2。

表 3-2　研究内容列表

入选标准	分组	给药方案	随访
可测量的 MM ECOG 评分 0~2 分 三线或三线以上治疗失败 至少对既往 1 种方案有效 治疗过程中或结束后出现病情复发 近期接受的大部分方案无效	1∶1 随机分组 分层依据： 三线 vs 四线 vs 五线及以上 欧洲患者 vs 非欧洲患者	卡非佐米组 第 1 周期： 20mg/m² i. v. d1、d2 27mg/m² i. v. d8、d9、d15、d16 第 2~9 周期：27mg/m² i. v. d1、d2、d8、d9、d15、d16 第 10 周期及以上： 27mg/m² i. v. d1、d2、d15、d16 最佳支持治疗组 泼尼松 30mg p. o.，q. o. d. 或地塞米松 5mg p. o.，q. o. d. +环磷酰胺 50mg p. o.，q. d.（环磷酰胺为可选药，每周期用量不超过 1 400mg）	疾病出现进展 长期随访，每 8 周评 1 次，直到患者死亡或研究终止

3. 研究对象　复发或难治 MM。

4. 研究样本量　302 例。

5. 入选标准

（1）性别不限，年龄≥18 岁。

（2）IgA 分泌型 MM 血清 M 蛋白≥5g/L 或血清 IgA≥7.5g/L，和/或尿本周蛋白≥200mg/24h。

（3）ECOG 评分为 0~2 分，预期寿命>1 个月。

（4）必须接受过包括硼替佐米在内（能耐受的情况下至少 4 疗程足量）的 3 种以上的治疗方案。

（5）既往接受过一种以上有效治疗方案后复发，有效定义为 M 蛋白或总蛋白降低≥25%，复发定义为在治疗时或治疗结束后疾病进展；并且对于最近接受的大多数治疗表现为难治，定义为无反应（疾病稳定或治疗时疾病进展）或治疗停止后 60 天内疾病进展。

（6）既往治疗包括免疫调节剂、烷化剂和皮质类固醇。

（7）肝功能正常，肌酐清除率≥15ml/min。

6. 排除标准

（1）Waldenström 巨球蛋白血症或 IgM 分泌型 MM。

（2）POEMS 综合征（临床表现为进行性多发性周围神经病、肝脾肿大、内分泌紊乱、M 蛋白增高和皮肤色素沉着）或浆细胞白血病。

（3）入组前 21 天内接受过大手术。

（4）入组前 3 个月内有心肌梗死发作，心功能Ⅲ/Ⅳ级（NYHA 分级标准）。

（5）HIV 阳性或活动性肝炎。

（6）重度神经病变（≥3 级或 2 级伴疼痛）。

(7)3 年内患有其他恶性肿瘤。

(8)以前用过卡非佐米治疗。

7. 疗效指标 患者将根据国际骨髓瘤工作组(IMWG)标准以及欧洲血液和骨髓移植组织(EBMT)的 MR(最小反应)标准进行疾病反应及进展评估,评估将会在每个周期的第一天开始,在治疗后访问,在 LTFU(长期随访)期间,对于那些没有疾病进展(progressive disease,PD)的患者,将停止治疗。PD 定义为:①连续 2 次测量血清或尿液 M 蛋白升高;②新发病灶或在现有骨损伤或软组织浆细胞瘤的基础上病灶大小明确增大的患者;③由 MM 引起的高钙血症。必须确认所有类别的肿瘤反应:①2 次连续 M 蛋白测定;②相关性的浆细胞瘤评估;③无证据的新的或进行性骨损伤;④骨髓 CR/sCR 活检。

8. 安全性指标 从患者签署知情同意书的时候开始收集不良事件(AE)数据,用 ICH 国际医学用语词典(Medical Dictionary for Regulatory Activities,MedDRA)进行编码,不良事件的严重性按 NCI-CTCAE V5.0 标准进行评估。

(二) CD38 单克隆抗体 daratumumab 治疗复发或难治骨髓瘤的有效性、安全性及耐受性评价:多中心、随机的Ⅱ期临床试验研究

1. 研究目的 评价 CD38 单克隆抗体 daratumumab 治疗复发或难治骨髓瘤的有效性、安全性及耐受性。

2. 研究设计类型及方案

(1)类型:多中心、随机、Ⅱ期临床试验。

(2)方案:病例总数和分组,筛选 34 例复发或难治骨髓瘤患者,试验第一部分的第一阶段按 1∶1 随机分配进 2 个不同剂量治疗组以确定试验,第二部分的药物剂量:daratumumab 8mg/kg,每 4 周 1 次,共 18 例;或 16mg/kg 每周给药 1 次共 8 周(第 1、2 周期),然后每 2 周给药 1 次共 16 周(第 3~6 周期),此后每 4 周给药 1 次(第 7 周期及更多),共 16 例。根据最后一名患者完成第一部分第一阶段试验后 8 周左右进行的第一次临时分析结果,剂量无效或难以耐受时可以调整为更合适的剂量。试验第一部分第二阶段入组患者 25 例,按 16mg/kg 方式给药至少 8 周,治疗结束后 8 周以上行第二次中期分析。试验第二部分入组患者 65 例,选择合适给药剂量(16mg/kg)评估安全性和有效性。

分组详见图 3-3。

3. 研究对象 复发或难治骨髓瘤患者。

4. 研究样本量 在加拿大、西班牙和美国的 26 个中心开展,目前已纳入 124 例,研究周期从 2013 年 9 月 30 日开始,目前仍在进行中。

5. 入选标准

(1)性别不限,年龄≥18 岁。

(2)确诊分泌型 MM,最后一次接受治疗后 60 天内出现疾病进展,评价基于国际骨髓瘤工作组标准。

(3)既往接受过的治疗方案至少有一种有效。

(4)接受过烷化剂单药或与其他药物联合治疗。

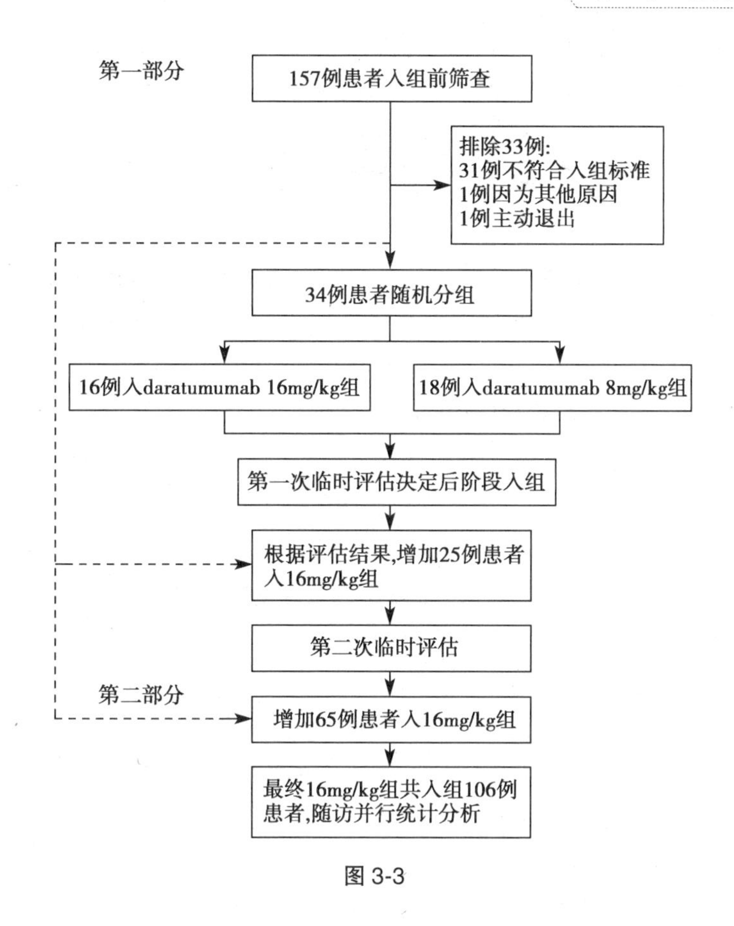

图 3-3

(5)接受过包含蛋白酶体抑制剂和免疫调节剂在内的至少三线或以上的治疗方案，或者对最近接受的蛋白酶体抑制剂和免疫调节剂均表现为难治。

(6)ECOG 评分≤2 分。

6. 排除标准

(1)距第一周期第一天的 2 周内接受过任何抗炎治疗，或 12 周内接受过自体造血干细胞移植。

(2)5 年内有过 MM 或其他恶性肿瘤的脑膜转移。

(3)中性粒细胞绝对值≤1×10^9/L，血红蛋白≤75g/L，血小板计数<50×10^9/L，肌酐清除率≤20ml/(min · 1.73m^2)。

(4)1 年内有过心肌梗死，未控制的或不稳定型心绞痛，充血性心力衰竭(纽约心脏病协会 NYHA 分级为Ⅲ级或Ⅳ级)。

(5)心律失常(2 级或更高)，Q-TcF 间隔大于 470ms。

(6)慢性阻塞性肺疾病、持续性哮喘或 5 年以内的哮喘病史。

7. 疗效指标　主要终点指标是总体缓解率(ORR；PR 率+非常好的 PR 率+CR 率+严格 CR 率)；次要终点指标包括 DOR、PFS、总生存期和临床受益率(最小缓解率+ORR)。缓解在 2 次连续测量后确认，数据由独立审查委员会评估。

8. 安全性指标　不良事件的监测、身体检查、心电图监测、临床实验室检验、生命体征测量和 ECOG 状态评估。不良事件的严重性按 NCI-CTCAE V5.0 标准进行评估。

六、针对骨髓增生异常综合征的靶向药物

地西他滨治疗成人骨髓增生异常综合征(MDS)患者的Ⅲ期临床试验研究

1. 研究目的　观察地西他滨治疗成人 MDS 患者的有效性、安全性。

2. 研究设计类型及方案

(1)类型:开放性、随机性、多中心的临床干预研究。

(2)方案

试验组:患者每隔 8 小时皮下注射地西他滨 1 次,剂量为 $15mg/m^2$,连续 3 天,每 6 周为 1 周期。

对照组:患者予输红细胞、血小板及注射造血细胞集落刺激因子支持治疗。

3. 研究对象　MDS 患者。

4. 研究样本量　170 例患者。

5. 入选标准

(1)MDS(初治或二次治疗)必须符合 FAB 分型标准,白细胞数目$<12\times10^9$/L,IPSS 评分≥0.5 分,骨髓评估及骨髓细胞学需在随机前 30 天内。

(2)年龄≥18 岁。

(3)有生育能力的女性患者 24 小时随机血清 hCG 阴性,必须使用医学准确避孕方法 30 天以上,并且需要同意在试验中继续使用且不允许哺乳。

(4)ECOG 或者 WHO 评分为 0~2 分。

(5)受试者在试验前对本研究知情同意,并自愿签署了书面的知情同意书。

(6)肝肾功能正常(肌酐≤2mg/dl,胆红素≤1.5mg/dl,转氨酶≤2 倍正常上限值)。

6. 排除标准

(1)AML(骨髓原始细胞≥30%)或有其他恶性肿瘤。

(2)患者必须恢复之前治疗的毒性作用,必须在所有化疗前至少 4 周之前进入研究(至少 6 周之前服用过亚硝基脲和骨髓移植)。

(3)研究开始 7 天内持续接受雄性激素、达那唑、集落刺激因子,或其他制剂对 MDS 的治疗。

(4)30 天内接受过任何试验性药物。

(5)难以控制的心脏病和心力衰竭。

(6)难以控制的限制性及阻塞性肺疾病。

(7)细菌及病毒活动期感染。

(8)叠加自身免疫性溶血性贫血或血小板减少症。

(9)已知的血清 HIV 阳性。

（10）精神疾病或其他情况无法充分合作，并且需要监测及治疗的患者。

7. 疗效指标　共同疗效指标为经地西他滨治疗至少 8 周后评估患者总有效率和转化成 AML 的时间。疗效评估将根据国际工作组（IWG）标准评估。完全缓解（CR）的定义为血象正常，骨髓中原始细胞<5%至少 8 周，且没有骨髓粒细胞发育不良情况。血红蛋白>110g/L，中性粒细胞>1.5×10^9/L，血小板>100×10^9/L。部分缓解（PR）为骨髓原始细胞较前下降超过 50%，但是≥5%，或者下降至符合 FAB 分型，其余标准同 CR。血液学改善（HI）为单系或多系血细胞上升。

8. 安全性指标　包括化疗耐受情况、不良事件及死亡情况。

第七节　血液病靶向药物的研发现状及展望

一、国际血液病靶向药物的研发现状

由于靶向药物的低毒高效，现在国际上对靶向治疗药物的研发正进行得如火如荼。对于血液恶性肿瘤的靶向治疗药物目前已上市的有：

（一）针对白血病的靶向治疗药物

1. 伊马替尼（imatinib）　为酪氨酸激酶抑制剂，是一种小分子蛋白激酶抑制剂，它具有阻断一种或多种蛋白激酶的作用。临床用于治疗各期慢性髓细胞性白血病（CML），也用于治疗 CD117 阳性的胃肠道间质细胞瘤（GIST）。该药由诺华公司开发，是全球第一个上市的酪氨酸激酶抑制剂，于 2001 年 5 月经优先审评通道获 FDA 批准上市，用于治疗费城染色体阳性（Ph+）的 CML 患者；2002 年 4 月，在我国进口上市，商品名格列卫。目前该药在美国共获批了 10 个适应证，是很多肿瘤疾病的一线用药，但靶点单一，易产生耐药性。而正是因其适应证广且易耐药，才使得后续研发的大部分“替尼”类药物都要在伊马替尼耐药或不耐受的基础上才可以使用。

2. 尼洛替尼（nilotinib）　尼洛替尼是由伊马替尼的分子结构改进而来的，对 BCR-ABL 激酶活性有更强的选择性，对酪氨酸激酶的抑制作用较伊马替尼强 30 倍，可抑制对伊马替尼耐药的 BCR-ABL 突变型的激酶活性。同时还能抑制 KIT 和 PDGFR 激酶活性。该药由诺华公司开发，是一种 BCR-ABL 酪氨酸激酶抑制剂。该药被 FDA 授予“孤儿药”称号，并于 2007 年 10 月获批上市，用于治疗新诊断的慢性期、Ph+的成人 CML 患者，以及慢性期和加速期、Ph+且对包括伊马替尼在内的既往治疗耐药或不耐受的成人 CML 患者。该药 2009 年 7 月由诺华公司在我国进口上市，商品名达希纳。

3. 达沙替尼（dasatinib）　属多酪氨酸激酶抑制剂，用于已经治疗，包括甲磺酸伊马替尼（imatinib mesylate/gleevec）耐药或不耐受的 CML 所有病期（慢性期、加速期、淋巴系细胞急变期和髓细胞急变期）的成人患者。同时，FDA 也经正常程序批准达沙替尼治疗对其他疗法耐药或不耐受的 ph+ALL 成人患者。其是第一种能够抑制多种构型酪氨酸蛋白激酶的口服化疗药。在纳摩尔浓度，该药能抑制 BCR-ABL、SRC 激酶家族（SRC，LCK，YES，FYN）、c-KIT、EPHA2 和 PDGFR-B 等多种激酶。通过抑制上述激酶的作用，Sprycel 可抑制 CML 和 Ph+ALL 骨髓中白血病细胞的增殖，但正常红细胞、白细胞和血小板仍可继续增殖。该药被 FDA 授予“孤儿药”称号，并于 2006 年 6 月经过 FDA 优先审评通道批准上市。该药 2011 年 9 月由百时美施贵宝公司在我国进口上市，商品名施达赛。

4. 博舒替尼（bosutinib）　博舒替尼是一种强效的蛋白激酶抑制剂，既能抑制人多种肿瘤细胞中 SRC 蛋白的自主磷酸化，也能抑制 SRC 和 AB1 底物的磷酸化过程。该药由美国辉瑞旗下的惠氏制药公司开发，于 2012 年 9 月 4 日在美国首次上市，被批准用于慢性期、加速期或急变期 ph+CML 成人患者的治疗。目前尚未在国内上市。

5. 普纳替尼（ponatinib）　普纳替尼作为新一代酪氨酸激酶抑制剂（TKI），对 BCR-ABL 阳性白血病，如 CML、Ph+ALL 有显著的治疗效果，甚至在对当前市场上供应的第一、二代 TKI 出现耐药（如 *T315I* 突变）的情况下仍有效。于 2012 年 12 月在美国获得上市许可。2013 年 10 月 11 日，FDA 发布普纳替尼警示信息，提示普纳替尼致严重及致死性血凝块和严重血管狭窄相关报告明显增加，提醒医疗专业人士使用普纳替尼时应慎重考虑每位患者的治疗获益是否可能大于风险。2013 年 10 月 31 日，FDA 要求普纳替尼生产企业 ARIAD 公司主动暂停普纳替尼的上市许可，并停止普纳替尼销售使用。目前尚未在国内上市。

6. 依鲁替尼（ibrutinib）　依鲁替尼是一种小分子布鲁顿酪氨酸激酶（Bruton's tyrosine kinase，BTK）抑制剂，能够与 BTK 活性中心的半胱氨酸残基共价结合，从而抑制其活性。BTK 在 BCR 信号通路、细胞因子受体信号通路中传递信号，介导 B 细胞的迁移、趋化、黏附。临床前研究证明，依鲁替尼能够抑制恶性 B 细胞的增殖、生存，可用于慢性淋巴细胞白血病、套细胞淋巴瘤的治疗。是 Johnson 公司和 Pharmacyclics 公司合作研发的靶向抗癌新药，是经 FDA 突破药物通道批准的第二个新药。依鲁替尼于 2013 年 11 月 13 日获 FDA 批准上市。在国内，目前已经通过批准正式上市。

（二）针对淋巴瘤的靶向治疗药物

1. 奥滨尤妥珠单抗（obinutuzumab）　是第二代 anti-CD20 单抗，通过糖基化技术增加了抗体与 FcγRⅢa 的亲和力，进而增强抗体依赖细胞介导的细胞毒作用（antibody dependent cell-mediated cytotoxicity，ADCC），削弱补体依赖的细胞毒作用（complement dependent cytotoxicity，CDC）。适用于与苯丁酸氮芥（chlorambucil）联用治疗慢性淋巴细胞白血病。2013 年经 FDA 批准上市。目前尚未在国内上市。

2. 奥法木单抗（ofatumumab）　系全人源化靶向抗 CD20 单克隆抗体，用于氟达拉滨和阿仑珠单抗治疗无效的顽固性慢性淋巴细胞白血病。该药通过与小型和大型的 CD20 分子上的小环抗原靶向结合，促使细胞溶解，特异诱导 CD20 细胞凋亡，从而专一性地杀灭 B 淋巴瘤细胞，而对其他正常组织无不良影响。2016 年 1 月 19 日，FDA 批准了奥法木单抗可用于复发/进展性慢性淋巴细胞白血病患者的延长治疗。目前尚未在国内上市。

3. 利妥昔单抗(rituximab) 利妥昔单抗是一种嵌合人和鼠的抗体,由人类抗 CD20 抗体的恒定区和从鼠类对应物 IDEC2B8 中分离出的可变区组成。其对 CD20 抗原有很强的亲和力,其抗肿瘤的主要机制可能有以下 3 种:①抗体依赖细胞介导的细胞毒作用(ADCC);②补体依赖的细胞毒作用(CDC);③诱导凋亡。同时该药可使耐药的淋巴细胞对一些化疗药重新获得敏感性,使其可以在临床广泛应用。1998 在美国上市,2000 年在国内上市。

4. 阿仑单抗(alemtuzumab) 为抗细胞表面 CD52 抗原的单克隆抗体,2001 年 5 月 FDA 批准此药用于治疗对烷化剂和氟达拉滨耐药的进展期 CLL,尚未在国内上市。

5. 艾代拉利司(idelalisib) 针对 P13Kδ 首个上市的口服、选择性的磷酸肌醇 3-激酶 δ(PI3Kδ,P110δ)抑制剂。P110δ 参与改变 B 淋巴细胞的免疫环境,对这类肿瘤细胞的活化、增殖、生存和迁移起着关键作用。2014 年 7 月 23 日,FDA 批准了 idelalisib(商品名:Zydelig)的三个适应证:和利妥昔单抗联合治疗复发的慢性淋巴细胞白血病(CLL)、作为单药治疗复发性滤泡 B 细胞非霍奇金淋巴瘤(NHL)和复发性小淋巴细胞性淋巴瘤(SLL)。目前尚未在国内上市。

6. 替伊莫单抗(ibritumomab) 本品与 CD20 抗原特异性结合,与利妥昔单抗类似,体外能诱导 CD20 阳性的 B 细胞凋亡。该药适用于治疗复发或难治性低度、滤泡性以及转移性 B 细胞 NHL,包括利妥昔单抗治疗效果不佳的滤泡性。2002 年经 FDA 批准上市,暂未在国内上市。

7. 托西莫单抗(tositumomab) 由单克隆抗体托西莫单抗和 I 放射性标记的托西莫单抗组成,具有抗肿瘤和放射免疫治疗功能。该药与 CD20 抗原特异性结合。CD20 抗原存在于前 B 淋巴细胞和成熟的 B 淋巴细胞上,并且在后者中密度较高。该抗原也在 90%以上的 B 细胞 NHL 细胞上表达。托西莫单抗的识别位点在 CD20 抗原的细胞外结构域之内。在与抗体结合后,CD20 抗原不会从细胞表面脱落也不会压制抗体。该药的可能作用机制包括诱导细胞凋亡、CDC 以及 ADCC。另外,细胞的死亡与放射性同位素的电离辐射相关。该药适用于利妥昔单抗(rituximab)难治和化疗后复发的 CD20 阳性、滤泡性 NHL(转化和未转化)患者。不用于 CD20 阳性的 NHL 患者的初始治疗。本品用于单程治疗,其多程治疗及与其他放化疗结合使用的安全性尚未评价。2003 年 6 月获 FDA 批准上市。目前尚未在国内上市。

8. 本妥昔单抗(brentuximab vedotin) 本妥昔单抗是一种 CD30 导向抗体药物结合物,适用于:①霍奇金淋巴瘤(HL)患者用自体造血干细胞移植(ASCT)失败后或不是 ASCT 备选患者至少 2 次既往多药化疗方案失败后的治疗;②有系统性间变性大细胞淋巴瘤患者至少 1 次既往多药化疗方案失败后的治疗。FDA 于 2011 年 8 月 19 日批准本妥昔单抗治疗 HL 和一种罕见淋巴瘤被称为系统性间变性大细胞淋巴瘤(ALCL)。目前已在国内上市。

9. 贝利司他(belinostat) 由 Spectrum 生物医药公司开发的一种用于治疗外周 T 细

胞淋巴瘤(PTCL)的新药,是一种组蛋白脱乙酰化酶抑制剂。于2014年7月3日获FDA批准在美国上市。目前尚未在国内上市。

10. 罗米地辛(romidepsin) 一种组蛋白脱乙酰酶(HDAC)抑制剂,HDAC在组蛋白中催化使乙酰化赖氨酸残基去除乙酰基,导致基因表达的调节。HDAC还脱去乙酰基非组蛋白,如转录因子。在体外,罗米地辛引起乙酰化组蛋白的蓄积、诱导细胞周期停止和某些癌症细胞株凋亡的IC_{50}值在纳克分子范围。在非临床和临床研究中观察到罗米地辛的抗肿瘤作用机制的特点尚未完全确定。适用于在已接受至少1次既往全身治疗的患者中皮肤T细胞淋巴瘤(CTCL)的治疗。2009年获FDA批准上市,用于治疗CTCL。目前在国内尚未上市。

11. 伏立诺他(vorinostat) 是世界上第一个被发现的HDAC抑制剂,能通过诱导细胞分化、阻断细胞周期、诱导细胞调控而发挥作用,2006年10月26日获FDA批准用于CTCL。目前国内尚未上市。

12. 纳武单抗(nivolumab) 是一种人免疫球蛋白G4(IgG4)单克隆抗体,结合至PD-1受体,阻断它与PD-L1和PD-L2相互作用,释放PD-1通路介导的免疫反应的抑制作用,从而增强免疫系统功能。2014年12月FDA批准nivolumab用于治疗无法手术切除或已经出现转移且对其他药物无应答的晚期黑色素瘤患者,2015年3月FDA扩展批准nivolumab用于治疗铂化疗后依然进展的转移性鳞状非小细胞肺癌,2015年9月FDA授予nivolumab突破性治疗药物资格,用于潜在的晚期或转移性肾细胞癌(RCC)适应证,2015年10月FDA批准nivolumab与Yervoy(伊匹单抗)合并用于BRAF V600野生型不可切除或转移性黑色素瘤患者治疗,同时批准nivolumab用于治疗正在或已经接受铂化疗依然进展的晚期(转移性)非鳞状非小细胞肺癌(包括腺癌)。目前尚未在国内上市。

(三)针对骨髓瘤的靶向治疗药物

1. 硼替佐米(bortezomib) 是哺乳动物细胞中26S蛋白酶体糜蛋白酶样活性的可逆抑制剂。26S蛋白酶体是一种大的蛋白质复合体,可降解被泛素化的蛋白质,蛋白水解会影响细胞内多级信号串联,这种对正常细胞内环境的破坏会导致细胞的死亡。而对26S蛋白酶体的抑制可防止特异蛋白的水解。FDA批准的适应证:2003年,多发性骨髓瘤;2006年,套细胞淋巴瘤;2008年,多发性骨髓瘤的一线药物。2005年9月,国内已进口上市。

2. 帕比司他(panobinostat) 是一种新型、广谱HDAC抑制剂,具有新的作用机制,可通过阻断HDAC发挥作用,该药能够对癌细胞施以严重的应激直至其死亡,而健康细胞则不受影响。2015年2月23日,FDA批准帕比司他联合Velcade(bortezomib,硼替佐米)和地塞米松(dexamethasone)用于既往接受至少2种治疗方案,包括Velcade和一种免疫调节(IMiD)药物治疗失败的多发性骨髓瘤(MM)患者。尚未在国内上市。

3. 卡非佐米(carfilzomib) 继硼替佐米后,被FDA批准为第二个蛋白酶体抑制剂。卡非佐米是环氧甲酮四肽蛋白酶体抑制剂类似物,主要抑制20S蛋白酶体的糜蛋白酶。

它的结构和作用机制不同于二肽硼酸类似物硼替佐米，硼替佐米与蛋白酶体的催化 β5 亚组可逆性结合，而卡非佐米不可逆共价结合蛋白酶体的催化 β5 亚组和免疫蛋白酶体 β5i（LMP7）亚组，相比于硼替佐米具有更好的效力和耐药性。FDA 于 2012 年 7 月 20 日批准其上市，用于治疗之前接受过至少 2 种药物（包括硼替佐米和免疫调节剂治疗）的 MM 患者。很快将在国内上市。

4. 达雷木单抗（daratumumab）　是首个被 FDA 批准的用于 MM 的单抗药物，其活性成分是一种人源化的抗 CD38 IgG1k 单克隆抗体。CD38 高表达于 MM 细胞的表面，daratumumab 可靶向结合 CD38 分子，激发起一系列免疫反应以攻击癌细胞，通过多种免疫介导及其他作用机制导致诱导癌细胞的凋亡。2015 年 11 月 16 日，FDA 批准达雷木单抗与免疫调节剂来那度胺（lenalidomide）加上地塞米松（dexamethasone），或者蛋白酶体抑制剂硼替佐米（bortezomib）加上地塞米松，联合用于治疗既往已接受过至少一次治疗的 MM 患者。已在国内上市。

二、我国血液病靶向药物的研发现状

近年来我国的新药研发有了很大进步，但仍然落后于西方国家，特别是对于靶向药物的研发，大部分都为仿制药的研发，属于国内一类新药的靶向药物的研发还比较少见。治疗 T 细胞淋巴瘤的组蛋白脱乙酰化药物——西达苯胺是我国自主开发的一类新药。还有一些抑制血管新生的酪氨酸激酶抑制剂，如埃克替尼和阿帕替尼。法米替尼是恒瑞医药自主研发且具有知识产权的化学类抗肿瘤新药，是一个口服多靶点受体酪氨酸激酶抑制剂，具有抗增殖和抑制血管生成的双重抗肿瘤作用。氟马替尼是江苏豪森制药在研的针对慢性粒细胞白血病的小分子酪氨酸激酶抑制剂，现已进入Ⅲ期临床试验；重组变构人肿瘤坏死因子相关凋亡诱导配体（CPT）是针对骨髓瘤的靶向治疗药物，现已进入Ⅲ期临床试验。还有一些针对实体肿瘤的一类小分子靶向药物也正在研发过程当中。

国内血液病靶向药物申报现状及存在问题如下：

1. 缺乏创新　国内新药主要集中在注册分类 2，而注册分类 1 的产品相对较少。1 类药物指未在国内外上市销售的药品，2 类药物指改变给药途径且尚未在国内外上市销售的制剂。

总结国内目前针对血液恶性肿瘤的 1 类药物仅有如下几种：

（1）SKLB1028：是由石药集团与四川大学联合研发的一种新型多靶点蛋白酶抑制剂类抗肿瘤药物，其作用靶点包括：TLF3、EGFR、ABL、FYN、HCK、LCK、RET 与 YES。临床前药理实验显示其对白血病、非小细胞肺癌等多种肿瘤，特别是 *FLT3-ITD* 突变的急性髓细胞性白血病具有很好的抑制作用。2014 年 3 月，在新药创制专项的支持下按 1.1 类递交了原料药与胶囊的临床申报，后经特殊审评于 2016 年 2 月获临床批件。其Ⅰ期临床试验（CTR20160348）于 2016 年 6 月 7 日公示，适应证为 *FLT3* 突变的急性髓细胞性白血病，正在招募受试者。

(2)甲磺酸氟马替尼:是由江苏豪森药业自主研发的BCR蛋白酶抑制剂,于2013年3月在新药创制专项的支持下递交临床补充申报,后于2014年3月获批临床,适应证为新诊断的成人慢性期慢性粒细胞白血病(CP-CML),Ⅰ期临床试验(CTR20170391)和Ⅲ期临床试验(CTR20170395)分别于2017年5月26日和2017年5月5日公布。

(3)耐克替尼:是由中国科学院广州生物医药与健康研究院和广州顺健生物医药科技有限公司合作研发的BCR-ABL T3151激酶抑制剂类抗肿瘤药物,拟用于治疗慢性髓细胞性白血病。研究证实,耐克替尼对伊马替尼敏感患者的治疗活性是伊马替尼的1 000倍以上,同时可以克服几乎所有的*bcr-abl*突变诱发的临床耐药。2015年5月,在新药创制专项的支持下按1.1类递交了原料药与片剂的临床申报,后于2016年2月获准临床,其Ⅰ期临床试验(CTR20160654)已于2016年10月22日公示,尚在招募受试者。

(4)西达本胺:是深圳微芯生物科技有限公司自主研发的HDAC抑制剂类抗肿瘤药物,对HDAC 1~3和10亚型具有高度的选择性。2013年3月,在新药创制专项的支持下递交了原料药与片剂的上市申请,后于2015年1月获准上市销售,从而成为全球首个获准上市的具有亚型选择性的新型HDAC抑制剂,临床上用于治疗外周T细胞淋巴瘤。

(5)重组变构人肿瘤坏死因子相关凋亡诱导配体(circularly permuted tRAIL,CPT):是一种基因重组的靶向抗肿瘤药物,通过激活细胞表面的死亡受体DR4/DR5诱导肿瘤细胞凋亡,属于国家Ⅰ类新生物制品,在已完成的Ⅰ期和Ⅱ期临床试验研究中,CPT用于治疗复发或难治多发性骨髓瘤,显示了明显的疗效、良好的安全性和耐受性。目前正在由天津市肿瘤医院血液肿瘤科开展“比较CPT或安慰剂联合沙利度胺和地塞米松治疗复发或难治多发性骨髓瘤患者的多中心、随机、双盲、对照的Ⅲ期临床试验”。

2. 仿制药大量申报　国内针对血液病的小分子靶向药物很少出现原创性的1.1类新药的研发,当国外靶向药物的专利保护期过后,各大厂家集中针对到期的小分子靶向药物进行仿制药的研发,没有针对药物理化特性、临床应用需求等的考虑。而且对于仿制药的研发仅仅需要做一致性评价和药动学的研发,考虑到成本问题,此类仿制药的研发最为常见。如伊马替尼,就有7~8家厂家生产,出现竞争激烈,打价格战的局面。

3. 品种申报不均衡　个别品种的申报过于集中,特别是如酪氨酸激酶抑制剂这类的小分子化合物,即末尾称为替尼类的药物有多种,同类产品上市过多,容易导致恶性竞争,抑制真正需要的新药研发。

三、血液病靶向药物的研发展望

(一) 全新产品研发

尽管国外针对不同的靶点已有不少可供选择的靶向药物,但因为其低毒和有针对性的作用机制,诸多研究者非常关注此类新药的开发。但与现有靶向治疗药物相比,全新产品是否具备有效性更强和/或安全性更高的特点,应是此类药物研发关注的重点。特别是国内的靶向药物的研发,更要注意适应证的重叠和效果安全性优化。

(二)老药新用

新药上市后仍会有一些尚未清楚的有效性和安全性方面的问题,上市后的Ⅳ期临床试验研究以及深入的基础研究数据将有助于发现产品的新作用、新特点、新问题,可基于更多的研究证据,进行后续开发。

此类情况通常包括新增适应证和新剂型的研发,但这两种情况均应围绕已知的产品特性和临床需求两个方面进行综合评估。例如,硼替佐米一开始针对的是多发性骨髓瘤,而后开发的新适应证是套细胞淋巴瘤。后续类似于硼替佐米的蛋白酶抑制剂也是采用口服剂型进入临床研究。进入临床研发过程后,还需通过系统、规范的探索性和确证性临床试验以支持其上市。

(三)双靶点或多靶点制剂

靶向治疗药物往往是优选某个主要靶点,如果针对的靶点太多,有可能会影响人体的正常生理功能。例如,博纳替尼(ponatinib)是一种多靶点的激酶抑制剂,作为第三代酪氨酸激酶抑制剂,已经于2012年12月14日被FDA批准用于治疗对酪氨酸激酶抑制剂耐药或不能耐受的慢性期、加速期或急变期的慢性髓细胞性白血病(CML)及费城染色体阳性的急性淋巴细胞白血病(Ph+ALL)。博纳替尼为酪氨酸激酶(包括ABL家族、Kit、Flt3、SRC、EPH家族)抑制剂,同样也为Ret酪氨酸激酶受体抑制剂、PDGF受体、FGF受体拮抗剂、BCR蛋白抑制剂、RET基因抑制剂,由于其针对的不是单一靶点,故其副作用明显,包括血栓形成和血栓栓塞(甚至可发生致命的心肌梗死和休克)、肝毒性、充血性心力衰竭、高血压、胰腺炎、出血、液体潴留、心律失常、骨髓抑制等,故其不能作为CML的一线用药,而仅仅作为针对*T315I*突变的药物。所以,研究者都在追求靶点的单一性,尽量使某个药物针对单一的靶点。

但随着像索拉菲尼这类多靶点药物的研发成功,研究者发现选择性越高毒性越低的思考方向有待证明,相反,越来越多的实验结果直接挑战了"一病一靶点、一药一靶点"的传统模式,多靶点抑制剂在治疗中显示出更多优势。FMS样酪氨酸激酶(FMS-like receptor tyrosine kinase,FLT3)被公认是急性髓细胞性白血病(AML)中发生率最高的一种基因改变,在白血病中的激活突变机制主要有两种:内部串联重复(internal tandem duplication,ITD)和点突变(point mutation,PM),以ITD更为多见,FLT3/ITD能延长相关癌基因的决定性序列并激活其产物,突变后其酪氨酸激酶活性增强,可导致自发激活,引起RAS信号转导和转录因子5信号转导途径激活,促进细胞增殖及AML的进展。索拉菲尼于2005年由FDA批准上市,用于治疗初期肾癌和中期肝癌,索拉菲尼在K_d<10nmol/L时,主要抑制DDR1、DDR2等激酶,随着浓度的增加,抑制的激酶的数量增多。当K_d在10~100nmol/L时,主要抑制PDGFR、VEGFR、KIT和FLT激酶,当K_d在100~500nmol/L时,抑制了21种不同的激酶,显示出较广的抑酶谱。根据抑酶活性大小的不同及不同激酶在细胞信号转导通路中所起的作用不同,索拉菲尼主要通过同时抑制细胞膜上VEGFR2、PDGFRβ、FLT3、c-Kit受体激酶以及细胞内ERK1/2激酶,抑制下游Ras/Raf/MEK和PI-

3K/Akt 两条细胞信号转导通路,从而抑制癌细胞增殖,促进癌细胞凋亡,抑制肿瘤血管生成,因此目前在 AML 治疗中也显示出一定疗效。

(四)仿制产品研发

国内企业申报的靶向药物,主要集中在注册 1.2 与注册分类 2 的品种,而注册分类 3 的品种实际也属于仿制产品。对于仿制药来说,其研发风险主要来自药学研究,药学研究的成功与否直接决定仿制药研发的成功与否,因此,靶向药物仿制时应重点关注药学研究是否充分,能否确保制造出高质量仿制的产品。

综上,我国靶向药物研发仍以仿制药为主,仿制药的研发应力求高质量仿制,在剂型和晶型方面存在不同。例如,国产伊马替尼与进口伊马替尼相比,正大天晴公司研发的药物剂型为胶囊,而进口药物则为片剂;江苏豪森公司研发的伊马替尼为片剂,但晶型与进口伊马替尼不一致。靶向治疗药物的研发更加需要创新,创新思路需结合该类药物的最新研究进展以及临床需求等多方面因素综合考虑。

(梁婷 李昕)

参考文献

[1] AVIGAN D,ROSENBLATT J. Vaccine therapy in hematologic malignancies. Blood,2018,131(24):2640-2650.

[2] FILIPOVIC A,STEBBING J,GIAMAS G. Cancer stem cells-therapeutic targeting or therapy? The Lancet Oncology,2013,14(7):579-580.

[3] JI-FENG F. Advances in targeted therapy of lymphoma. J Int Transl Med,2015,3(4):292-297.

[4] LOPEZ J S,BANERJI U. Combine and conquer:challenges for targeted therapy combinations in early phase trials. Nature Reviews Clinical Oncology,2017,14(1):57-66.

[5] LOSMAN J A. Cancer therapy:The leukaemia epigenome targeted. Nature,2017,543(7647):634-635.

[6] SAVAGE D G,ANTMAN K H. Imatinib mesylate-a new oral targeted therapy. The New England Journal of Medicine,2002,346(9):683-693.

[7] ASLAM S,KIAZ R,MALIK M N,et al. Efficacy and safety of newer targeted immunotherapy for multiple myeloma. Blood,2018,132(Suppl 1):5650.

[8] SWANTON C. Cell-cycle targeted therapies. The Lancet Oncology,2004,5(1):27-36.

[9] SWARTZ M A,IIDA N,ROBERTS E W,et al. Tumor microenvironment complexity:emerging roles in cancer therapy. Cancer Research,2012,72(10):2473-2480.

[10] PIKMAN Y,STEGMALER K. Targeted therapy for fusion-driven high-risk acute leukemia. Blood,2018,132(12):1241-1247.

[11] WOUTERS B J,DELWEL R. Epigenetics and approaches to targeted epigenetic therapy in acute myeloid leukemia. Blood,2016,127(1):42-52.

[12] DAVER N,KANTARJIAN H,RAVANDI F,et al. A phase Ⅱ study of decitabine and gemtuzumab ozogamicin in newly diagnosed and relapsed acute myeloid leukemia and high-risk myelodysplastic syndrome. Leukemia,2016,30(2):268-273.

[13] FENSKE T S,SHAH N M,KIM K M,et al. A phase 2 study of weekly temsirolimus and bortezomib for re-

lapsed or refractory B-cell non-Hodgkin lymphoma: A Wisconsin Oncology Network study. Cancer, 2015, 121(19): 3465-3471.

[14] PALUMBO A, CHANAN-KHAN A, WEISEL K, et al. Daratumumab, bortezomib, and dexamethasone for multiple myeloma. N Engl J Med, 2016, 375(8): 754-766.

[15] TOPP M S, GOKBUGET N, STEIN A S, et al. Safety and activity of blinatumomab for adult patients with relapsed or refractory B-precursor acute lymphoblastic leukaemia: a multicentre, single-arm, phase 2 study. The Lancet Oncology, 2015, 16(1): 57-66.

[16] 郭惠东,初雅静,袁卫平. 急性髓系白血病中组蛋白甲基化修饰调控异常及相关靶向治疗研究进展. 中华血液学杂志,2018,39(2):171-176.

[17] 吴偲,蔡真. 多发性骨髓瘤与肿瘤血管靶向治疗的研究进展. 中华血液学杂志,2013,34(4):363-366.

[18] 黄文林. 肿瘤分子靶向治疗. 北京:人民卫生出版社,2009.

[19] 陈赛娟. 血液恶性疾病基因异常和靶向治疗. 上海:上海科学技术出版社,2006.

第四章

促造血药物临床试验

第一节 促造血药物概述

一、常用促造血药物

促造血药物主要包括集落刺激因子和雄激素。集落刺激因子(colony stimulating factor,CSF)是研究最早的一类细胞因子。20世纪60年代初在建立造血祖细胞体外软琼脂培养方法时发现,有些组织提取物和体液中存在能刺激粒细胞、巨噬细胞生长形成集落的因子,命名为粒细胞-巨噬细胞集落刺激因子(GM-CSF);能刺激粒细胞生长形成集落的因子,命名为粒细胞集落刺激因子(G-CSF);刺激巨噬细胞生长形成集落的因子,命名为巨噬细胞集落刺激因子(M-CSF)。实际上红细胞生成素(erythropoietin,EPO)应称为红细胞集落刺激因子,在20世纪50年代就已发现EPO的存在,文献上沿用已久而保留原名;刺激血小板生成的细胞因子推测与血小板生成素(thrombopoietin,TPO)性质类似,其基因于20世纪90年代初克隆,也按照惯例命名为TPO。本节我们对血液病常用的促造血药物——红细胞生成素、血小板成素、粒细胞集落刺激因子和雄激素进行介绍。

(一)红细胞生成素

红细胞生成素(erythropoietin,EPO)是由165个氨基酸残基组成的糖蛋白激素,完成糖基化后分子量为34~39kD。在胚胎期主要由肝细胞生成,在成人期主要由肾脏合成,肝脏产量仅占1/9。EPO是红系造血调控的核心因子,它能防止红系各阶段细胞的凋亡。EPO对于大多数红系各阶段的细胞增殖和分化都是不可少的,否则会导致贫血,缺氧可诱导EPO的表达。EPO受体(EPOR)基因位于19号染色体,编码的蛋白属Ⅰ类受体。EPO配体与受体结合后可通过JAK/STAT途径将生长信号转导入细胞内。作为最早确立的造血生长因子,EPO也是最早应用于临床的细胞因子。对于肾性贫血具有肯定的疗效,也可用于治疗肿瘤相关的贫血,减少输血量,改善生活质量,延长生存期。但需要注意的是,也有文献报道重组人红细胞生成素(rHuEPO)可加速某些肿瘤的进展,进一步研究表明这些肿瘤细胞有EPO受体表达,EPO可通过旁分泌作用刺激肿瘤细胞增殖,抑制凋亡,影响对化疗药物的敏感性。

(二) 血小板生成素

血小板生成素(thrombopoietin,TPO)是由332个氨基酸残基组成的糖蛋白,分子量为95kD。有两个结构域,与红细胞生成素同源的受体结合结构域和高度糖基化富含碳水化合物保持蛋白稳定的结构域,TPO蛋白有4个螺旋折叠,与受体1∶2化学计量结合。TPO受体c-Mpl是典型的造血细胞因子受体,有两个细胞因子受体同源模块(CRM),TPO只结合末梢的CRM1并启动信号转导。血小板生成素在肝脏合成,没有贮存形式即分泌于外周血循环中。造血祖细胞、巨核系列细胞均表达TPO受体。TPO在结合巨核细胞的TPO受体后启动的信号转导途径有:JAK2/STAT5磷酸化导致细胞增殖;MAPK活化导致细胞分化;激活抗凋亡途径增强细胞活性。TPO其主要效应在于刺激巨核细胞系列的集落形成细胞的生长和活性,增加成熟巨核细胞和血小板的生成。早期学者采用外源性补充血小板生成素治疗ITP,但这样易诱发机体产生抗血小板生成素自身抗体。新型TPO受体激动剂采用与天然血小板生成素在结构上保持差异的策略,如罗米司亭(romiplostim)是由血小板生成素受体结合区域的14个氨基酸残基与IgG抗体的Fc片段组成的融合蛋白,艾曲波帕(eltrombopag)则是一种可激动c-Mpl的非肽链的小分子化合物。它们既可与血小板生成素受体结合后,激活细胞内信号通路,刺激血小板的产生,又可以避免自身抗体的产生。新型TPO受体激动剂被广泛应用于治疗各种原因导致的血小板减少症,如原发免疫性血小板减少症、再生障碍性贫血和化疗后骨髓抑制导致血小板减少等,可有效提升血小板计数,改善患者的出血症状和提高生活质量。

(三) 粒细胞集落刺激因子

粒细胞集落刺激因子(granulocyte colony-stimulating factor,G-CSF)是由内皮细胞、单核细胞、成纤维细胞等免疫细胞产生的一种糖蛋白。人类G-CSF的基因定位于17号染色体(17q11-q23),由于第二个内含子的5′端拼接部位的序列变异,可形成2种mRNA,还有3个糖基化位点,所以天然的G-CSF并非均一。G-CSF是系列特异性较强的集落刺激因子,可促进中性粒细胞祖细胞的增殖,分化为成熟的中性粒细胞。G-CSF还激活骨髓中的中性粒细胞,使其释放基质金属蛋白酶,这种效应有助于解释G-CSF对骨髓中造血干细胞的动员作用。G-CSF受体仅可在中性粒细胞上测出,每个细胞有100~300个受体,这是G-CSF具有较强系列特异性的分子基础。粒细胞集落刺激因子受体(G-CSFR)是由813个氨基酸残基构成的跨膜蛋白,其胞内区分为两部分,近端Box1、Box2和远端Box3。Box1和Box2传递增殖信号,Box3传递分化信号。G-CSF与其受体结合后,受体寡聚化,酪氨酸残基迅速磷酸化,激活Jak/STAT通路向细胞内转导信号。重组人粒细胞集落刺激因子(rhG-CSF)于1991年上市,通过聚乙二醇(PEG)修饰的长效G-CSF于2002年上市。G-CSF已被广泛应用于治疗各种原因导致的中性粒细胞减少症,如再生障碍性贫血、骨髓增生异常综合征和化疗后骨髓抑制等。

(四) 雄激素

自20世纪中叶以来,雄激素就被用于治疗骨髓衰竭性疾病,某些病例的血液学改善率达50%或更高。雄激素的作用机制是直接上调端粒酶反转录酶(telomerase reverse transcriptase,TERT)基因表达,减缓染色体端粒的消耗,防止染色体不稳定,促进细胞再生,改善骨髓造血功能。雄激素还可以增加促红细胞生成素(EPO)分泌来促进红细胞的生成。在血液科,主要用于再生障碍性贫血的治疗。

二、促造血药物治疗的常见血液病

(一)再生障碍性贫血

再生障碍性贫血(aplastic anemia,AA)是严重威胁人类生命的一类骨髓衰竭性疾病,尽管现有治疗手段取得了一定疗效,但仍有很多患者不能脱离输血依赖,现急需新的药物来提高疗效。AA是骨髓造血组织显著减少引起造血功能衰竭而发生的一类贫血,其临床上的严重类型为重型或超重型再生障碍性贫血(SAA,VSAA),本病以显著全血细胞减少伴骨髓增生低下为主要病理特征。临床上50%~75%的AA病例原因不明为特发性,而继发性病例主要与药物及化学物质、电离辐射、病毒感染及其他因素(如妊娠等)相关。目前多数学者认为AA为一组异质性疾病,可能的发病机制包括:①原发性或继发性造血干细胞量和/或质的缺陷;②异常免疫反应损伤造血干细胞;③造血微环境支持功能缺陷;④遗传倾向。目前研究证实所有AA患者存在不同程度造血干细胞量的减少和/或质的缺陷,如AA患者外周血及骨髓中集落形成细胞显著减少,其造血干细胞在长期骨髓培养体系的正常基质上不能增殖或增殖能力显著降低,且体外对多种造血细胞生长因子刺激的反应性降低等。AA与T淋巴细胞及其分泌的某些造血负调控因子所致的造血干细胞增殖及分化损伤有密切关系,上述损害效应由于辅助性T细胞(Th细胞)向Th1细胞极化,Th1/Th2细胞比例失衡,导致$CD8^+$细胞毒细胞过度活化,通过细胞毒作用和分泌的多种造血负调控因子,如γ干扰素、肿瘤坏死因子(TNF-α、TNF-β)、巨噬细胞炎症蛋白(MIP-α)、白细胞介素(IL-27)等。而最新研究报道发现AA患者调节T细胞对活化的效应T细胞免疫抑制功能内在缺陷会加重效应T细胞对造血祖细胞的免疫损伤。

AA患者的主要药物治疗手段包括免疫抑制治疗、促造血药物治疗、祛铁药物治疗。其中促造血药物主要有雄激素、粒细胞集落刺激因子和TPO受体激动剂。雄激素治疗的优点在于患者经济负担不重,对于改善非重型再生障碍性贫血(NSAA)患者的贫血状况性价比较好。而男性化作用和肝脏损伤是其主要缺点。G-CSF可以降低SAA,尤其是VSAA患者住院期间的感染风险,缩短住院日,部分患者经G-CSF治疗1个月左右,中性粒细胞有明显提升,预示着骨髓造血功能储备尚可,对于免疫抑制治疗疗效有预测意义。新的治疗药物TPO受体激动剂小分子化合物艾曲波帕(eltrombopag)可提高难治性SAA的治疗有效率。近些年,国内外学者在AA新的治疗策略上做了许多有意义的探索性工作,期望这些工作能促进国内学者进行新药的研发。

(二)骨髓增生异常综合征

骨髓增生异常综合征(myelodysplastic syndrome,MDS)是起源于造血干细胞的一组异质性髓系克隆性疾病，特点是髓系细胞发育异常，表现为无效造血、难治性血细胞减少、造血功能衰竭，高风险向急性髓细胞性白血病（AML）转化。1982年由FAB协作组建议确立病名，主要根据MDS患者外周血和骨髓细胞发育异常，特别是原始细胞比例、环形铁粒幼细胞数、Auer小体及外周血单核细胞数量，将MDS分为五型：难治性贫血（RA）、环形铁粒幼细胞性难治性贫血（RAS）、难治性贫血伴原始细胞增多（RAEB）、难治性贫血伴原始细胞增多转化型（RAEB in transformation，RAEB-t）、慢性粒单核细胞白血病（CMML）。

MDS发病率约12/10万，多累及中老年人，50岁以上的病例占50%~70%，男女为1.5∶1，中国的患者发病年龄比西方国家年轻十岁左右。30%~60%的MDS转化为白血病。MDS通常起病缓慢，少数起病急剧。一般从发病开始转化为白血病，在一年之内约有50%以上。85%以上的患者出现贫血。常为中度贫血，表现为面色苍白、头晕乏力、活动后心悸气短等。发热占50%，其中原因不明性发热占10%~15%，感染部位以呼吸道、肛门周围和泌尿系统为多。出血占20%，常见于呼吸道、消化道，也有颅内出血者，早期的出血症状较轻，多为皮肤黏膜出血、牙龈出血或鼻衄，女性患者可有月经过多。晚期出血趋势加重，脑出血成为患者死亡的主要原因之一。

目前的诊断标准主要为维也纳MDS诊断标准和WHO MDS诊断分型标准（2008）。MDS的治疗方法主要有支持治疗、免疫调节、去甲基化、化疗、造血干细胞移植和免疫抑制。应根据MDS患者的预后分组，同时结合患者年龄、体能状况、治疗依从性等进行综合分析，选择治疗方案。低危组MDS患者的治疗目标是改善造血、提高生活质量，高危组MDS患者的治疗目标是延缓疾病进展、延长生存期和治愈。促造血药物如EPO、G-CSF等可改善患者症状，提升患者生活质量。G-CSF推荐用于中性粒细胞缺乏且伴有反复或持续性感染的MDS患者。输血依赖的相对低危组MDS患者可采用EPO±G-CSF治疗，治疗前EPO水平<500U/L和红细胞输注依赖较轻（每月<4U）的MDS患者EPO治疗反应率更高。

（三）特发性血小板减少性紫癜

特发性血小板减少性紫癜（idiopathic thrombocytopenic purpura，ITP）既往亦称免疫性血小板减少性紫癜，是一种获得性自身免疫性出血性疾病，约占出血性疾病总数的1/3。成人的年发病率为5~10/10万，育龄期女性发病率高于同年龄组男性，60岁以上老年人是该病的高发群体。临床表现以皮肤黏膜出血为主，严重者可发生内脏出血，甚至颅内出血，出血风险随年龄增长而增加。部分患者仅有血小板减少而没有出血症状。部分患者有明显的乏力症状。该病主要发病机制是患者对自身抗原的免疫失去耐受，导致免疫介导的血小板破坏增多和巨核细胞产生血小板不足。

阻止血小板过度破坏和促进血小板生成是ITP现代治疗不可或缺的重要方面。促血小板生成药物包括：重组人血小板生成素（rhTPO）、艾曲波帕（eltrombopag）和罗米司亭（romiplostim），上述药物均有前瞻性多中心随机对照的临床研究数据支持。此类药物起效快（1~2周），但停药后疗效一般不能维持，需要进行个体化的维持治疗，给药方案一般如下。rhTPO：剂量1.0μg/（kg·d），服药14天，血小板 $>100\times10^9$/L时停药。应用14天血小板计数不升者视为无效,应停药(CSCO 证据等级 1B)。艾曲波帕:25mg/d(一次性服用),根据血小板计数调整剂量,维持血小板>50×10^9/L,当血小板>100×10^9/L 时减量,血小板>200×10^9/L 时停药,最大剂量 75mg/d。用药过程中需要监测肝功能(CSCO 证据等级 1A)。罗米司亭:血小板生成素拟肽(nplate,AMG531),首次应用从 1μg/kg 每周 1 次皮下注射开始,若血小板<50×10^9/L 则每周增加 1μg/kg,最大剂量 10μg/kg。若持续 2 周血小板>100×10^9/L,开始每周减量 1μg/kg。血小板>200×10^9/L 时停药。最大剂量应用 4 周血小板计数不升者视为无效,应停药(CSCO 证据等级 1A)。

(四) 中性粒细胞减少症

中性粒细胞减少症是骨髓抑制性化疗最严重的血液学毒性,中性粒细胞减少伴发热是最主要的临床并发症。中性粒细胞减少的程度、持续时间与感染甚至死亡风险直接相关,严重影响了化疗药物相对剂量强度与既定周期,临床上不得不降低药物剂量、延迟治疗时间或更改方案,最终难以达到预期的疗效。因此,预防或治疗中性粒细胞减少症是保证足剂量化疗或剂量密集化疗的根本。在这些情况下,集落刺激因子是恢复重要细胞免疫功能所必需的。重组人粒细胞集落刺激因子(rhG-CSF)是防治肿瘤放化疗引起的中性粒细胞减少症的有效药物。预防性使用 G-CSF 的用法与用量如下:

1. rhG-CSF ①化疗后次日或最长至化疗后 3~4 天内开始使用 rhG-CSF;②rhG-CSF 5μg/kg(根据机构规定的体重限制,取整至最接近药瓶规格),皮下或静脉注射,1 次/d;③持续用药,直至所有有核细胞计数(ANC)从最低点恢复至正常或接近正常水平(ANC 回升至 2. 0×10^9/L 以上时)。

2. PEG-rhG-CSF ①每周期化疗后次日使用 PEG-rhG-CSF 1 次(不建议在使用细胞毒类化疗药物前 14 天到化疗后 24 小时内给予);②皮下注射,固定剂量为 6mg,或按患者体重(100μg/kg)进行个体化治疗(CSCO 证据级别为 1A);③尚无足够数据支持周化疗方案后使用 PEG-rhG-CSF,因此不推荐使用。

(五) 肾性贫血

肾性贫血是各种肾脏病致肾功能下降时,肾脏红细胞生成素(EPO)生成减少及血浆中一些毒性物质干扰红细胞生成并缩短其寿命而导致的贫血。肾功能不全若伴发铁缺乏、叶酸或维生素 B_{12} 缺乏,或伴发消化道出血等失血情况时,也参与贫血的发生。贫血的诊断标准:世界卫生组织(WHO)推荐,居住于海平面水平地区的成年人,男性血红蛋白<130g/L,非妊娠女性血红蛋白<120g/L,妊娠女性<110g/L,即可诊断为贫血。促造血药物红细胞生成刺激剂(ESA),如红细胞生成素(EPO)是肾性贫血的重要治疗手段。ESA 初始剂量及用量调整:①推荐根据患者的血红蛋白水平、体重、临床情况、ESA 类型以及给药途径决定 ESA 初始用药剂量。对于慢性肾脏病(CKD)透析和非透析患者,重组人红细胞生成素的初始剂量建议为每周 100~150U/kg,分 2~3 次注射,或 10 000U,每周 1 次,皮下或静脉给药(非血液透析患者一般皆用皮下注射)。②初始 ESA 治疗的目标是血红蛋白每月增加 10~20g/L,应避免 1 个月内血红蛋白增幅超过 20g/L。③ESA 初始治疗期间应每月至少监测血红蛋白水平 1 次。④应根据患者的血红蛋白水平、变化速度、目前 ESA

的使用剂量、ESA 治疗反应及临床情况等多种因素调整 ESA 剂量。推荐 ESA 治疗 1 个月后再调整剂量。如果血红蛋白升高未达目标值,可将红细胞生成素的剂量增加,每次增加 20U/kg,每周 3 次;或 10 000U,每 2 周 3 次。如果血红蛋白升高且接近 130g/L 时,或在任意 4 周内血红蛋白水平升高超过 20g/L,应将剂量降低约 25%。当血红蛋白水平达到目标值范围时,应减少 ESA 剂量,但不应完全停止给药。停止给予 ESA,尤其是长时间停药,可能导致血红蛋白持续降低,使降低到目标范围以下。

第二节 相关法律法规及技术规范要点

随着新药研究的快速发展,越来越多的全球多中心药物试验进入我国,所涉及的伦理问题已逐渐成为国际热点问题。因此,我们必须尽快解决药物临床试验所面临的伦理学问题,切实保护受试者的权益。具体应该从科学技术、伦理道德、立法三个方面寻求对策。科学技术对策重点应该重视在新药的研究和应用中可能出现的负面影响,以及所需要采取的必要措施,从而达到趋利避害的目的;伦理道德对策包括研究者要有科学研究道德,以及要提高或转变公众相应的科学伦理道德观念,这是保证新药研究造福于人类的前提;而制定相关的政策和法律法规,是规范研究者和公众伦理道德行为,保证新药研究健康发展和正确应用的强制性手段。只要我们从这些方面做出努力,就可以提高我国的临床试验伦理审查水平,进一步加强对受试者权益的保护,降低临床试验的安全风险。

目前我国促造血药物临床试验包括:自主研发的药物的临床试验,如海曲泊帕;仿制国外已上市药物的桥接临床试验;针对不同厂家生产的同一药物的药物一致性评价。促造血药物的临床试验除遵循 ICH-GCP、我国《药品管理法》及其实施条例、《药品注册管理办法》、《药物临床试验质量管理规范》等药物临床研究的一般原则,同时也要遵循已发布的其他相关临床研究技术指导原则,如《化学药物临床药动学研究技术指导原则》《化学药物和生物制品临床试验的生物统计学技术指导原则》《化学药物临床试验报告的结构与内容技术指导原则》等。随着循证医学证据的不断涌现以及促造血药物治疗理念的改变,欧美国家及我国不断更新指导原则,但需要注意的是,一般情况下,指导原则是建议性质的,不是新药上市注册的强制要求。

第三节 临床试验设计

一、临床试验设计概述

试验设计对一个试验的成败不言而喻,促造血药物与一般临床试验设计基本相同,需考虑如下因素:立题依据、研究目的、研究方案、受试对象的选择、对照组的选择、样本量的确定、有效性及安全性指标、统计分析方法、结果的评价等。

在进行临床研究前，研究者应对所开发促造血药物的立题依据进行充分的文献检索和论证。对新剂型的研究须符合临床治疗的基本原则，对根据新靶点设计的药物，尤其要对立题依据进行全面细致的考虑。此外，全新促造血药物的临床研究是由一系列规模不一、主要目的不完全相同的试验组成的。因此，研究者应该清晰地明确每一个临床试验最主要的研究目的和拟解决的问题。在耐受性、药动学、探索性治疗试验、验证性临床试验、上市后研究等不同阶段，其研究内容和研究设计会因研究目的的不同存在一定差异。

如总论所述，化学药物临床试验分为Ⅰ、Ⅱ、Ⅲ、Ⅳ期，并且此前需完成药效学、一般药理学、急性毒性、重复给药毒性等临床前研究。促造血药物除遵循这些原则外，还需完善骨髓检查、细胞遗传学检查等相关研究。下面将根据不同阶段进行论述。需要指出的是，申请新药注册应进行Ⅰ、Ⅱ、Ⅲ期临床试验，有些情况下可仅进行Ⅱ期和Ⅲ期，或者Ⅲ期临床试验。另外，有时在实践中可能不能严格按照临床研究的分期进行研究。

目前进入我国药物临床试验的促造血药物主要为当归补血汤、三七升板汤、芪胶升白胶囊及生血灵等主要活性成分为我国传统药物的中成药。中药新药临床研究应符合临床研究的一般原则，但中药新药有其独特的特点。

二、临床前研究

1. 研究目的　临床前研究的目的是对拟研究的促造血药物进行动物有效性、毒性和作用机制的研究。促造血药物的临床前实验需要完善药学、动物药理学、毒理学等研究。药学研究内容包括新药的结构、物理化学性质、分析鉴别、纯度和稳定性等。毒理学及药动学研究包括一般药理学、药效研究、单次给药毒性试验、重复给药毒性试验、过敏性（局部、全身和光敏毒性）、溶血性和局部（血管、皮肤、黏膜、肌肉等）刺激性、局部或全身给药相关的特殊安全性试验、遗传毒性试验、生殖毒性试验、致癌试验、依赖性试验、动物药动学试验等。中药制剂还包括原药材的来源、加工及炮制等的研究。促造血药物的药效学研究是对这类药物的促造血作用及其作用机制的研究，主要包括体外药效学实验和体内药效学实验两部分内容。临床前研究结果可提供新药安全性和有效性的初步信息，预测进入人体试验的安全剂量并帮助国家药品监督管理部门和伦理审查委员会对于新药人体临床研究申请做出合理的判断和审批。而对于中药新药的研究目的多是据中医理论和人用经验、非临床研究结果来确定。

2. 研究对象　体内药效学实验的动物模型较多，目前常用的包括辐射损伤小鼠和免疫抑制模型小鼠等。成功的动物模型要求造模后骨髓造血功能在数周内恢复。需要注意的是，在促造血药物药效学试验中，应依据药物的作用机制，选择多种血常规参数作为药效学指标，同时观察骨髓组织造血功能的恢复情况。促造血药物的一般药理研究、毒理学研究的动物选择与其他药物相同，可选择啮齿类动物（小鼠和大鼠）、比格犬，必要时可用豚鼠、家兔、猫等动物。

3. 样本量的确定　临床前研究样本量可根据既往文献数据进行计算，或者按照临床前研究的一般原则，即小动物 10~30 例，中等动物 8~20 例，大动物 6~20 例。需注意有对照组时应每组例数保持一致，以提高统计效率。

三、Ⅰ期临床试验研究

1. 研究目的　原则上，促造血新药(包括创制和首次仿制的药品)及已上市药品改变剂型、改变给药途径、增加新适应证的药品均需进行临床药理学研究以回答上述问题。研究目的是检验新药的剂量和安全性，它所寻求的主要答案包括：①药物的正确剂量是多少；②药物的不良反应是什么；③药物是如何被代谢的。需主要完成耐受性研究、药动学以及药效学研究，通常为开放式、非对照研究，可为单一或若干研究机构执行。

2. 试验方法

(1)耐受性研究：耐受性研究可以获得药物人体安全性的最基本信息，为后期的临床试验提供相对安全的剂量范围。应包括单剂量和多剂量给药的人体耐受性研究。除最大剂量和最低剂量外，一般还应包括临床拟推荐的最高剂量；降压制剂应包括不同药物组方的探索，以及对单药不同剂量的探索。

(2)药动学研究：与其他类别药物一样，目前促造血药物的药动学研究仍然以采用经典药动学研究方法为主，研究中应该考虑相关影响因素，包括以下方面。

1)饮食：部分促造血药物通常为口服制剂，进食种类及结构可影响药物的吸收速度和药物代谢酶的合成，从而影响药物代谢。如艾曲波帕需在餐前或餐后 2 小时服用。

2)药物相互作用：由于大部分再生障碍性贫血患者常需多种药物联合应用，从而导致增加发生相互作用的概率，其中又以代谢性相互作用发生率最高(约占 50%)。大多数免疫抑制药物需经细胞色素(CYP)-450 酶的代谢，相关的酶系有 CYP1A2、CYP2C9、CYP3A5、CYP2D6 和 CYP3A4。除代谢酶外，影响药物吸收及血浆蛋白结合率也可影响其药代学。这一点在 EMEA 指南中也作为独立一点进行阐述。

3)特殊人群：促造血药物对于肝肾功能不全的患者药动学差异亦大。

4)其他：种族、年龄、性别、给药时间等因素也可影响药物的代谢。如亚裔人种应用艾曲波帕的剂量低于高加索人种。因此，在强调传统经典的药动学研究的同时，需综合分析以上多个因素对药物代谢的影响，开展群体药动学研究。

(3)药效学研究：促造血药物的药效学研究一般应包括下列内容。

1)血常规：血小板计数、血红蛋白、绝对中性粒细胞计数、网织红细胞计数相对于基线的变化。

2)骨髓检查：骨髓形态学检查、骨髓病理活检等。

3)血制品输注量减少或不再依赖血制品输注：较入组前依赖输注血小板或红细胞的数量明显减少，或不再依赖血制品输注。

4)不再依赖使用 G-CSF：入组前依赖使用 G-CSF 的患者，在访视时已至少连续 2 周不再使用。

5）获得血液学缓解的受试者比例。

3. 研究对象　促造血药物Ⅰ期临床试验可以选择健康人或血液病患者作为研究对象。

4. 样本量的确定　病例数应当符合统计学要求和相关法律法规最低病例数要求，Ⅰ期临床研究最低病例数（试验组）为20~30例。

四、Ⅱ、Ⅲ期临床试验研究

1. 研究目的　Ⅱ期临床试验是治疗作用初步评价阶段，主要用于初步评价促造血药物的治疗作用和安全性，探索药物的疗效强度和剂量范围等，为包括Ⅲ期临床试验的研究设计和给药剂量方案提供依据。Ⅲ期临床试验为治疗作用的确证阶段，主要用于进一步验证促造血药物的治疗作用和安全性，并进行获益/风险评估，最终为药物注册申请提供依据。Ⅱ、Ⅲ期临床试验多为若干研究机构执行。而确定一项促造血药的新药的临床试验目的，需依据临床试验计划整体考虑，明确该项临床试验是探索性试验或确证性试验，应充分评估既往药理毒理研究或临床试验所提供的数据，明确拟开展临床试验需回答的问题，并注意各项临床试验之间合理有序的衔接。

2. 试验方法

（1）试验周期

1）清洗期：在促造血药物临床试验治疗方案中，必须包括一定时间的清洗期，以尽量排除先前服用药物对试验药物的影响。通常采取单盲的方法，给患者服用安慰剂。清洗期的长短取决于所用药物的半衰期，一般为2周，必要时可延长至4周。

2）治疗期：治疗期根据目的不同可选择不同研究方法。通常情况下采取双盲、随机、平行对照的研究方法。由于促造血药物上市后可能与其他不同机制药物联用，故而在试验设计上可考虑析因研究，以明确不同剂量的作用，确定推广到市场的最小剂量。除此之外，联合用药的信息还可在长期或短期的临床研究中联合用药来获得。

随机化以及盲法的目的是尽量避免系统误差，最大限度地减少偏倚。随机化可以保证试验组与对照组具有相似的人口统计学数据、基线状况、伴随治疗以及研究进程等。盲法可以最大限度地减少因受试者和研究者了解治疗内容，在管理、治疗或对结果进行评价解释时出现偏倚，因此在试验的各个阶段，均应实施盲法。此外，对某些可能影响降压效果的因素可以进行分层随机以提高试验效能。

对照是临床研究的重要方法，既可以患者基线为自身对照，比较治疗前后的变化，也可以设立对照组，以科学、定量地判断受试者在疗效与安全性方面的获利有多少是来自试验药物。

试验时间应该根据各自药物的特点决定，一般促造血药物在1~3个月后发挥治疗作用。Ⅱ期临床试验研究周期一般在3~6个月以上，以观察到药物对于血象的影响。在剂量递增试验中，对于每一个剂量水平，治疗时间都要足够长，每种剂量至少持续4周。以估计出此剂量的效果。在确证性临床研究中，药物治疗至少应持续2~3个月，以确认促造血药物的疗效。如果临床试验的目的是比较药物对血象的维持、停药反应、长期不良反应等增加，则使用对照药物进行研究应持续至少1~2年。而对于中药新药其效应特点、评价标准均应体现中药特点，应对预先拟定的中医证候进行评价。

（2）对照组的选择：对照类型主要包括安慰剂、不同剂量和方案的受试药物、阳性药物等。研究者应根据不同的试验目的选择不同的对照类型，比较治疗前后及不同对照组、不同治疗组的血常规变化。

安慰剂对照研究的主要目的在于，可以将受试药物给患者带来的结果（症状、体征或其他病状的改变）与其他因素（如疾病的自然进程、观察者或者患者的期望、其他治疗措施造成的结果）区分开来。具体的安慰剂对照试验是否符合伦理规范，取决于所选受试者病情的程度、伴随的疾病和研究周期等因素。通常在进行促造血药物的临床试验中，可在原有药物基础上增加试验药物或安慰剂，以保证受试者病情尽量稳定。在口服促造血药物时，要注意食物包括乳制品、矿物质、西柚、葡萄柚等对于试验药物吸收的影响。对于一种新药临床研究，安慰剂对照可以提供关于药物有效性的众多关键信息，故而安慰剂对照对于促造血药物的新药临床试验来说需要具体问题具体分析。

1）剂量反应对照：是指将试验药物设计成几个剂量组来观察药物结果。通常情况下促造血药物一般至少采用三个剂量分组（安慰剂组除外），以考察其有益作用和不利作用的量效关系，进而确定有效和理想剂量。这种对照常被用于Ⅰ/Ⅱ期临床试验，应明确无效剂量、产生疗效的最小剂量、量效关系曲线斜坡部分的剂量、最大作用剂量等一些量效关系曲线最关键的部分。由于促造血药物通常需要联合用药，或直接制成复方制剂，所以确定产生疗效的最小剂量对于制定药品规格具有较大意义。

2）阳性药物对照：使用已知的有效促造血药物作为阳性对照。根据我国《药品注册管理办法》：临床研究阳性对照药品应当是已在国内上市销售的药品。对必须要从国外购买的药品，需经国家药品监督管理局批准，并经口岸药品检验所检验合格方可用于临床试验。目前，国内的许多桥接临床试验均采取阳性药物对照，此种对照研究需特别注意活性药物在试验条件下的有效性和检测灵敏度，这一点在ICH和EMEA指导原则中均有强调。在选择已上市的中成药作为阳性药物对照时，还应考虑药物与阳性药物在功能主治、中医辨证分型上的可比性；在选择化学药品作为阳性药物对照时，在适应证上应具有可比性。对于中药新药，如果使用阳性药物对照进行等效、非劣效性比较，需注意预先合理设定等效、非劣效性比较的"界值"，既要符合统计学原则，也要符合临床医学专业要求。"界值"应是临床上能接受的最大差别，并应当小于历史上阳性药物与安慰剂的优效性试验所观察到的差异，确定此差异时要考虑其变异性。对阳性药物对照的等效性试验，需指定这一"界值"的上限和下限，而对阳性药物对照的非劣效性试验只需要指定下限。

3）多个对照组：在实际临床试验中可同时设立多个对照组，如三臂试验。同时使用阳性药物对照组和安慰剂对照组的临床试验称为三臂试验。这种试验的优势在于当试验药物和安慰剂无差异时，如果阳性药物与安慰剂无差异则可能为试验设计的检验效能太低，如果阳性药物与安慰剂有差异则可能试验药物无效。ICH 和 EMEA 指导原则均建议在短期研究中，试验设计采用同时进行安慰剂对照、阳性药物对照和试验药物研究。它不仅能支持有效性研究，还能与标准治疗进行比较。在是否必须要求与现有阳性药物进行比较上，ICH 没有给出明确的回答，而 EMEA 则要求至少应采用一种标准药物作为对照来进行平行试验，以证实新药与一个公认的促造血药物在疗效/安全性上相似。我国指导原则中对试验设计只建议采取随机、双盲、对照药的研究，具体采取哪种对照未明确回答。

3. 研究对象　促造血药物研究的人群范围较广，包括各种情况的非重型再生障碍性贫血、重型或超重型再生障碍性贫血（SAA 或 VSAA）、低危 MDS 等。研究者应根据研究阶段、已有的非临床和临床知识选择受试人群。在Ⅱ、Ⅲ期临床试验中，可以在相对狭窄的范围内选择受试对象，以更好地控制变异，提高试验成功系数。Ⅱ、Ⅲ期临床试验中大多数应为非重型再生障碍性贫血、SAA 或 VSAA、低/中危 MDS 等。

通常，轻度血象降低的骨髓衰竭性疾病患者可给予短期安慰剂对照临床研究，但如果是病情较重或既往有治疗的患者，可以在既往治疗的基础上同时口服试验药物或安慰剂，就此进行阳性对照试验研究，但应注意药物的相互作用。研究者对每一个临床试验选择的受试对象均需制定详细的入选标准、排除标准和剔除标准，并在试验中严格执行。有些研究需要选择接受其他治疗无效或药物耐受性差的患者作为研究对象，有些研究则需要选择使用此药物最可能见效的患者为研究对象。研究者将这些研究结果推广到骨髓衰竭性疾病中时需要进行合理的解释。

4. 样本量的确定　足够的样本量可确保对所提出的问题给出可靠的回答，但不必要的大样本量则会增加临床试验的人力、物力。样本量的确定通常与以下因素有关：试验设计的类型、主要疗效指标、临床上认为有意义的差值、检验统计量、检验假设、Ⅰ类和Ⅱ类错误等。促造血药物临床研究中当检验统计量、检验假设、Ⅰ类和Ⅱ类错误等因素固定时，通常以血常规的变化作为主要疗效指标并根据临床上认为有意义的差值进行样本量计算。

病例数应当符合统计学要求和相关法律法规最低病例数要求，Ⅱ期临床试验最低病例数（试验组）为 100 例、Ⅲ期临床试验为 300 例。

五、Ⅳ期临床试验研究

1. 研究目的　Ⅳ期临床试验为新药上市后由申请人自主进行的应用研究阶段，旨在考察广泛使用条件下促造血药物的疗效和不良反应。Ⅳ期临床试验通常旨在评价在骨髓衰竭人群中使用的利益与风险的关系，并可为改进给药剂量等提供信息。

2. 研究对象　临床研究进入Ⅳ期时，受试人群就应尽可能扩大，以反映上市后治疗的目标人群。可包括不同性别、年龄、种族等，也可选择高龄（>65 岁）、肾功能不全等患者进行研究。不同种族的骨髓衰竭患者对同一药物可能存在不同的反应性和药动学特点。

为了方便在相同环境下进行人群亚组的比较，在同一试验中通常应尽可能涵盖全部的亚组人群，而不是仅在亚组中进行研究。但对于重型或超重型再生障碍性贫血和患有骨髓衰竭的儿童，宜设置不同的亚组进行研究。

3. 样本量的确定　根据我国《药品注册管理办法》，属于注册分类为①和②的，病例数应当符合统计学要求和最低病例数要求，Ⅳ期临床试验最低病例数（试验组）为 2 000 例。

六、数据分析

对于Ⅰ、Ⅱ、Ⅲ、Ⅳ期临床试验，研究者应该选择合适的统计模型对数据进行统计学分析。由于处理效果会因次级组或协变量的不同而不同，因此在试验前需要识别可能对主要变量产生重要影响的协变量因素，并且应该考虑如何对其进行分析，以提高估计的准确度。

研究者应该选择合适的用于主要分析的病例集，应详细描述从全分析集中排除的病例，并清楚地陈述排除的理由。当采用不同分析集进行数据分析得出不同的结论时，需进行特别的讨论和解释。在优效性试验中，全分析集用于主要分析是相对保守和可靠的，但在等效性和非劣效性试验中，一定要关注全分析集分析对把握度的影响。

需要特别强调的是，在非劣效性或等效性研究中，必须保证试验的检测灵敏度。许多因素（如治疗的依从性差、测定方法变异性大、终点评价偏倚等）均能降低试验的检测灵敏度。同时在非劣效性或等效性研究中，应该避免由试验组与对照组没有统计学差异而得出非劣效性或等效性的错误结论。

第四节　有效性评价

目前没有关于促造血药物临床试验的指导原则。我们参照临床研究的一般原则和其他药物临床研究的原则，提出促造血药物有效性评价的基本原则是药物对血常规指标的影响。随着大量临床研究的不断涌现，血常规指标（中性粒细胞计数、血红蛋白、血小板计数、网织红细胞计数等）、骨髓增生程度、血液学应答（中性粒细胞应答、红系应答、血小板应答等）的受试者比例等称为促造血药物治疗的目标。

即使促造血药物的疗效已经证实，其对造血系统的影响、并发症和死亡率方面的益处仍需要进一步研究。建议上市后临床试验阐明药物对于造血系统和死亡率的影响。需要注意的是，若药物有可能对死亡率和/或严重并发症的发生率有不利影响，则需在上市前完成这种研究。

一、促造血作用的评价

1. 血常规指标（中性粒细胞计数、血红蛋白、血小板计数、网织红细胞计数等）　是促造血药物的最常用评价指标,也是主要的评价指标。通过定期检测(如每周1次或每周2次)血常规的变化来评价。

2. 骨髓增生程度 评价促造血药物的次要指标包括骨髓涂片检查和骨髓活检检查评价骨髓增生程度。由于目前无促造血药物的指导原则,故其评价方法还处于进一步探索过程中。

3. 血液学应答 血液学应答定义为至少达到以下三项中的一项:

(1)血小板应答:入组前血小板计数(PLT)$<30\times10^9/L$ 的患者,在访视时较基线值增加 $\geq20\times10^9/L$,或入组前依赖输注血小板的患者,在访视时已至少连续8周不需输注血小板。

(2)红系应答:入组前血红蛋白(Hb)<90g/L 的患者,在访视时较基线增加≥15g/L,或依赖输红细胞的患者,与入组前相比,在访视前连续8周红细胞输注量减少4个单位及以上。

(3)中性粒细胞应答:入组前绝对中性粒细胞计数(ANC)$<0.5\times10^9/L$ 的患者,在访视时较基线值增加1倍及以上或增加 $>0.5\times10^9/L$,或入组前依赖使用G-CSF的患者,在访视时已至少连续2周不需使用。

对于骨髓衰竭性疾病来说,促造血药物起效至少需要3个月,故对于此类药物疗效的评价需要观察至少3个月或者更长时间。需要通过血常规、骨髓增生度等指标来评价。常规指标包括:

(1)血液学达标所需的时间:如EPO治疗MDS后第一次到达输红细胞悬液标准所需的时间。

(2)血液学达标后维持的时间:如化疗后≥3级中性粒细胞减少的持续时间;如EPO治疗MDS后脱离输血依赖所持续的时间。

(3)特定时间点血液学应答率:如化疗后第14天中性粒细胞绝对计数;如TPO治疗后1、2、3个月时间点的血小板计数,≥3级血小板减少的发生率。

(4)特定时间点血液学复发率、失效率:如艾曲波帕治疗达到持续疗效后6个月和12个月时血小板的计数,SAA的复发率。

(5)特定时间段内累计治疗总量或事件次数:如EPO治疗MDS后4周内累计输注红细胞的单位数量;如TPO治疗ITP后3个月内累计发生出血事件的次数。

(6)特定时间段内生活质量:如EPO治疗MDS后4周内生活质量,可采用相应量表[癌症治疗-贫血/疲劳(FACT-An)量表]评估。

二、中医证候

对于促造血药物的中药新药,中医证候的诊断与评价可以采用量表的方法,即根据某一中医证候相关的症状体征轻重及对中医证候属性确定的贡献度进行赋分。中医证候量表一般分为中医证候诊断用量表和中医证候评价用量表,中医证候诊断用量表和中医证候评价用量表应该分别制定，一般不能用中医证候诊断用量表甚至简单的诊断标准直接作为中医证候评价用量表。评价中医证候变化的中医证候评价用量表应该是以能够反映证候动态变化性特征的指标为主要构成。

如果缺乏信度、效度评价的中医证候评价用量表，中医证候疗效可以采用减分率（最好采用消失率/复常率）按二分类资料进行统计比较分析，减分率建议根据适应证临床实际治疗情况预先设定具有临床价值的界值。

三、系统误差的控制

为了减少偏倚，研究应尽可能采用盲法、随机、对照的方法。检测血常规的仪器与设备必须是校准过的。此外，为了减少人为因素的影响，对于骨髓结果的评价可以通过中心实验室进行。

四、目前存在的争议和问题

虽然国内外颁布了一系列法律法规以及指导意见，但目前针对促造血药物临床研究中有效性指标的选择仍存在一些争议和问题：

1. 对照组的有效性评价　早期的临床试验评价均与安慰剂进行比较，对于骨髓衰竭性疾病的患者，是否选择安慰剂对照仍具有争议。对于新药而言，安慰剂对照可以将试验药物给患者带来的结果（症状、体征或其他病状的改变）与其他因素（如疾病的自然进程、观察者或者患者的期望、其他治疗措施造成的结果）区分开来。只有将药物与安慰剂相比较才能得出真实的反映有效性的数据。对于Ⅰ期临床试验来说，由于用药时间短，挑战尤其明显。因此安慰剂对照研究对于促造血药物的有效性评价是必不可少的，而具体的安慰剂对照试验是否符合伦理规范，取决于患者疾病的类型等因素。

2. 剂量组有效性判断标准　对于多剂量的临床研究，增加剂量通常以疗效为主要评判指标。

3. 新型促造血药物的有效性评价　目前这些新型促造血药物有效性评价方法与传统药物相同。

第五节　安全性评价

一、安全性评价的一般原则

在促造血药物临床试验过程中，对所有的事件或不良反应、失访和严重不良事件（SAE）都应加以验证和分析并仔细探求不良事件与药物之间的关系。

由于Ⅰ～Ⅳ期临床试验对于病例数量的要求不同，故临床试验的样本量需要根据方案的具体要求来决定。

二、安全性评价的指标和标准

促造血药物有不良反应和不同程度的脏器功能损害，在应用促造血药物时需要监测。用于评价促造血药物脏器损害的方法包括：

1. 心脏损害　心电图、心脏超声等。

2. 肾脏损害　某些患者应用PEG-G-CSF可增加肾小球肾炎的风险，可评价血尿素、血肌酐、血肌酐清除率和尿蛋白等指标。

3. 呼吸系统　某些患者应用PEG-G-CSF可发生急性呼吸窘迫综合征，需监测血氧、血二氧化碳等。

4. 肝脏损害　转氨酶、胆红素等。

5. 脾破裂　部分患者可发生脾肿大或致命的脾破裂。

6. 血液系统　可出现白细胞增多（$>50\times10^9/L$），或发生致命的镰状细胞危机。

7. 疼痛　促造血药物如G-CSF可产生骨痛、肩痛、四肢疼痛等。

8. 过敏反应　可发生严重的过敏反应。

9. 产生自身抗体　某些促造血药物，如pegfilgrastim、romiplostim是蛋白质，具有免疫原性的潜力，可诱导机体产生自身抗体。

10. 粒细胞集落刺激因子给药后出现毛细血管渗漏综合征，表现为低血压、低白蛋白血症、水肿和血浓缩。

11. 克隆性造血异常　对于应用促造血药物的部分患者可能会出现克隆性造血异常，故此类患者需要定期复查骨髓染色体、流式细胞学等检查，明确是否存在克隆性造血。对于骨髓衰竭（BMF）的患者，克隆演变为骨髓增生异常综合征（MDS）或急性髓细胞性白血病（AML）仍然是一个严重的并发症。明确演变为MDS或者AML的危险因素可以为个体化治疗方案提供信息，并有利于筛选出早期或前期进行造血干细胞移植可能受益的患者。目前，临床实验室可以进行二代DNA测序，研究集中在种系和体细胞突变对BMF患者诊断和监测的应用。大多数种系遗传性BMF疾病具有高倾向MDS或AML转化的特征。近来BMF的体细胞突变研究发现高频的克隆性造血干细胞具有获得性基因突变，这些基因与MDS或AML相关。如粒细胞集落刺激因子在体外可促进髓细胞恶性生长，对一些非髓细胞也有相同的作用。

12. 女性男性化　女性患者口服雄激素后会导致闭经、内分泌失调、汗毛加重、痤疮、声音变得男性化等。所以在应用雄激素治疗期间需要监测女性第二性征，并充分尊重患者的意见来权衡利弊。

13. 对代谢的影响　由于伴随而来的危险因素往往是同时出现的，应对葡萄糖代谢、血压水平进行监测。

14. 对生活质量的影响　生存质量是主观感受，通常利用量表来评价，如世界卫生组织生存质量量表 WHOQOL。

15. 对可能合并使用的其他药物之间的相互作用　BMF 患者通常并发症较多，合并用药种类多，应对可能存在合并用药的药物之间相互作用进行评价。

16. 出现异常克隆 AA 患者的处理　少部分 AA 患者在诊断时存在细胞遗传学克隆异常，常见的有+8、+6、5q-和 7 号、13 号染色体异常。一般异常克隆仅占总分裂象的很小部分，可能为一过性，可以自行消失。一些研究显示有无上述遗传学异常的 AA 患者对 IST 的反应类似。有异常核型的 AA 患者应该每隔 3~6 个月进行 1 次骨髓细胞遗传学分析，异常分裂象增多提示疾病转化。

17. 伴有明显阵发性睡眠性血红蛋白尿症克隆的 AA 患者的处理　在 AA 患者可检测到少量阵发性睡眠性血红蛋白尿症（paroxysmal nocturnal hemoglobinuria，PNH）克隆，患者骨髓细胞减少但并不出现溶血。通常仅单核细胞和中性粒细胞单独受累，并且仅占很小部分。推荐对这些患者的处理同无 PNH 克隆的 AA 患者。伴有明显 PNH 克隆（>50%）的 AA 患者慎用 ATG/ALG 治疗，可暂按 PNH 处理。AA-PNH 或 PNH-AA 综合征患者治疗以针对 PNH 为主，兼顾 AA。

18. 妊娠 AA 患者的处理　AA 可发生于妊娠过程中，有些患者需要支持治疗。AA 患者妊娠后，可能发生疾病进展。妊娠 AA 患者主要是给予支持治疗，输注血小板维持患者血小板计数在 20×10^9/L 以上。不推荐妊娠期使用 ATG/ALG，可予 CsA 治疗。妊娠期间应该严密监测患者孕情、血常规和重要脏器功能。

第六节　临床研究实例介绍

一、治疗特发性血小板减少性紫癜口服药物

海曲泊帕（hetrombopag）治疗特发性血小板减少性紫癜（ITP）疗效及安全性研究（NCT03222843）

1. 研究目的　本试验旨在评估 hetrombopag 治疗 ITP 的疗效和安全性。

2. 研究设计类型及方案

（1）类型：多中心、随机、对照、盲法Ⅲ期临床试验。

（2）方案

试验组 1：hetrombopag，初始剂量为 2.5mg，每日 1 次。

试验组 2：hetrombopag，初始剂量为 5mg，每日 1 次。

安慰剂组 3：安慰剂，初始剂量为 2.5mg，每日 1 次。

安慰剂组 4：安慰剂，初始剂量为 5mg，每日 1 次。

3. 研究对象　年龄≥18 岁，性别不限，无健康志愿者。

4. 入选标准

(1)确诊 ITP 6 个月及以上,血小板计数<30×10^9/L。

(2)无其他原因导致的血小板减少。

(3)难治或至少一次 ITP 治疗后复发的患者。

(4)试验分组前 2 周内未接受包括紧急治疗在内的其他 ITP 治疗。

(5)接受免疫抑制维持治疗的受试者必须达到稳定剂量并维持至少 1 个月。

(6)PT 结果不超过正常值±3 秒,APTT 结果不超过正常值±10 秒。

(7)受试者在试验前对本研究知情同意,并自愿签署了书面的知情同意书。

5. 排除标准

(1)曾有过动脉或静脉血栓形成史或诊断为易栓症的患者。

(2)肿瘤患者。

(3)在过去 3 个月内有心脏疾病,没有会增加血栓风险的心律失常(如心房颤动),校正 Q-T 间期(Q-Tc)>450ms 或 Q-Tc>480ms 的束支传导阻滞患者。

(4)孕妇或哺乳期妇女。

(5)受试者在 30 天内曾接受过 eltrombopag 或其他血小板生成素受体激动剂治疗。

(6)研究对象在研究开始前两周到研究结束期间连续服用阿司匹林、阿司匹林类化合物、水杨酸盐、抗凝血剂、奎宁或非甾体抗炎药(NSAID)>3 天的。

(7)任何 HIV 感染的实验室或临床证据;任何丙型肝炎感染的临床病史;慢性乙型肝炎感染;或在筛选期有活动性肝炎的任何证据。

(8)GPT>1.5 倍正常值上限,GOT>3 倍正常值上限,DBLI>1.2 倍正常值上限,SCr>1.2 倍正常值上限。

(9)该研究对象在随机化之前的 3 个月内参与了其他临床试验。

6. 疗效指标 主要疗效指标,第 57 天血小板计数≥50×10^9/L 的患者比例(时限,基准至第 8 周)。

二、治疗特发性血小板减少性紫癜注射药物

romiplostim 对成人慢性特发性血小板减少性紫癜(ITP)的疗效和安全性研究(NCT02868099)

1. 研究目的 本试验旨在评估 romiplostim 注射剂对成人持续性或慢性 ITP 的疗效和安全性。

2. 研究设计类型及方案

(1)类型:多中心、随机、安慰剂对照、先双盲后解盲试验。

(2)方案

安慰剂组:给予受试者安慰剂注射液每周 1 次皮下注射。

试验组:给予受试者 romiplostim 注射液每周 1 次皮下注射。

3. 研究对象 年龄≥18 岁,性别不限,不接受健康志愿者。

4. 入选标准

(1)已诊断 ITP 6 个月及以上。

(2)脾脏切除术无效或复发的患者,或未行脾脏切除术但对至少 1 次前期治疗无效或复发的患者。

(3)筛选期 3 次血小板计数平均值 $<30\times10^9/L$,且每次均 $\leq35\times10^9/L$。

5. 排除标准

(1)有其他骨髓干细胞疾病病史,或区别于典型 ITP 的异常骨髓发现。

(2)有活动性恶性肿瘤,有除基底细胞癌或子宫颈原位癌的其他肿瘤史,签署知情同意前 5 年内无治疗或活动性疾病。

(3)在签署知情同意前 4 周内,因任何原因接受造血生长因子(如 G-CSF、GM-CSF、EPO、IL-11)治疗。

(4)接受骨髓增殖性白血病(MPL)刺激产物治疗,除外在签署知情同意前 4 周已暂停重组人血小板生成素(rHuTPO)治疗的。

(5)前 8 周内,因任何原因接受抗肿瘤药物(如环磷酰胺、6-巯基嘌呤、长春新碱、α 干扰素)治疗。

(6)前 14 周内,因任何原因接受单克隆抗体药物(如 rituximab)治疗。

(7)前 4 周内,参加过任何治疗药物或设备的临床试验。

(8)孕妇或哺乳期妇女。

(9)研究者认为不适合参加这项临床试验的患者。

6. 疗效指标

主要疗效指标:血小板计数 $>50\times10^9/L$ 的周数(时限 6 周)。

次要疗效指标:①血小板计数增加≥ $20\times10^9/L$ 的受试者比例(时限 6 周);②必须接受紧急处理已提高血小板计数的受试者比例(时限 6 周)

三、治疗再生障碍性贫血药物

eltrombopag 治疗难治性中度或重度再生障碍性贫血的疗效和安全性研究(NCT02148133)

1. 研究目的 本试验旨在评估 eltrombopag 口服制剂治疗难治性中度或重度再生障碍性贫血(AA)的疗效和安全性。

2. 研究设计类型及方案

(1)类型:非随机、对照的Ⅱ期临床试验。

(2)方案:

干预措施:空腹服用 eltrombopag,每日 1 次。根据血小板计数每 2 周进行一次剂量调整。

试验组 1:eltrombopag 12. 5mg,每片含有 12. 5mg eltrombopag 游离酸(SB-497115-GR)

的白色圆形薄膜包衣片。

试验组 2:eltrombopag 25mg,每片含有 25mg eltrombopag 游离酸(SB-497115-GR)的白色圆形薄膜包衣片。

3. 研究对象　年龄 18~79 岁,性别不限,无健康志愿者。

4. 入选标准

(1)受试者在试验前对本研究知情同意,并自愿签署了书面的知情同意书。如果受试者未满 20 岁,受试者和受试者的法定代表都必须签署知情同意书。

(2)年龄≥18 岁且<80 岁的日本受试者。

(3)诊断为中度(Ⅱ期)或重度再生障碍性贫血(AA),血小板计数$<30\times10^9/L$(基于特发性造血障碍研究组建立的 AA 的诊断标准,作为健康和劳动科学研究资助支持的顽固性疾病测量研究的一部分)。

(4)基于抗胸腺细胞免疫球蛋白(antilymphocyte globulin,ALG)的免疫抑制治疗(IST)难以治愈的受试者,其在基于 ALG 的 IST 后复发,或者不符合基于 ALG 的 IST 指征。注意:使用 ALG 再次治疗的复发或难治受试者不应纳入本研究。具有匹配的人类白细胞抗原(HLA)的同胞供体的受试者不应纳入本研究。然而,如果疾病在造血干细胞移植后复发,如果无 HSCT 指征,或者受试者不想进行 HSCT,则可以纳入研究。

(5)GPT 和 GOT≤3 倍正常值上限;肌酐、总胆红素和碱性磷酸酶(ALP)<1.5 倍正常值上限(Gilbert's 综合征患者总胆红素<2.5 倍正常值上限)。

(6)ECOG 评分:0 分或 1 分。

(7)具有 Q-T 间期的受试者通过 Fridericia 公式(Q-TcF)校正心率<450ms 或 Q-TcF<480ms 且具有分支阻滞。校正的 Q-T 间期持续时间(Q-Tc)是由 Fridericia 公式(Q-TcF),机器或手动读取校正的 Q-T 间期。Q-TcF 基于三次心电图(ECG)的单个或平均 Q-Tc 值。

(8)符合下列条件之一的受试者:具有生育潜力女性伴侣的男性受试者必须先进行输精管结扎术或同意在研究入组时使用可接受的避孕措施,直至最后一剂 eltrombopag 后 16 周。无生育潜力的女性受试者(生理上无法怀孕)定义为:绝经前妇女行双侧卵巢切除术、双侧输卵管结扎术或子宫切除术后,绝经后妇女自然闭经至少 12 个月后,如果不确定,绝经后状态应通过卵泡刺激素(follicle-stimulating hormone,FSH)血液学结果证实>40mIU/ml 或雌二醇<40pg/ml(<140pmol/L)。具有生育潜力的女性受试者定义为:不符合无生育潜力定义的受试者。有生育潜力的女性受试者人绒毛膜促性腺激素(human chorionic gonadotropin,hCG)必须阴性或在第一剂研究治疗前 7 天内进行尿妊娠试验。建议妊娠试验应尽可能接近第一剂研究治疗。怀孕测试阳性的女性受试者必须被排除在研究之外。妊娠试验阴性的受试者必须使用可接受的避孕措施,包括妊娠试验后的禁欲。受试者必须同意使用可接受的避孕措施,包括在开始使用 eltrombopag 治疗前 14 天直至最后一剂 eltrombopag 后 28 天禁欲。

5. 排除标准

(1)在过去 12 个月内接受 ATG 治疗。

(2)先天性再生障碍性贫血(如范科尼贫血,先天性角化不良)。

(3)通过流式细胞术确定阵发性睡眠性血红蛋白尿症(PNH)粒细胞克隆大小≥50%。

(4)存在染色体畸变,通过荧光原位杂交(FISH)检测到-7/7q-或通过Giemsa(G)带染色检测到的其他畸变。注意:具有G带染色(骨髓抽吸)结果的受试者不被纳入国际人类细胞遗传学命名系统(ISCN)的异常克隆定义可以被认为没有染色体畸变。

(5)既往血栓栓塞史或目前正在使用抗凝血剂。注意:不应纳入患有抗磷脂抗体综合征(APS)的受试者。

(6)恶性肿瘤史。注意:有完全切除恶性肿瘤病史且5年无复发的受试者可纳入。

(7)在筛选时检测乙型肝炎表面(HBs)抗原、丙型肝炎病毒(HCV)抗体或人类免疫缺陷病毒(HIV)抗体阳性的受试者。

(8)并发无法控制的严重感染(如败血症)的受试者。

(9)肝硬化。

(10)心脏疾病(NYHA功能分类Ⅱ/Ⅲ/Ⅳ期的充血性心脏病),或具有血栓形成风险的心律失常(如房颤)。注意:由于心脏疾病而患有NYHA Ⅱ级的受试者不应纳入,但可纳入因为再生障碍性贫血(AA)而患有NYHA Ⅱ级的受试者。

(11)酒精或药物滥用。

(12)孕妇(在第一剂研究治疗前7天内进行血清或尿液妊娠试验阳性)或哺乳期妇女。注意:如果哺乳期的女性受试者在第一次接受研究治疗前停止哺乳并且在治疗结束后5天内不进行哺乳,则可纳入。

(13)既往有对类似于eltrombopag或其激活剂的化合物发生即时或延迟超敏反应的。

(14)在第一剂eltrombopag之前30天内使用另一种研究产品治疗。

(15)先前使用过eltrombopag、romiplostim或任何其他血小板生成素(TPO)受体激动剂治疗。

6. 疗效指标

(1) 主要疗效指标

1)血小板计数(时限:基线至第26周)

血小板计数从基线增加20×10^9/L或更多(在没有血小板输注的情况下),或者在8周内没有血小板输注需求。

2)血红蛋白(时限:基线至第26周)

血红蛋白从基线增加15g/L或更高(当基线血红蛋白水平<90g/L且没有输注红细胞)。当基线水平有输注红细胞(RBC)时,与治疗前8周相比,治疗后8周期间RBC输注减少至少4个单位(1单位=来自200ml血液的RBC)。

3)中性粒细胞计数(时限:基线至第26周)

在没有使用G-CSF的情况下,中性粒细胞计数从基线增加0.5×10^9/L或更多,或(基线<0.5×10^9/L)增加100%或更多。

(2) 次要疗效指标

1)在没有输注血小板时血小板计数的变化(时限:最长2.5年)。

2)在没有红细胞输血时血红蛋白的变化(时限:最长2.5年)。

3)在没有G-CSF情况下的中性粒细胞计数(时限:最多2.5年)。

4)血液学反应的情况下从血小板计数方面的变化,血红蛋白水平,中性粒细胞计数(根据主要终点的反应标准作出的任何反应)(时限:至第13周)。

5)血液反应持续时间(根据主要终点的反应标准作出的任何反应)(时限:不超过2.5年)。

6) 输血频率和量(血小板和红细胞)(时限:2.5年)。

7) 输血量减少的患者比例(血小板和红细胞)(时限:不超过2.5年)。

8) 成为独立输血者的比例(时限:不超过2.5年)。

9) 不良事件(AE)的人数和比例(时限:最长2.5年)。

10)有出血和出血严重程度的患者数目和比例(时限:最长2.5年)。

11)eltrombopag的药动学(时限:至第26周)。

四、预防化疗所致中性粒细胞减少药物

pegfilgrastim预防化疗所致中性粒细胞减少症的疗效及安全性研究(NCT01918241)

1. 研究目的　本研究将评价不同剂量的PEG-rhG-CSF和单剂量的G-CSF预防化疗所致中性粒细胞减少的疗效和安全性。本研究包括筛选期和21天的化疗周期,在化疗前2周根据纳入标准和排除标准对受试者进行筛选。第一个化疗周期为受试者筛选期,第1天采用TC或EC方案治疗,筛选出化疗所致中性粒细胞减少≥3级(ANC<1.0×10^9/L)的患者进入第二个化疗周期。在第二周期的第1天,被试者接受与第一周期化疗相同的方案治疗,并从第3天起接受试验药物或对照药物,观察其疗效和安全性。

2. 研究设计类型及方案

(1)类型:多中心、随机、对照、开放的Ⅱ期临床试验。

(2)方案

试验组1:第二周期化疗后48小时和120小时注射pegfilgrastim(PEG-rhG-CSF),30μg/kg。

试验组2:第二周期化疗后48小时和120小时注射pegfilgrastim(PEG-rhG-CSF),60μg/kg。

试验组3:第二周期化疗后48小时和120小时注射pegfilgrastim(PEG-rhG-CSF),100μg/kg。

试验组4:第二周期化疗后48小时和120小时注射filgrastim(rhG-CSF),5mg/kg。

3. 研究对象　年龄18~70岁,性别不限,不接受健康志愿者。

4. 入选标准

(1)年龄 18~70 岁。

(2)经组织病理学证实晚期肿瘤患者,无论是初治或辅助化疗,或新辅助化疗,只要研究者认为适合采用卡铂联合紫杉醇或环磷酰胺联合柔红霉素化疗的患者。

(3)ECOG 评分≤1 分。

(4)外周血计数符合化疗条件,WBC≥3.5×10^9/L,ANC≥1.5×10^9/L,PLT≥100×10^9/L。

(5)心电图正常。

(6)无肿瘤肝脏转移患者,GPT、Tbil、GOT 处于正常值上限的 2.5 倍内;肿瘤肝脏转移患者,GPT、Tbil、GOT 均在正常值上限的 5 倍以内。

(7)肾功能指标:CR、BUN 水平在正常值上限的 1.25 倍内。

(8)预期存活时间大于 3 个月。

(9)受试者在试验前对本研究知情同意,并自愿签署了书面的知情同意书。

5. 排除标准

(1)在近 4 周内接受放射治疗(不包括局部放射线治疗骨转移)。

(2)接受造血干细胞移植或骨髓移植治疗。

(3)未得到充分控制的感染(如 ANC≥12×10^9/L,体温>38.2℃)。

(4)肿瘤骨髓转移或伴有其他恶性肿瘤(不包括治愈的基底细胞癌和子宫内膜癌)。

(5)有无意识或症状性脑转移者。

(6)严重心脏、肝肾疾病者。

(7)严重糖尿病或血糖控制不良者。

(8)孕妇或哺乳期女性。

(9)72 小时内接受过抗生素治疗或目前正在使用抗生素治疗者。

(10)过去用 PEG-rhG-CSF 治疗。

(11)近一年参加了的 3 项及 3 项以上的临床试验者(作为受试者),或近 3 个月参加了任何临床试验者。

(12)对 filgrastim 过敏或超敏者或在给药期间对需用到的任何其他产品过敏的人。

(13)药物或酒精滥用者。

(14)严重神经疾病患者。

(15)研究人员认为不能参加研究的其他情况。

6. 疗效指标

(1)主要疗效指标:在第二周期化疗后≥3 级中性粒细胞减少的持续时间(时限:21 天)。

(2)次要疗效指标

1)在第二周期化疗后中性粒细胞减少及中性粒细胞绝对计数降低(时限:21 天)。

2)≥3 级中性粒细胞减少的发生率。

3)中性粒细胞减少并发热的发生率。

4)测定化疗结束至中性粒细胞绝对计数达到最低点的时间及低谷值。

5）中性粒细胞绝对计数恢复的时间，从化疗开始到中性粒细胞绝对计数通过低估区增加到 2.0×10^9/L 的时间。

五、治疗骨髓增生异常综合征贫血药物

epoetin 治疗骨髓增生异常综合征贫血的疗效和安全性研究

1. 研究目的　本研究的目的是评估 epoetin 在改善低风险骨髓增生异常综合征（MDS）患者贫血的有效性和安全性。

2. 研究设计类型及方案

（1）类型：随机、双盲、安慰剂对照的多中心研究。

（2）方案

试验组：epoetin alfa，337.5～1 050IU/kg，皮下注射，每周注射（治疗前 8 周，最高每周 40 000IU，后每周最多 80 000IU），使用预先填充的 1ml 40 000IU 注射器，持续 24～48 周。

对照组：安慰剂，皮下注射使用，每周注射，持续 24～48 周。

3. 研究对象　年龄≥18 岁，性别不限，不接受健康志愿者。

4. 入选标准

（1）在筛选前 12 周内根据 WHO 或 FAB 病理分类（通过骨髓穿刺/活检证实）诊断 MDS。

（2）在筛选前 12 周内根据国际预后评分系统（IPSS），判为低危或中危-1 组。

（3）基线或筛选时（使用受试药物前）血红蛋白浓度小于 100g/L。

（4）筛选时血清促红细胞生成素浓度小于 500mU/ml。

（5）在随机化分组前 8 周内，红细胞输注量小于或等于 4U。

5. 排除标准

（1）贫血可归因于 MDS 以外的其他因素（包括溶血、慢性肾功能衰竭、肝炎、消化道出血）。

（2）继发 MDS（即化疗、免疫治疗或放射治疗/暴露后产生的 MDS）。

（3）恶性肿瘤史，除外已治愈的皮肤基底细胞原位癌或子宫颈原位癌或乳腺原位癌。

（4）在随机分组前 8 周，使用过任何促红细胞生成素（EPO）（包括已批准适应证或研究用途的创新型促红细胞生成素和生物相似的促红细胞生成素）进行治疗。

（5）使用过已上市或试验性药物来治疗 MDS。

6. 疗效指标

（1）主要疗效指标：红系反应（时限：24 周）。

（2）次要疗效指标

1）红系反应的维持（时限：在第 24～48 周期间每 4 周进行一次）。

2）反应持续时间（时限：在第 24 周后每 4 周进行一次）。

3）第一次输血的时间，时限：从基线到研究结束（无应答者第 28 周，应答者第 54 周或早期撤药后 4 周）。

4）无输血间隔，时限：从基线到研究结束（无应答者第28周，应答者第54周或早期撤药后4周）。

5）输注红细胞单位的数量，时限：从基线到研究结束（无应答者第28周，应答者第54周或早期撤药后4周）。

6）生活质量，采用癌症治疗-贫血/疲劳（FACT-An）量表评估（时限：基线，第24周和第48周）。

7）生活质量，采用EuroQol 5-dimension（EQ-5D）量表评估（时限：基线，第24周和第48周）。

8）用药量（时限：从基线第48周每4周进行一次）。

9）住院时间（时限：从基线第48周每4周进行一次）。

10）接受医疗次数和持续时间（时限：从基线第48周每4周进行一次）。

（母光福　姜　波　张凤奎）

参考文献

[1] JELKMANN W. Erythropoietin after a century of research: younger than ever. European Jouranl of Haematology, 2007, 78(3): 183-205.

[2] MIAO S, WANG S M, CHENG X, et al. Erythropoietin promoted the proliferation of hepatocellular carcinoma through hypoxia induced translocation of its specific receptor. Cancer Cell International, 2017, 17: 119.

[3] KAUSHANSKY K. Lineage-specific hematopoietic growth factors. New England Journal of Medicine, 2006, 354(19): 2034-2045.

[4] LI J, YANG C, XIA Y, et al. Thrombocytopenia caused by the development of antibodies to thrombopoietin. Blood, 2001, 98(12): 3241-3248.

[5] PERREAULT S, BURZYNSKI J. Romiplostim: a novel thrombopoiesis-stimulating agent. American Journal of Health-System Pharmacy, 2009, 66(9): 817-824.

[6] JENKINS JM, WILLIAMS D, DENG Y, et al. Phase Ⅰ clinical study of eltrombopag, an oral, nonpeptide thrombopoietin receptor agonist. Blood, 2007, 109(11): 4739-4741.

[7] AAPRO M, BOCCIA R, LEONARD R, et al. Refining the role of pegfilgrastim (a long-acting G-CSF) for prevention of chemotherapy-induced febrile neutropenia: consensus guidance recommendations. Support Care Cancer, 2017, 25(11): 3295-3304.

[8] CALADO R T, YEWDELL W T, WILKERSON K L, et al. Sex hormones, acting on the TERT gene, increase telomerase activity in human primary hematopoietic cells. Blood, 2009, 114(11): 2236-2243.

[9] TOWNSLEY D M, SCHEINBERG P, WINKLER T, et al. Eltrombopag Added to Standard Immunosuppression for Aplastic Anemia. New England Journal of Medicine, 2017, 376(16): 1540-1550.

[10] PARK S, KELAIDI C, SAPENA R, et al. Early introduction of ESA in low risk MDS patients may delay the need for RBC transfusion: A retrospective analysis on 112 patients. Leukemia Research, 2010, 34(11): 1430-1436.

[11] DINAN M A, HIRSCH B R, LYMAN G H. Management of chemotherapy-induced neutropenia: measuring quality, cost, and value. Journal of the National Comprehensive Cancer Network, 2015, 13(1): e1-e7.

第五章

止血与抗栓药物临床试验

第一节　止血与抗栓药物概述

一、生理性止血与纤溶机制

在生理条件下，人体内的止血、凝血系统与抗凝血和纤维蛋白溶解系统（简称纤溶系统）相互制约，处于动态平衡状态，以维持血液不断循环流动。小血管破损后引起的出血几分钟内就会自行停止，这种现象称为生理性止血。临床上常用出血时间来反映生理性止血功能状态。生理性止血机制与临床医学关系较为密切。生理性止血机制障碍就会引起出血，亢进则可导致血栓形成。

生理性止血机制主要包括血管收缩、血小板止血栓形成及纤维蛋白凝块的形成与维持三个时相。这三重反应在时间上是相继发生且相互重叠的。首要表现就是受损局部及附近的血管立即收缩。由于血管平滑肌数量与收缩程度有关，故动脉收缩比静脉收缩更有意义。发生血管收缩的原因除损害性刺激反射性地引起收缩外，还可能包括：①黏附于受损处的血小板释放5-羟色胺（5-HT）与血栓素A2（TXA2）；②血管内皮细胞受刺激后释放的内皮素（ET）；③凝血过程中产生的某些小肽，如纤维蛋白肽B等。在血管收缩的基础上，血小板黏附与聚集于血管破损处，并且形成足够大的聚集体以实现初步止血。初步止血后，凝血系统启动使血浆凝固，以纤维蛋白网加固血小板止血栓达到二期止血。在正常情况下，纤维蛋白完成加固止血使命后逐渐溶解。如果纤维蛋白溶解过早，原已止血的血管破损处就会发生再出血，故纤溶系统也参与生理性止血过程。现在认为生理性止血应该还存在一个终止期，即损伤致纤维血小板凝块形成后，凝固过程应该受到限制，防止血栓堵塞于周围正常的脉管系统。一旦凝血未受控，凝固过程将会扩布至整个血管网。

二、止血药物概述

止血药物的临床应用十分广泛，效果确切。由于生理性止血过程包括血管收缩、止血栓形成及血液凝固三个过程,这三个过程相继发生并相互重叠,密切相关,而止血机制有赖于血管壁、血小板、凝血系统、抗凝系统、纤维蛋白溶解系统和血液流变学等结构与功能的完整性以及相互的生理性调节和平衡,因此,临床常用的止血药物大体可划分为以下几类:①促进凝血过程的止血药物;②抗纤维蛋白溶解药;③缩血管药;④凝血因子制剂;⑤其他类。

(一) 促进凝血过程的止血药物

凝血过程是由多种凝血因子共同参与的复杂的"瀑布反应",它通过一系列酶促生化反应的正反馈效应,使血浆中的可溶性纤维蛋白原转变成不可溶性的纤维蛋白,从而达到稳定止血。

1. 凝血酶　凝血酶是用猪、牛血提取精制而成的无菌冻干粉,与人血中的凝血酶具有相同作用,局部止血速度快。主要用于毛细血管、小血管及实质性脏器局部止血以及凝血机能障碍出血的局部止血。

2. 蛇毒"类凝血酶(血凝酶)"　蛇毒"类凝血酶"制剂是目前临床使用最多最广泛的止血药。蛇毒"类凝血酶"是在近百种蛇毒中发现的一类丝氨酸蛋白酶,只作用于特定的肽键,对底物专一性较强,在凝血过程中发挥重要作用,其结构和功能与人类凝血酶相似,也称蛇毒血凝酶。血凝酶在临床上用于治疗各种原因引起的出血,特别适合传统止血药物无效的出血患者。

3. 维生素 K　维生素 K 广泛存在于自然界,基本结构为甲萘醌,主要作用是参与肝脏合成凝血因子Ⅱ、Ⅶ、Ⅸ、Ⅹ,抗凝血蛋白 C 和抗凝血蛋白 S 等,主要用于治疗因梗阻性黄疸、胆瘘、慢性腹泻以及使用香豆素类、水杨酸类药物或其他原因导致凝血酶原过低而引起的出血倾向。此外,还可用于因长期应用广谱抗生素导致的维生素 K 缺乏症。

4. 酚磺乙胺　是一种止血迅速且作用持久的促进血液凝固药物,可通过促使血小板数目增加、增强血小板的功能而有效地缩短凝血时间,同时还可增强毛细血管的抵抗力、降低毛细血管的通透性,主要用于预防手术前、后出血,以及治疗各种血管因素导致的出血症状。

5. 醋酸去氨加压素　可使血浆内凝血因子Ⅷ的活性增加 2~4 倍,也可增加血中血管性血友病因子(vWF),同时释出组织型纤溶酶原激活物(t-PA),主要用于轻、中度 A 型血友病、血管性血友病(ⅡB 型除外)及其他出血性疾病。

(二) 抗纤维蛋白溶解药

这类药物抑制纤溶酶原各种激活因子,使纤溶酶原不能转变为纤溶酶,或直接抑制纤维蛋白溶解,达到止血作用。主要用于手术创伤、体外循环、肝脏疾病或肿瘤等引起的纤溶亢进或原发性纤溶活性过强所引起的出血。

1. 氨基己酸　该药低浓度能特异性阻断纤溶酶原与纤维蛋白结合,防止纤溶酶激活,抑制纤维蛋白溶解;而高浓度则直接抑制纤溶酶活性。主要用于因纤维蛋白溶酶活性升高所致的出血,如妇产科出血,前列腺、肝、胰、肺等内脏手术后的出血。

2. 氨甲苯酸　机制同氨基己酸,作用较氨基己酸强 4~5 倍。对一般慢性渗血效果较显著。

3. 氨甲环酸　氨甲环酸是目前广泛用于临床的抗纤溶酶药物。氨甲环酸能与纤溶酶和纤溶酶原上纤维蛋白亲和部位中的赖氨酸强烈吸附，阻止纤维蛋白溶解酶形成，阻抑纤溶酶、纤溶酶原与纤维蛋白结合，从而强烈抑制纤维蛋白的分解，达到止血作用。氨甲环酸还可抑制引起血管渗透性增强、变态反应即炎症病变的激肽及其他活性肽的产生。主要用于急慢性、局限性或全身性原发性纤维蛋白溶解亢进所致的器官或腺体出血。

（三）缩血管药

这类药直接作用于血管平滑肌，增强小动脉、小静脉和毛细血管收缩力，降低毛细血管通透性，从而产生止血效果，主要用于毛细血管出血。

1. 卡巴克络　主要成分为肾上腺素氧化产物肾上腺色素的缩氨脲，常用其水杨酸钠盐（卡巴克洛）或磺酸钠盐（卡络磺钠），能促进毛细血管收缩，降低毛细血管通透性，增进毛细血管断端的回缩，增强毛细血管对损伤的抵抗力，缩短出血时间。

2. 垂体后叶素　是一种缩血管作用较强的止血药物，可直接作用于血管平滑肌，收缩毛细血管、小动脉、小静脉，减少内脏血流量，促进血管破损处的血凝过程并形成凝块，从而起到止血作用。

（四）凝血因子制剂

这些制剂含有各种凝血因子，常作为替代和补充疗法，防治因凝血因子不足所致的出血。

1. 人凝血因子Ⅷ　自健康人新鲜血浆分离、提纯后经冻干制成，主要成分为凝血因子Ⅷ，另含有少量的纤维蛋白原和血管性血友病因子（vWF）。人凝血因子Ⅷ主要用于预防和控制因凝血因子Ⅷ缺乏而导致的出血。

2. 凝血酶原复合物　含凝血因子Ⅱ、Ⅶ、Ⅸ和Ⅹ，主要用于血浆凝血酶原时间延长的手术，急、慢性肝病及维生素K缺乏者。除肝病出血患者外，应在用药前确诊患者是否缺乏凝血因子Ⅱ、Ⅶ、Ⅸ或Ⅹ者方可对症施药。

3. 人纤维蛋白原　又称纤维蛋白原或因子Ⅰ，可增加纤维蛋白原浓度，在凝血酶作用下转变为不溶性纤维蛋白而止血，主要用于先天性纤维蛋白原缺乏症、先天性纤维蛋白原异常或功能不全、继发性纤维蛋白原缺乏以及大型手术、外伤或内脏出血、产后出血引起的纤维蛋白原缺乏和弥散性血管内凝血（DIC）继发性纤溶引起的出血。

4. 重组因子Ⅶ激活物　又称重组人凝血因子Ⅶa或rFⅦa，能直接作用于出血处，与局部组织因子（TF）结合形成rFⅦa-TF复合物，进一步激活凝血共同通路上的因子Ⅹ和内源通路上的因子Ⅸ（旁路激活理论），增加局部凝血酶的产生，同时还能通过不同机制增加血小板功能。

（五）其他类

1. 云南白药　主要成分是三七，可缩短凝血时间，有止血作用。适用于治疗内外出血及血瘀肿痛。

2. 鱼精蛋白　为低分子量阳离子蛋白。能与强酸性肝素钠或肝素钙形成稳定的盐而使肝素失去抗凝作用。

3. 局部止血药物与材料 医用天然高分子材料(纤维素、明胶、甲壳素等)及医用合成高分子材料(聚乙烯醇、胶原等)用于围手术期出血及内镜下止血。

三、抗栓药物概述

目前临床上治疗血栓性疾病的药物主要分为抗血小板药物、抗凝血药物和溶血栓药物三大类。

(一) 抗血小板药物

抗血小板药物,是指一类具有抑制血小板黏附、聚集和释放功能的药物,通过抑制血小板聚集,从而防止血栓形成,可以有效防止心血管疾病的发生,并可延长患者的生存期。根据作用机制的不同,抗血小板药物主要分为以下5大类:

1. 环氧化酶抑制剂 阿司匹林是传统的非甾体抗炎药,是一种不可逆的血小板环氧化酶(COX)抑制剂,通过抑制COX-1阻止花生四烯酸转化为前列腺素 G_2,从而起到阻止血栓素A2(TXA2)的产生和抗血小板活化聚集的作用,最终减少血栓形成,是目前临床应用最为广泛的抗血小板药物。

2. 二磷酸腺苷受体拮抗药(ADPR-A) 此类药物与血小板膜表面二磷酸腺苷(ADP)受体结合后,阻止了ADP与血小板P2Y12受体的结合,抑制了ADP介导的糖蛋白Ⅱb/Ⅲa受体的活化,从而使继发的纤维蛋白原与糖蛋白Ⅱb/Ⅲa受体的结合受阻,发挥抗血小板活化聚集的作用。ADP受体主要有两种亚型:P2Y1和P2Y12。与P2Y1相比,ADP与P2Y12结合后,能触发形成稳定、持久的血小板聚集效应,所以选择性P2Y12拮抗剂是腺苷受体拮抗剂研究的重点。

(1)氯吡格雷:氯吡格雷为第二代P2Y12受体拮抗剂。氯吡格雷也是前体药物,经口服吸收后,在肝药酶代谢作用下转化为活性代谢产物,与血小板表面的ADP受体结合,抑制血小板聚集。该药临床主要用于治疗心肌梗死、脑梗死等动脉或静脉血栓,以及与血小板聚集相关的疾病。对于急性冠脉综合征(ACS)接受有创介入治疗的患者,氯吡格雷可显著降低心血管死亡、急性心肌梗死的风险,是继阿司匹林之后临床最主要的抗血小板药物。

(2)替格瑞洛:替格瑞洛是由美国阿斯利康公司研发的一种新型小分子P2Y12受体抑制剂,是一种新型、可逆、有直接活性的ADP受体抑制剂,药物本身及其代谢产物均有活性。该药口服吸收迅速,对P2Y12受体的抑制水平具有剂量依赖性,用于ACS(包括接受药物治疗和经PCI治疗)患者,可降低血栓性心血管事件的发生率。由于其可逆性抑制P2Y12受体,因而血小板功能在停药后短时间内可迅速恢复。

3. 另外,还有血小板糖蛋白(GP)Ⅱb-Ⅲa受体拮抗剂,代表药物有阿昔单抗、替罗非班和埃替非巴肽;磷酸二酯酶抑制剂——西洛他唑;5-羟色胺(5-HT)受体拮抗剂——沙格雷酯。

（二）抗凝血药物

抗凝血药物是一类干扰凝血因子，阻止血液凝固的药物，主要用于血栓栓塞性疾病的预防和治疗。抗凝血药物主要可以分为维生素 K 拮抗剂、肝素类抗凝药物、直接促凝血酶原激酶抑制剂、直接凝血酶抑制剂等。

1. 维生素 K 拮抗剂

（1）双香豆素类口服抗凝药物：20 世纪 30 年代，人们发现了双香豆素，其代表药物为华法林。华法林影响维生素 K 与其环氧化物的循环转化，影响维生素 K 依赖的凝血因子Ⅱ、Ⅶ、Ⅸ、Ⅹ的活性。服药后，凝血因子合成受阻，但是体内原有的凝血因子仍旧需要时间进行代谢，通常服药 1~3 天后，才能产生抗凝作用，故不能单独用于急性抗栓的治疗。停药后凝血功能也需要数日才能恢复。使用该药物需监测凝血指标，因为多种药物、食物均可影响其抗凝效果。使用华法林时需要监测国际标准化比值（INR），INR 国内掌握在 2~3。使用过程中如果出血，可用维生素 K 对抗，必要时输入新鲜血浆或全血。

2. 肝素类抗凝药物　肝素类抗凝药物是最早应用于临床的抗凝药物，最初是由动物体内提取的。它通过增加抗凝血酶与凝血酶的亲和力阻止内源性凝血激活通路，而发挥抗凝作用。肝素钠和低分子肝素不能通过胎盘，对孕妇和胎儿都是安全的。肝素钠使用过程中如果引起出血，应立即停用，同时可以静脉给予硫酸鱼精蛋白进行中和。

（1）普通肝素：普通肝素是分子量为 3 000~30 000 的硫多糖。它与抗凝血酶结合，形成复合物。起效快，通过非肾脏途径代谢。安全性差，抗凝效果不稳定。使用普通肝素过程中应该检测血小板计数，以防肝素诱导血小板减少症（HIT）的发生。

（2）低分子肝素：由普通肝素分离得到，平均分子量为 4 000~5 000，因其分子链短，主要与抗凝血酶、促凝血酶原激酶结合，对Ⅱa 因子作用低。对血小板聚集功能影响小于普通肝素，使用后很少发生出血并发症。因为其半衰期较长，不必检测凝血指标，很少引起 HIT。

3. 直接促凝血酶原激酶抑制剂　该类药物都是小分子，可以直接阻断促凝血酶原激酶的活性位点。该类药物无须监测抗凝活性，与食物、药物的相互作用少，使用方便。凝血因子Ⅹa 抑制剂不仅可以用于预防血栓形成，对已经形成的血栓也有治疗作用。例如，利伐沙班生物利用度高，其高选择性地阻断游离及结合促凝血酶原激酶的活性部位，抑制凝血酶的产生，能更高效、更安全地抑制血栓的形成。该类药物还有阿哌沙班、依杜沙班、奥米沙班、贝曲沙班等。

4. 直接凝血酶抑制剂　该类药物能直接抑制凝血酶，对其他凝血因子的影响很小，如重组水蛭素制剂、比伐卢定、地西卢定、阿加曲班、达比加群酯等。

5. 还有凝血发展阶段抑制剂、凝血始动阶段抑制剂　这类药物有Ⅸa 因子抑制剂、Ⅴa 因子抑制剂；替法可近、重组组织因子通路抑制剂等。

（三）溶血栓药物

溶血栓药物静脉滴注或导管局部用药都可使血管再通。它能使纤溶酶原转化为纤溶酶，纤溶酶能溶解血栓中已形成的纤维蛋白，较抗凝疗法更为直接而有效。溶血栓药物可以使堵塞的血管再度通畅，所以临床上常用于脑梗死及心肌梗死的治疗。溶血栓药物按照纤维蛋白选择性可分为以下三类：

1. 第一代溶血栓药物　主要包括尿激酶、链激酶，第一代溶血栓药物不具有对纤维蛋白的选择性，对血浆中纤维蛋白原的降解作用比较明显，可导致全身纤溶的状态。

2. 第二代溶血栓药物　主要包括组织型纤溶酶原激活物（t-PA）、单链尿激酶型纤溶酶原激活物（scu-PA）、APSAC、重组葡萄球菌激酶等药物，第二代溶血栓药物优于第一代，对纤维蛋白具有选择特性，主要溶解已经形成的纤维蛋白血栓，对血浆中纤维蛋白原的降解作用却比较弱。

3. 第三代溶血栓药物　是利用基因工程和单克隆抗体技术对第二代溶血栓药物进行改造而得到的新产品，第三代溶血栓药物的主要特点是半衰期延长，血浆清除减慢，一些药物还增加了纤维蛋白亲和力，适合静脉注射给药，主要包括PA的变异体，如r-PA、兰托普酶n-PA、TNK-组织型纤溶酶原激活剂等。

第二节　相关法律法规及技术规范要点

我国止血与抗栓药物临床试验除了需要遵循我国《药品管理法》及其实施条例、《药品注册管理办法》、《药物临床试验质量管理规范》（GCP）之外，其临床试验的设计、统计、报告也需要遵循国家药品监督管理局药品审评中心（CDE）制定的一系列指导原则，如《化学药物临床药动学研究技术指导原则》《化学药物和生物制品临床试验的生物统计学技术指导原则》及《化学药物临床试验报告的结构与内容技术指导原则》等。我国于2015年修订形成的《中药新药临床研究一般原则》，其中也包括了止血与抗栓药物临床研究的一般指导原则。

由于药物临床试验设计的共性较多，本节列举抗栓药物临床试验技术规范。

（一）研究背景

研究药物的综合性资料，包括药物结构、药理作用、药动学、人体耐受性及有效性和安全性。已知对人体的可能危险及受益情况，以及试验药物存在种族差异的可能。

（二）研究目的

评价研究药物与其他同类药物相比，抗栓治疗的临床意义及对人体的有效性和安全性；不同抗栓药物对血栓或血栓高危患者疗效及安全性。

（三）试验设计

根据试验药物的类别及NMPA的要求，决定试验是否采用多中心、平行或交叉、随机对照或开放或盲法试验（单盲、双盲或者双盲双模拟），并根据各期临床试验新药评审要求确定病例数。Ⅱ期临床试验通常需要试验药物与对照药物成功入选至少各100例，即试验病例100对以上。Ⅲ期临床试验通常需要试验药物组病例数≥300例，根据试验药物适应证多少考虑对照组的例数。Ⅳ期为药物上市后开放试验，不设对照组，但也可能根据需要对某些适应证或某些试验对象进行小样本随机对照试验病例数要求>2 000 例。

（四）药物试验参加单位

新药的临床研究要求三个以上的研究中心同时进行。参加试验研究的中心要具备下列条件：

1. 有符合 GCP 资格要求的临床试验组织与指导医师，掌握临床医学与临床药理学基本知识及研究技能。

2. 具备标准化实验室、临床检验室及相应设备。

3. 参加试验的医师符合 GCP 的资格要求。

4. 研究中心在国内具有一定的医疗影响及医疗水平。

5. 研究中心有较好的协作精神，能严格执行临床试验方案。

（五）试验用药及剂量疗程

1. 试验药物　Ⅱ期临床试验单次剂量参考Ⅰ期结果，或文献报道的同种产品或同类产品的常规剂量决定，可根据病情程度调整剂量，根据药动学特点确定给药次数。Ⅲ期临床试验根据Ⅱ期的结果。Ⅳ期根据Ⅲ期临床试验的结果确定给药方法。

2. 对照药物　临床试验阳性对照药物的选择一般应按照以下顺序进行：①原开发企业的品种；②具有明确临床试验数据的同品种；③活性成分和给药途径相同，但剂型不同的品种；④作用机制相似，适应证相同的其他品种。

3. 疗程　为科学准确地评价抗栓药物的安全性和有效性，疗程多为 8 周~6 个月。整个临床试验先要经过筛选期，如受试者在进入筛选期之前已经用了其他相关药品治疗，应在允许的条件下至少停药 5 个半衰期，再服用安慰剂 12 天以上。

（六）病例选择标准

1. 入选标准　应有具体、客观、能够简便实施的入选标准；签署知情同意书；愿意遵守随访要求。

（1）明确规定不稳定型心绞痛的范围和程度。

1）初发劳力性心绞痛、恶化性劳力性心绞痛。

2）48 小时以内有 2 次以上的心绞痛发作。

3）Braunwald 分级ⅢA、ⅢB。

4）有心肌缺血的客观证据：胸痛伴心电图 ST 段上升或降低（≥0.1mV），或倒置 T 波假性正常化；既往患急性心肌梗死、行经皮冠状动脉腔内血管成形术（FTCA）或冠状动脉旁路转流术（CABG）；既往冠状动脉造影明确了冠心病的诊断。

（2）明确规定房颤（AF）的类型和危险因素：阵发性 AF、持续性 AF、慢性 AF。AF 的客观证据，心电图或 24 小时动态心电图明确 AF 存在，AF 药物治疗的情况，年龄、性别，是否合并高血压、糖尿病、卒中或短暂性脑缺血（TIA）、系统血栓病史、冠心病、充血性心力衰竭、血管疾病等，是否合并结构性心脏病。

（3）明确规定静脉血栓栓塞（venous thromboembolic，VTE）的分类和危险因素。

1)外科术后 VTE、静脉血栓形成后 VTE。

2)VTE 发生部位:如肺静脉、下肢静脉(腓静脉)等。

3)合并疾病和危险因素:如糖尿病、吸烟、妊娠、服药(如避孕药)、充血性心力衰竭、肝肾功能衰竭等。

2. 排除标准

(1)年龄≤18 岁。

(2)特殊人群(如精神病患者、孕妇、智力障碍患者)。

(3)有抗凝禁忌者。

(4)严重肝肾功能障碍者。

(5)其他研究设计所需要排除的任何干扰对照结果的因素或者疾病。

(6)依从性差。

另外,还应规定入选病例在何种情况下退出试验,何种情况下终止试验用药而不停止观察。如入选病例发生严重出血事件(如颅内出血)、不依从研究者、研究药物(也可能是安慰剂)不能有效抗凝而影响预后,都应该退出试验;入选病例仅出现轻微出血、INR 异常增高、可疑的过敏反应或其他药物不良反应者可暂停用药,定期观察,排除退出试验情况后继续参加试验。

(七) 治疗方案

治疗方案应符合随机、双盲、安慰剂对照或阳性药物对照的设计标准。但也有药物难以做双盲管理,如依诺肝素(皮下注射)和达比加群(口服制剂)的对比研究;急性冠脉综合征和经皮冠状动脉腔内成形术(PTCA)患者不宜设用药前观察期和使用安慰剂,也不宜用交叉试验。说明是单中心还是多中心试验。

(八) 临床观察项目和指标

1. 受试者一般项目　病史,常规体检。

2. 实验室检查　包括血常规(血红蛋白、白细胞及血小板计数);尿常规(尿蛋白、尿糖);电解质(Na^+、K^+、Cl^-);大便常规及隐血;血生化(GPT、TBIL、ALP、BUN、CRE、UA、GLU、TC、TG、HDL、LDL);凝血功能。

3. 试验前后常规十二导联心电图。

(九) 试验访视和访视点评估

应设计随访时间表,列出所有评估项目并用“×”表示该次访视需做此评估。每次评估应安排在上午 8:00~10:00,应告诉患者在随访当天不要服用研究药物,并要求患者在访视时间窗内接受随访。

对于那些提前终止研究药物治疗和因各种原因退出者应尽快安排访视,在该次访视中进行末次访视所列的各项评估。

评估应包括筛选评估、治疗评估、疗效评估和安全性评估。筛选评估考虑签署知情同意书、入排标准、病史、人口统计学等内容。治疗评估包括研究药物分发、伴随用药等情况。疗效评估与安全性评估见下文。

（十）疗效评估

1. 观察终点　根据不同的研究对象和试验设计采用相应的观察终点。如对冠心病患者可采用难以控制的心绞痛和需急性血管重建率作为主要观察终点；房颤患者采用卒中事件作为主要观察终点；VTE 患者采用肺梗死作为主要观察终点。次要终点事件包括全因死亡、出血事件、生活质量、治疗成本、住院率、心血管事件等。

2. 观察指标　实验室指标选择主要依据药物的作用机制和试验目的而定，与药效和副作用有良好的相关性，应具有充分的可行性和良好的质控。

（1）肝素皮下小剂量应用可不监测，中等、大剂量皮下注射和静脉注射必须监测。常用 ACT、APTT 监测，血浆肝素浓度测定也能反映肝素的抗凝活性。

（2）低分子肝素常规剂量对 APTT 影响不大，通常不需要监测，监测可用促凝血酶原激酶活性。

（3）双香豆素类抗凝药物（如华法林）为口服制剂，主要影响外源性凝血系统，监测采用凝血酶原时间（PT）国际标准化比率（INR）。

（4）水蛭素是直接凝血酶抑制剂，通过对凝血酶的结合和灭活发挥抗凝活性，可以 APTT 监测调整用药剂量，观察疗效及其安全性；另外，还可用酶联免疫的方法检测水蛭素的血浆浓度。

（十一）安全性评估

1. 生命体征的评估。

2. 体格检查的评估。

3. 实验室检测的评估。

4. 心电图的评估。

5. 不良反应和严重不良反应的评估。

第三节　止血与抗栓药物临床试验设计

止血与抗栓药物临床试验的设计非常复杂。一般都应当设立对照，交叉设计有其优点但也有许多困难。如果可能，应当做双盲设计以避免人为偏倚。随机化是止血与抗栓药物临床试验中十分重要的内容，是统计分析的基础，如果没有正确的随机化，统计检验就是无效的。对所有符合条件的患者，要用随机化方法分到试验组或对照组。对照组可采用阳性对照药或采用安慰剂。为了避免患者由于知道自己使用的是试验药还是安慰剂所造成情绪方面的影响，以及研究者由于知道患者使用的哪一种药而引起判断方面的影响，往往需要采取盲法，采取盲法的对象根据试验具体情况而不同，经常采用的是双盲。

1. 平行组设计（parallel group design）　是最常用的临床试验设计类型，是指将受试者随机地分配到试验的各组，各组同时、平行推进。平行组设计可为试验药物设置一个或多个对照组，试验药物也可设置多个剂量组。对照组可分为阳性或阴性对照。阳性对照一般选用针对所选适应证的当前公认的有效治疗药物，阴性对照一般采用安慰剂，但必须符合伦理学要求。试验药物设一个或多个剂量组则完全取决于试验方案。

例如，为评价利伐沙班治疗深静脉血栓的疗效和安全性，以华法林为阳性对照，进行多中心、随机、双盲双模拟、平行组设计临床试验，其设计格式如图 5-1。

平行组设计具有以下优点：①实施起来简单容易；②被广为接受；③可适用于急性疾病；④统计分析不复杂，对结果的解释直截了当；⑤可以将受试者不等比例地分配到各治疗组。另外，平行组设计由于贯彻随机化的原则，有效地避免了非处理因素的影响，增强了试验组和对照组的均衡可比性，控制了试验误差，更重要的是满足了统计学假设检验的要求。与其他设计类型相比，该设计通常需要较多的受试者。

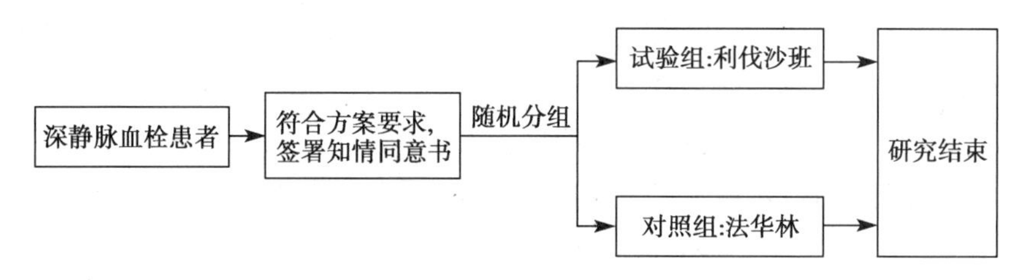

图 5-1　平行组设计示意图

2. 交叉设计(doss-over design)　是一种特殊的自身对照设计，是将自身比较和组间比较设计思路综合应用的一种设计方法，使每个受试者随机地在两个或多个不同试验阶段分别接受指定的处理(试验药物或对照药物)。对于一种交叉设计而言，如果在 q 个不同给药阶段中有 p 种治疗顺序，那么可以将其称为 $p \times q$ 交叉设计。最简单的交叉设计是 2×2 交叉设计，将每个受试者随机分配到两种不同的试验顺序组中，如 AB 或 BA 两种治疗顺序，其中 AB 顺序组的受试者在第一阶段接受 A 处理，在第二阶段接受 B 处理；而 BA 顺序组与 AB 顺序组恰好相反，受试者在第一阶段接受 B 处理，在第二阶段接受 A 处理。2×2 交叉设计亦称为 AB/BA 设计。

对于交叉设计，需要一定时间的洗脱期。洗脱期是指两个治疗阶段之间的间歇期，其目的是使前一个给药阶段中所使用的治疗作用不会带入下一个阶段。合适的洗脱期必须足够长，以便将影响临床疗效的任何相关变化恢复到基线。如果治疗阶段间的洗脱期太短，那么在上一阶段结束后，药物的作用可能持续存在，从而影响到下一阶段治疗药物疗效的判断，如凝血因子Ⅷ的药物临床试验中，洗脱期一般为 72 小时。

例如，为评价两种重组凝血因子ⅧA、ⅧB 的止血作用，进行多中心随机双盲交叉设计临床试验，其设计格式如图 5-2。

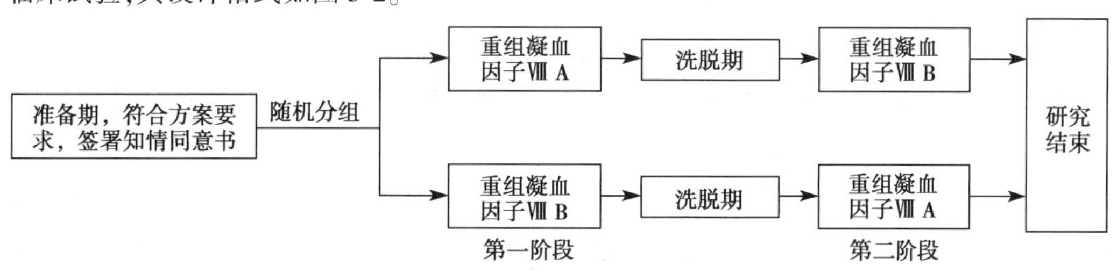

图 5-2　交叉设计示意图

交叉设计方法可以控制个体间的差异,将个体的差异从处理比较中分离出来,能同时研究处理效应、阶段效应和延滞效应,效率较高,节省受试者数量,在伦理上与经济上也是有利的。所谓的处理效应是指A、B两种处理效果的差别。阶段效应是指受试者的基本情况和对药物的反应在前后两个阶段的差别。如A处理与B处理的效应在先用A处理的受试者与先用B处理的受试者不同即存在阶段效应。延滞效应是指先用的药物在用后一种药物时仍有的作用,即前一阶段处理的效应延续到后一阶段而对后一阶段处理效应产生"污染"的效应。

交叉设计也有其弊端。在交叉设计临床试验中,同一个受试者可能需要接受多种处理和经历多个洗脱期,从而使研究周期过长,受试者可能无法坚持到底而退出试验。当受试者的状态发生根本变化时,如死亡、治愈等,后续阶段的处理也将无法进行从而中断试验。一旦受试者在某个阶段退出试验,就会造成该阶段及其以后的数据缺失,增加统计分析的困难。另外,交叉设计不适宜有自愈倾向,或病程较短的疾病的治疗研究。而血友病的药物临床试验设计可以避免上述弊端,较多使用交叉设计临床试验。

鉴于交叉设计的特点,在以下止血与抗栓药物临床试验中可采用交叉设计:①可获得疗效和安全性的客观测量和可解释的数据;②慢性疾病如血友病的研究;③半衰期相对较短的药物研究,如凝血因子Ⅷ、Ⅸ、Ⅶ等制剂;④考虑相对较短的治疗时间;⑤设立基线和洗脱期是可行的,如凝血因子Ⅷ制剂的洗脱期仅有72小时;⑥具有足够数量的受试者检测延滞效应,并有充分的把握度可以补偿预期的脱落病例,或者其他研究信息已经排除了延滞效应的存在。

3. 析因设计(factorial design) 是一种多因素的交叉分组试验设计,通过不同的组合,对两个或多个处理同时进行评价。它不仅可检验每个因素各水平间的差异,而且可以检验各因素间的交互作用。当交互作用存在时,表示各因素不是相互独立的,而是一个因素的水平有改变时,另一个或几个因素的效应也相应有所改变;反之,如不存在交互作用,表示各因素具有独立性。

在析因设计中,通常用数字表达式表示不同因素和水平数的设计。如2×3×2析因设计表示有3个因素,第一个因素有2个水平,第二个因素有3个水平,第三个因素有2个水平。最简单的析因设计是2×2析因设计,即两因素两水平析因设计。

析因设计可以将处理因素的各水平的组合视为一个处理,如2×2析因设计,有因素A和B两个处理因素,每个处理因素设为"有"和"无"两个水平,此时两因素各水平组合后即有四组:只有A,只有B,既有A又有B,既无A又无B。析因设计临床试验中可以将受试者随机分配到这四组,即随机分配到处理A和B可能的组合之一。在很多情况下,该设计主要用于检验A和B的交互作用,或用于探索两种药物不同剂量的适当组合,以评估由两种药物组合成的复方药的治疗效果。

例如,在抗血小板功能药物研究中,有研究者考虑虽然阿司匹林在抗血小板功能方面作用明显,但长期服用有一定的副作用,而某中药被认为也有一定的抗血小板功能作用。为考察阿司匹林和某中药两者联合使用是否存在一定的协同治疗作用,拟采用双盲双模拟、随机平行对照析因设计，其设计格式如图 5-3。

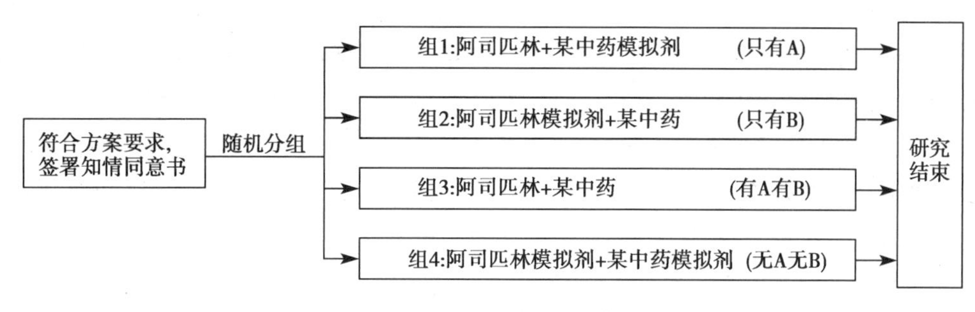

图 5-3　2×2 析因设计示意图

析因设计是多因素的交叉分组试验设计，其统计分析要采用多因素的分析方法，分析多个因素的交互作用。两因素的交互作用称为一阶交互作用，若因素个数大于 2，亦可计算二阶交互作用、三阶交互作用等。若存在交互作用，在统计分析时须逐一分析各因素的单独效应，即其他因素的水平固定时，同一因素不同水平间的差别。反之，如果不存在交互作用，说明各因素的作用效果相互独立，逐一分析各因素的主效应即可。所谓的主效应是指某一因素各水平间的平均差别。

4. 动态设计（adaptive design）　是与传统设计对应的一系列统计设计方法。所谓动态设计，是指在一个正在进行的临床试验中，根据不断累积的数据进行期中观察，然后根据期中分析结果，在试验过程中对试验的设计、运作和分析进行完善，包括判断是否提前结束试验、样本量再估计等，且所有调整都需要在设计之初考虑好并在试验方案中规定。

动态设计是一种全新的设计思想，是指在临床试验开始后，根据试验内部和/或外部累积的信息，调整试验设计或假设的某些方面，而不破坏试验的有效性、科学性和完整性的一种设计。相对于传统设计，这种调整可以及时发现或更正试验设计之初一些不合理的假设，更客观准确地估计下一步试验的诸多参数，最大程度地纠正设计之初估计的偏倚，尽可能早地终止试验并减少随机化临床试验中的受试者总数，减少研究成本。依据部分试验结果调整后续试验方案，尽可能多地将受试者分配给治疗效果好的处理组，既能使受试者最大程度获益，又可缩短研究周期，使有效药物尽早扩大应用，及早淘汰无效或者疗效较差的药物。它可分为以下几种设计：

（1）动态剂量探索（adaptive dose finding）研究：是在药物研发的早期探索阶段使用的一种动态设计方法，用于发现最小有效剂量和最大耐受剂量。最常用的方法是基于贝叶斯调整性模型的连续重新评估法（continual reassessment method，CRM）。其具体做法是：选择一种剂量-毒性曲线模型如双曲正切模型、logit 模型、指数模型等，对模型中参数设定先验分布，即假定一条剂量-反应曲线；根据假定的剂量-反应曲线，给予第一批受试者待研究的剂量水平；在试验过程中，观察到他们的毒性反应后，借助贝叶斯理论方法逐步更新参数来对剂量-毒性曲线进行调整（即重新计算模型的事后分布），并根据相应准则确定下一组受试者应分配到哪个剂量水平下进行试验。按照这样的原则往下做，直到获得确定性的结果或满足终止试验的标准。这种方法可以同时估计最大耐受剂量和剂量-反应曲线。

(2)成组序贯设计(group sequential design):是指每一批受试者完成试验后,及时对主要指标(包括有效性和安全性)进行分析,一旦可以做出结论即停止试验,是一种采用揭盲分析(unblind analysis)对试验进行早期终止的设计形式。成组序贯设计以成组和序贯的方式,对受试者的结果进行评估,该评估是在试验期间定期进行的,而不是在获得每例受试者的数据时进行连续的评估,既可避免盲目加大样本造成浪费,又不至于因样本过小而得不到应有的结论,常用于大型的、观察期较长的或事先不能确定样本量的临床试验。成组序贯设计的盲底要求一次产生,分批揭盲。每一批受试者中试验组与对照组的比例相同,每批例数不宜太少,以减少多次揭盲带来的信息损耗。在应用成组序贯设计时,研究者可根据试验要求所确定的Ⅰ类和Ⅱ类错误大小、主要指标的性质(定量或定性指标)、结束试验所需的最大样本量等条件,确定相应的成组序贯试验类型和期中分析次数。

例如,假设已知传统的华法林治疗深静脉血栓的有效率为70%,期望某新型口服抗凝药物的有效率达到85%。为比较新型口服抗凝药物和华法林的有效率,拟采用成组序贯设计临床试验。试验分为3个时间段,每个时间段每组各治疗50名受试者,在每个阶段完成后进行期中分析,若达到事先规定的标准,提前结束试验,其设计格式如图5-4,其中α_1、α_2、α_3分别为各个阶段事先规定的检验水准,而P_1、P_2、P_3分别为各个阶段完成后累积数据分析获得的P值。

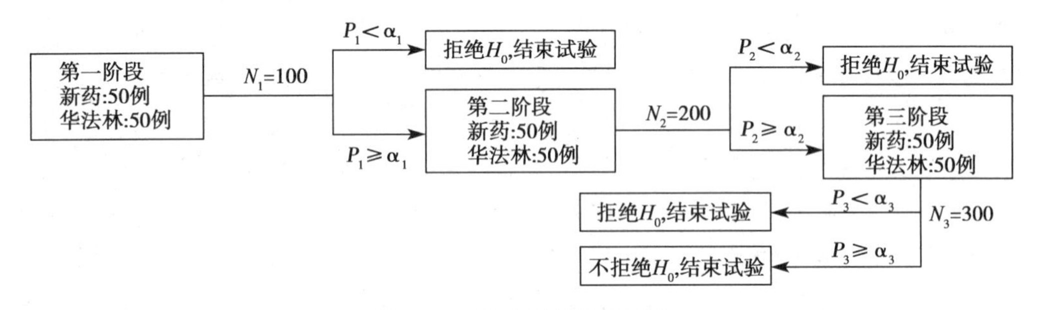

图5-4　成组序贯设计示意图

在成组序贯设计临床试验中,不仅受试者以成组和序贯的方式进入临床试验,而且研究产生的信息也随着时间的推移而持续积累。整个过程中,应该对试验的实施进行监查,以确定试验是否按照研究方案进行,确定试验是否符合临床试验质量管理规范。此外,为了受试者的最佳利益,出于伦理学考虑,应该确定一个机制,即如果试验产生了令人确信的证据,表明研究药物是有益的或有害的,那么在其计划结束时间之前就应该终止该试验。成组序贯设计临床试验期间应对受试者的结果进行定期评估即期中分析,而不是在获得每例受试者的数据时进行评估。

成组序贯设计的优点在于能够及时得出结论,避免将无效处理继续应用于受试者,并且可以节约样本。采用该设计时要求在方案中明确指出预期要进行的期中分析次数和时间、控制第Ⅰ类错误概率的方法、所需样本量以及相应的统计分析方法等,并且方案一旦确定原则上不能再作修改。成组序贯设计中多次期中分析会使第Ⅰ类错误的概率α扩大，因而，控制 α 为设定的数值，即规定每次期中分析名义检验水准是期中分析统计方法的主要问题，在这方面主要是成组序贯检验法（group sequential method），常用的有 Pocock 法、O'Brien-Fleming 法和 LanDeMets 法等。

（3）动态无缝Ⅱ/Ⅲ期临床试验（seamless phase Ⅱ/Ⅲ clinical trials）：设计不同于传统Ⅱ、Ⅲ期临床试验设计，它是将传统Ⅱ、Ⅲ期两个独立临床试验视为一个整体，整合为一个试验的两个阶段。第一个阶段为探索性阶段（Ⅱ期），目的是探索合适的剂量；第二阶段为验证性阶段（Ⅲ期），目的是验证该剂量的效果。动态无缝Ⅱ/Ⅲ期设计将第一阶段Ⅱ期临床试验结束时的分析作为期中分析，据此设计直接实施第二阶段Ⅲ期临床试验。动态无缝Ⅱ/Ⅲ期临床试验设计使得临床试验的周期缩短，能在保持一定把握度的前提下，用相对较小的样本量达到两期试验的目的。例如，评价新型口服抗凝药物利伐沙班疗效的动态无缝Ⅱ/Ⅲ期临床试验设计，第一阶段共 160 例受试者随机等比例分配到低剂量、中剂量、高剂量试验组和安慰剂对照组四组，根据期中分析结果，选择最优剂量为中剂量组。在试验第二阶段，继续招募受试者，合格者以 1∶1 的比例被随机分配到中剂量试验组或安慰剂对照组。最后，利用第二阶段数据，比较中剂量试验组与安慰剂组的有效率。

（4）样本量调整：动态设计中样本量的重新估计（即样本量再估计）允许使用从当前试验得到的重新估计的方差或者处理组间的效应差别重新计算当前试验的样本量，从而对初始的样本量做出调整，以便使临床试验能够获得所需的检验效能。由 Wittes 和 Brittain 提出的内部预试验设计（internal pilot design，IPD）是一种可以考虑的方法。采用 IPD 调整样本量时，临床试验分为两个阶段进行，首先取计划样本量的一部分开始临床试验，此即第一部分 IPD。第一部分临床试验完成后，进行期中分析，求出从第一阶段样本观测值得到的组间均值差 δ 或方差 σ^2，用此组间差和/或方差重新计算试验所需的样本量，并根据新的样本量确定第二阶段所需的样本，然后按照新确定的第二阶段的样本量完成第二阶段的试验，第二阶段试验完成后，将两阶段样本得到的观测值合并在一起进行统计分析。

例如，已知传统抗凝药华法林治疗深静脉血栓的有效率为 70%，新型口服抗凝药的有效率未知，期望达到 85%。为比较新型口服抗凝药和传统抗凝药华法林的有效率，拟采用两阶段动态设计临床试验，其设计格式如图 5-5，其中，试验的总检验水准和总检验效能分别为 α 和 $1-\beta$。α_1、α_2 分别为试验第一阶段和第二阶段的检验水准，α_0 为试验第一阶段试验得出无效结论的域值，其中 α_1、α_0 满足条件 $0<\alpha_1<\alpha_0<1$。

在两阶段动态设计中，需要根据第一阶段数据的统计分析结果对是否进行下一阶段试验，还是立即得出有效或无效结论提前终止试验做出决策。假定期中分析的统计分析结果的 P 值以 P_1 表示，则在该阶段的决策准则可表述为：

1）当 $P_1 \geqslant \alpha_0$ 时，试验即可得出无效结论而提前终止试验。当取 $\alpha_0=1$，则表示该两阶段动态设计不考虑在第一阶段即得出无效结论而提前终止试验的情况。

2）当 $P_1<\alpha_1$ 时，则可拒绝 H_0，试验在第一阶段即得出有效结论而提前终止试验。

3）当 $\alpha_1 \leqslant P_1<\alpha_0$ 时，则表示根据试验第一阶段的数据尚不能对试验药物是否有效下

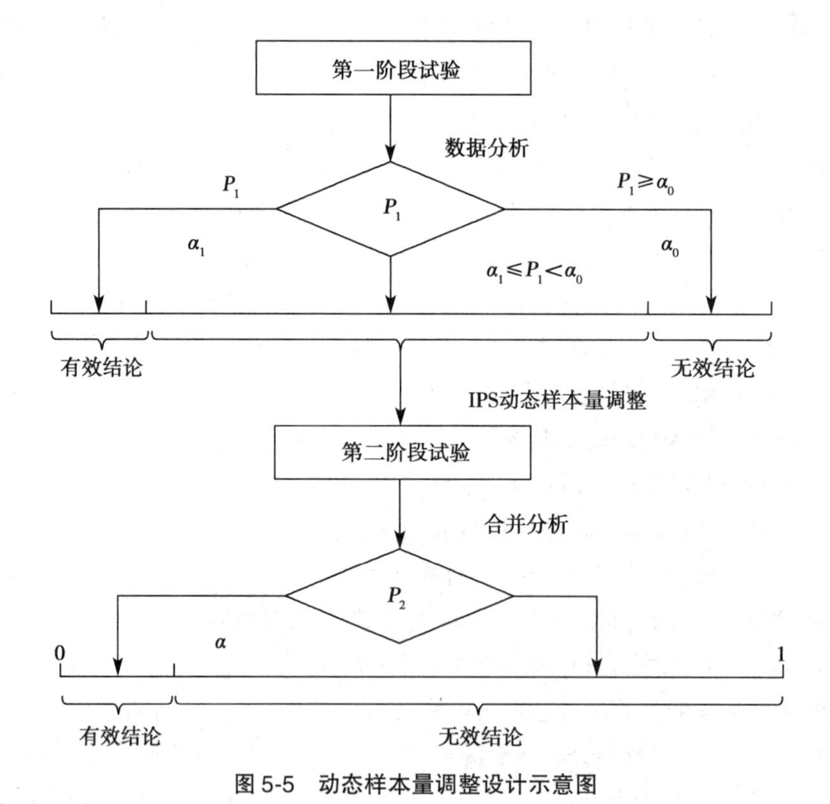

图 5-5　动态样本量调整设计示意图

结论，而需要进入第二阶段的试验进行进一步分析。第二阶段的样本量则可以根据第一阶段试验的分析结果进行动态调整。

动态设计还包括淘汰劣效处理组设计、生物标记动态设计，以及其他方面的动态修改，如改变检验假设、结局指标、分析方法、受试者分组，增加或减少期中分析等。

动态设计允许研究者利用更丰富的信息来改善临床试验的设计，增强了试验的灵活性。但动态设计的应用还面临着一定的障碍，如研究预算、组织实施、计算分析、监管、伦理学等各个方面。因此，在试验开始之前，研究者必须对所采用设计的有效性和可行性进行充分的论证。

第四节　有效性评价

药物临床试验评价指标要列出主要疗效指标、次要疗效指标的定义，判定标准和计算方法。

1. 主要疗效指标　临床意义上最重要的变量，其与试验的主要目的直接相关。一般应该只有一个主要疗效指标。如抗栓药物相关血栓栓塞事件的减少、卒中发生率的变化、止血药物出血量的减少、关节出血疼痛的减轻、出血频率的变化等。

2. 次要疗效指标　可以是有关主要目的的辅助测量，也可以是关于次要目的的测量。对次要疗效指标的数目应当限制。安全性评价指标应包括如不良事件、具体的各项实验室检查、生命体征、体格检查等方面的。

3. 评价指标 评价指标通常包括临床状况的评价和实验室检测指标。观察指标的选择应遵守4个原则:①关联性,选择的观察指标是否能最好地说明和反映试验目的;②普遍性,能否所有受试者均能观察其变化;③真实性,是否能灵敏并无偏倚地反映所要观察的生理病理现象;④依从性,受试者和医务人员是否乐意接受。应在方案中用流程图表示选定的观察指标与标本采集次数和时间,结果记录尽可能用数字表示,便于统计学分析。

我国新药有效性评价一般采用4级评定标准:

(1)痊愈(cure):症状、体征、实验室(化验等)检查与专业特异指标均恢复正常。

(2)显效(markedly improvement):以上4个方面之一未恢复正常。

(3)进步(improvement):有2个方面未恢复正常。

(4)无效(failure):治疗3天后无变化或恶化。

以痊愈+显效的病例数统计有效率。

分析临床试验结果,首先要看试验设计时是如何确定疗效指标的,这些指标与我们的临床治疗目的是否一致。针对不同的治疗领域和不同的适应证,疗效评价指标和方式也有不同。一般应选择在相关研究领域已有公认的标准和准则并易于量化、客观性强的指标。

以下分别介绍止血与抗栓药物临床试验的常用疗效评价指标。

(一) 止血药物临床试验的评价指标

对于凝血因子类治疗血友病的遗传性出血性疾病的药物临床试验一般采用四分量表对研究药物的止血效果进行评估。极好=1,在单次输注后约8小时内达到疼痛完全缓解和客观出血体征消失,无须为了控制出血进行更多输注。较好=2,在输注后约8小时内达到明确的疼痛缓解和/或出血体征改善,为了达到完全缓解,可能需要不止1次输注。一般=3,在输注后约8小时内达到很可能或轻微的疼痛缓解,出血体征轻微改善,为了达到完全缓解,需要不止1次输注。无反应=4,病情无改善或恶化。次要有效性指标:①预防治疗组和按需治疗组在6个月期间的年出血率(ABR)和关节年出血率(AJBR);②每次新出血发作时,达到止血所需的研究药物的输注次数;③按体重校正后,新发生出血所需的治疗药物平均剂量;④凝血因子的用量(月均、年均以及平均每次出血事件的IU/kg)等。

对于其他常见止血药物评价指标常设为给药直至出血控制的持续时间等。主要终点指标,术中出血量、术后24小时出血量等;次要终点指标,研究期间输血量、输血患者占各组患者的比例等。

许多疾病往往表现出机体的功能、代谢、组织结构等多方面的综合改变,其对治疗药物的反应也可能是多方面的,因此评价药物疗效的指标或标准也应当是综合性的。应当避免以单纯的试验检验指标、体征等代替主要指标。

临床试验实施过程中，在选择了合理的结果指标之后，提高研究人员对指标观测、测量的准确性和可靠性就成为客观评价试验结果的关键。应当对观测、测量的方法、手段做出具体规定，执行标准操作规程，减少不同操作人员的随意性，避免各种偏倚的发生。

（二）抗栓药物临床试验的评价指标

根据不同的研究对象和试验设计采用不同的观察终点。如对冠心病患者可采用难以控制的心绞痛和需急性血管重建率作为主要观察终点；房颤患者采用卒中事件作为主要观察终点；VTE 患者采用肺梗死作为主要观察终点。

对于抗血小板药物评价指标可设为对心血管（CV）死亡、心肌梗死（MI），以及缺血性卒中（定义为除外原发性出血性卒中的任何卒中）复合事件发生率的影响。主要疗效指标为受试者自随机化至首次发生任何 CV 死亡、MI 以及缺血性卒中复合事件的任一事件的时间。次要疗效指标可以设为抗血小板药物长期治疗的疗效：①CV 死亡和 MI 复合事件；②CV 死亡；③MI；④全因死亡率；⑤CV 死亡、MI 和全因卒中（缺血性或出血性）复合事件；⑥全部的血运重建（冠脉和外周血管四肢、肠系膜、肾脏、颈动脉和其他）等。

对于抗凝药物评价指标，主要疗效指标可设为：血栓性血管事件首次发生的时间，心肌梗死、缺血性卒中、心血管性死亡、急性肢体缺血及因血管病因所致的大截肢；或心肌梗死时的溶栓（thrombolysis in myocardial infraction，TIMI）分类判定为大出血的时间等。次要疗效指标可以设为：患肢血管首次重建时间；首次因冠状动脉或外周动脉（任何一侧下肢）血栓性事件而住院的时间；首次出现静脉血栓栓塞（VTE）事件的时间；首次出现全因死亡的时间等。

实验室指标选择主要依据药物的作用机制和试验目的而定，与药效和副作用有良好的相关性，应具有充分的可行性和良好的质控。

（1）肝素皮下小剂量应用可不监测，中等、大剂量皮下注射和静脉注射必须监测。常用 ACT、APTT 监测，血浆肝素浓度测定也能反映肝素的抗凝活性。

（2）低分子肝素常规剂量对 APTT 影响不大，通常不需要监测，监测可用抗凝血酶原活性。

（3）双香豆素类抗凝药物（如华法林）为口服制剂，主要影响外源性凝血系统，监测采用凝血酶原时间（PT）和国际标准化比值（INR）。

第五节　安全性评价

安全性指标的确定和评价是临床试验的重要组成部分。安全性评价指标包括临床表现和实验室检查两大方面。最常见的安全性评价内容为记录生命体征、血或尿化验数据以及不良事件。

生命体征包括常规的血压、心率、体温和体重测量。用药后对这些参数的影响是重要的安全性数据。

实验室检查可以确定身体的主要脏器,尤其是肝、心和肾的安全性。血液中的各种酶和其他物质水平的升高或降低可以对新药所引起的不良作用提供灵敏且早期的信息,并对患者的整体病情提供临床信息。

保护患者非常重要,在临床试验中对安全性的评价数据必须证实新的活性化合物具有的不良反应是可耐受的,尤其在与市场上已有药品比较时更是如此。

止血与抗栓药物临床试验中共同的安全性评价指标一般包括:①生命体征的评估;②体格检查的评估;③实验室检查的评估,一般包括血常规(血红蛋白、白细胞及血小板计数),尿常规(尿蛋白和尿糖),电解质(Na^+、K^+、Cl^-),大便常规及隐血,血生化(GPT、TBIL、ALP、BUN、CRE、UA、GLU、TC、TG、HDL、LDL),凝血功能;④心电图的评估,试验前后常规十二导联心电图;⑤不良反应和严重不良反应的评估。

抗栓药物临床试验所特有的安全性评价指标一般包括出血事件,如抗血小板药物临床试验中至首次心肌梗死溶栓(TIMI)主要出血事件的时间;至首次 PLATO(血小板抑制和患者结果)主要出血事件的时间;至因任何主要出血事件而停用研究药物的时间等。止血药物临床试验的安全性评价指标中有代表性的为凝血因子安全性评价指标,如从第一次给药至最终访视期间,FⅧ/FⅨ抑制物的发生率(≥0.6BU);乙型肝炎病毒、丙型肝炎病毒、HIV 病毒传播情况等。另外,凝血酶原复合物,以及其他止血药物都要关注血栓发生情况、主要临床观察指标的异常情况等。

不良事件是对药品耐受性的最可靠的表现,止血与抗栓药物试验当中不良事件的评价指标和其他药物临床试验的不良事件评价是相似的。不良事件的评估及上报详见第一章第六节。

第六节 临床研究实例介绍

一、止血药物

(一) 中国A型血友病受试者中评估注射用重组人凝血因子Ⅷ的有效性、安全性和药动学的开放性、多中心、Ⅲ期研究

1. 研究目的

(1)主要目的:评价注射用重组人凝血因子Ⅷ对于治疗新发出血事件的总体疗效。

(2)次要目的:评价注射用重组人凝血因子Ⅷ治疗急性出血的临床有效性;评价注射用重组人凝血因子Ⅷ预防出血的临床有效性(常规预防);评价不同治疗方案的年出血率(ABR)和关节年出血率(AJBR);评价注射用重组人凝血因子Ⅷ的安全性;评估注射用重组人凝血因子Ⅷ抑制物的发生率;描述注射用重组人凝血因子Ⅷ的药动学(PK)特征。

(3)探索性目的:评价注射用重组人凝血因子Ⅷ于小型手术中和手术后止血的临床有效性;评价接受注射用重组人凝血因子Ⅷ治疗的受试者的生活质量(QOL)。

2. 临床试验分期 Ⅲ期。

3. 试验设计 本研究为一项开放性、多中心的Ⅲ期临床试验，目的是在诊断有A型血友病，且接受过FⅧ浓缩物治疗，不存在FⅧ抑制物及抑制物病史的中国受试者中评价注射用重组人凝血因子Ⅷ的有效性、安全性和PK特征。

(1)计划研究时间：约为9个月。

(2)研究程序：参与本研究的受试者必须符合所有研究标准并且签署了知情同意书。本研究分为三个子研究：第一部分，初始PK子研究；第二部分，安全性和有效性子研究；第三部分，随访PK子研究。

总计66名受试者将按照2∶1的比例进行随机分配，在第二部分安全性和有效性子研究中接受注射用重组人凝血因子Ⅷ的预防治疗方案或按需治疗方案。

在接受预防治疗的受试者中18人还将在参加第二部分子研究前，加入第一部分初始PK子研究，用于描述注射用重组人凝血因子Ⅷ在患有中度或重度A型血友病的中国人体内的PK特征。

参加了第一部分初始PK子研究的受试者，在完成第二部分子研究中规定的6个月预防治疗后，还将参加第三部分随访PK子研究。如果受试者提前退出第二部分子研究，只要该受试者在第二部分子研究中至少使用了一次研究药物，也将被要求参加第三部分子研究。

1)第一部分：初始PK子研究。参与第一部分子研究的受试者应到访研究中心接受PK给药和样本采集(需要住院2天)。在第一次输注研究药物用于PK评价前至少4天(96小时)，受试者不能接受任何FⅧ产品。在签署知情同意书并通过筛选之后，受试者将接受50个国际单位(IU)/kg的研究药物单次静脉注射。在研究药物静脉注射之前和静脉注射后10~15分钟、30分钟、1小时、3小时、6小时、9小时、24小时、28小时、32小时和48小时采集血样以进行PK评估。其中增量回收率定义为静脉注射后30分钟的FⅧ最高水平，并报告为(IU/ml)/(IU/kg)。

2)第二部分：安全性和有效性子研究。第二部分是一项评估注射用重组人凝血因子Ⅷ在进行预防治疗和按需治疗时的安全性、有效性和免疫原性的开放性子研究。

接受预防治疗方案的受试者将每周接受研究药物3次，共治疗6个月，如果受试者发生出血事件，将按需给予研究药物。

接受按需治疗方案的受试者仅在发生出血时才给予研究药物。

在基线访视时，研究者将向受试者发放受试者日记本，并指导他们如何使用和完成日记本。受试者将每天在受试者日记本中进行记录，并在每次访视时交回完成的日记本，并将重新得到一个新的日记本。受试者将在筛选基线，基线后1个月、3个月和6个月以及最终访视到访研究中心。在输注结束后8小时和24小时，将采用四分量表对研究药物的止血效果进行评估。将在定期访视中对中和抗体的形成情况进行监测。

3)第三部分：随访PK子研究。参与第一部分子研究的受试者在完成第二部分6个月的预防治疗方案或提前终止第二部分的预防治疗后，将进入第三部分子研究。如果受试者提前退出第二部分子研究，只要该受试者在第二部分子研究中至少使用了一次研究药物，也将被要求参加第三部分子研究，除非经研究者判断该受试者不能耐受研究药物，或者不能从治疗中获益。受试者应到访研究中心接受 PK 给药和样本采集（需要住院 2 天）。在静脉注射研究药物用于 PK 评价前至少 4 天（96 小时），受试者不能接受任何 FⅧ产品。受试者将接受 50IU/kg 研究药物的单次输注。在研究药物输注之前，输注后 10～15 分钟、30 分钟、1 小时，3 小时、6 小时、9 小时、24 小时、28 小时、32 小时和 48 小时采集血样以进行 PK 评估。

在研究过程中，如纳入的受试者需要接受预期外的小型手术，在使用注射用重组人凝血因子Ⅷ预防和治疗手术出血的前提下，可以留在试验中。

（3）研究治疗

1）研究药物：注射用重组人凝血因子Ⅷ。

2）用法用量：研究药物的冻干粉末在使用注射用水溶解后采用静脉注射的方式给药。复溶之后，研究者将根据受试者的舒适度决定给药速率。

第一部分：初始 PK 子研究。50IU/kg 单次输注，输注速率<10ml/min。

第二部分：安全性和有效性子研究。

预防治疗方案：静脉输注 25～50IU/kg 研究药物，每周 3 次，共治疗 6 个月。

按需治疗方案：在 6 个月内，仅对新发生的出血给予研究药物治疗。

受试者发生出血时，接受注射用重组人凝血因子Ⅷ的剂量和持续时间将取决于出血的部位，出血的严重程度和受试者的临床状况。如果再次给药后的止血效果仍然不佳，研究者可根据每名受试者的需求调整剂量。当受试者自行给药时，需将给药过程记录在日记本中。受试者的给药期间预计为 6 个月，之后有一次最终访视，以及最终访视之后 30 天的电话随访。

第三部分：随访 PK 子研究。50IU/kg 单次输注，输注速率<10ml/min。

小型手术治疗方案：手术前 3 小时内静脉输注 30～40IU/kg 研究药物，如有需要，在术后 12～24 小时之间重复给药，直至出血停止。

（4）受试者人数：假设脱落率为 10%，为确保至少有 60 名可评价受试者，需要纳入约 66 名受试者。其中至少应有 40 名受试者接受预防治疗方案，至少 20 名受试者接受按需治疗方案。为了确保最终至少有 12 名受试者完成两个 PK 子研究，在接受预防治疗方案的受试者中，18 名受试者将进入第一部分初始 PK 子研究。

样本量符合重组 FⅧ浓缩物安全性和有效性评估监管指南（EMA/CHMP/BPWP/144533/2009—2011 年 07 月 21 日）的要求。

4. 受试人群

（1）入选标准

1）受试者在试验前对本研究知情同意，并自愿签署了书面的知情同意书。

2）在筛选时年龄在 12 岁或 12 岁以上的男性患者。

3）确诊为中度或者重度 A 型血友病（FⅧ活性：≤2%）。

4)在筛选时已接受过其他Ⅷ因子产品治疗,有相关记录,并经过核实至少为 100 个暴露日。

5)不存在可检测出的 FⅧ抑制物(中心实验室 Nijmegen 检测结果应<0.4BU)。

6)没有抑制物病史和家族史(所有的历史抑制物检查结果均<0.6BU)。

7)人类免疫缺陷病毒(HIV)为阴性。

8)入组前接受过按需治疗,且筛选前 1 年内未进行过连续 6 个月及以上的预防治疗(连续预防治疗定义为至少每周两次的不间断治疗)。

9)可获得筛选前 3 个月的出血治疗记录。

(2)排除标准

1)接受过免疫调节药物或耐受诱导方案的受试者。

2)血小板计数<50×10^9/L;谷丙转氨酶(GPT)或谷草转氨酶(GOT)>3 倍正常上限值;总胆红素(TB)>2 倍正常上限值;肌酐>2 倍正常上限值;凝血酶原时间(PT)或国际标准化比值(INR)>1.5 倍正常上限值。

3)目前存在严重肝功能不全或过去 12 个月内发生过严重的肝脏疾病。

4)具有除 A 型血友病以外的其他先天性或获得性凝血障碍。

5)患有无法控制的高血压(舒张压>100mmHg)。

6)常规使用抗纤维蛋白溶解剂或影响血小板功能的药物。

7)受试者计划或者有可能在研究期间进行手术治疗。

8)对重组或来自血浆的 FⅧ浓缩物存在过敏史或发生过严重不良反应。

9)对来源于仓鼠或小鼠的蛋白过敏。

10)之前参加过本研究并使用了研究药物。

11)在研究药物开始给药前 30 天内接受过其他研究药物。

12)目前或计划在研究中接受化疗或免疫调节剂治疗(如静脉注射免疫球蛋白或常规使用作用于全身的糖皮质激素)。

13)研究者认为存在可能影响受试者健康、影响其参与研究或研究结果的疾病或症状。

5. 疗效评定指标

(1)主要疗效指标:在第二部分子研究 6 个月的治疗期间,采用四分量表对每次出血后止血效果的评估(极好、较好、一般或无反应)。治疗成功定义为评价结果"极好"或者"较好"。

(2)次要疗效指标

1)预防治疗组和按需治疗组在 6 个月期间的年出血率(ABR)和关节年出血率(AJBR)。

2)每次新出血发作时,达到止血所需研究药物的输注次数。

3)按体重校正后,新发生出血所需的治疗药物平均剂量。

4)注射用重组人凝血因子Ⅷ的用量(月均、年均以及平均每次出血事件的 IU/kg)。

5）首次给药直至出血控制的持续时间。

（3）探索性疗效指标

1）采用四分量表对小型手术中和手术后止血效果的评估（极好、较好、一般或无反应）。治疗成功定义为评价结果“极好”或者“较好”。

2）报告的生活质量状况及其在第二部分子研究6个月治疗前后的变化。

6. 安全性指标

（1）将对以下安全性指标进行评价：从第一次给药至最终访视期间，FⅧ抑制物的发生率（≥0.6BU）、电话访视完成为止的研究期间、不良事件（AE）和严重不良事件（SAE）、生命体征（血压、心率、体温和呼吸频率）、体格检查、心电图（ECG）、临床实验室检查、病毒传播情况。

（2）药动学评价标准：

1）血药浓度-时间曲线下面积（AUC）*。

2）体内半衰期（$t_{1/2}$）*。

3）增量回收率*：静脉注射后30分钟时的峰值，用（IU/ml）/（IU/kg）表示。

4）清除率（Cl）*：ml/（h · kg）和ml/h，单位时间内从血浆中清除的研究药物量。

5）C_{max}（IU/ml）：FⅧ的峰浓度。

6）t_{max}（h）：FⅧ达到峰浓度的时间。

7）稳态表观分布容积（V_{dss}）（ml/kg）。

8）平均驻留时间（MRT）。

注：*需在受试者未产生抑制物且未在出血状态下测得的PK参数。

7. 统计方法

（1）有效性分析：所有入选本研究且在第二部分子研究中使用了至少一个剂量研究药物的受试者将被纳入全分析集（FAS）。符合方案集（PPS）是FAS的子集，该子集排除了发生过一次或以上严重研究方案偏离既而被排除出PPS的受试者。所有有效性分析将在FAS中进行，并将使用PPS进行二次分析以评价基于不同分析集的分析结果敏感性。

1）主要有效性的终点为采用四分量表对止血效果进行的评估（极好、较好、一般或无反应）。将采用描述性统计量对主要终点的分布进行总结。

2）所有次要有效性分析将采用描述性统计量进行归纳，包括均值、中位数、标准差、最小值和最大值。分类数据将使用频数和百分比进行归纳。此外，还将对每名受试者的测量结果和指标提供详细列表。

3）探索性终点小型手术的止血效果将采用四分量表进行评估（极好、较好、一般或无反应）。将采用描述性统计量对结果分布进行总结。而另一探索性终点将按照不同治疗组和方案中规定的访视时间（如果适用），总结受试者生活质量（QoL）评估结果及其与基线相比的变化情况。

（2）安全性分析：将在安全性数据集（SAF）中进行安全性分析和总结，SAF包括所有入选本研究且使用了至少一个剂量研究药物的受试者。

FⅧ抑制物(≥0.6BU)的发生率将按照频数、百分比及其95%置信区间上限值归纳总结。此外将列出具有阳性反应的受试者从第一次给药至最终访视中病毒感染的阳性率。

AE将按照ICH国际医学用语词典(MedDRA)编码的身体器官分类和标准术语进行归类。生命体征将按照受试者和时间点进行列表,并进行统计描述。

列出实验室指标的正常值范围。对所有血生化、血常规和凝血检测值,以及这些数值与基线相比的变化进行描述性总结。列出所有异常的且具有临床意义的实验室检测结果。

8. PK分析　将使用Phoenix® WinNonlin®软件6.3或更高级版本,用浓度-时间数据采用非房室模型的分析方法计算PK参数。

将对所有原始的和衍生的参数,以及群体特征进行列表和归纳。所有定性变量将采用频数(受试者数量和百分比)进行统计描述。除非另行说明,所有定量变量将计算描述性统计量(例数、均值、中位数、标准差、最小值和最大值)。在PK的总结分析中还将使用变异系数(CV%)、几何均值(GM)和几何变异系数(gCV%)。

(二)以安慰剂为对照,评价注射用凝血酶用于减少腰椎手术出血量的研究

1. 研究目的　以安慰剂(右旋糖酐20)为对照,评价注射用凝血酶用于后路腰椎椎体间植骨融合术减少出血量的有效性和安全性,并进行剂量探索。

2. 研究设计类型及方案

(1)类型:双盲、随机化、平行分组、安全性和有效性的Ⅱ期国内试验。

(2)方案

1)试验药物组

低剂量组:注射用凝血酶,每瓶含1活性单位(1U/瓶),每瓶加2ml灭菌注射用水溶解后,静脉注射,手术切皮时给药,1~2分钟内注射完毕,每次1瓶。

高剂量组:注射用凝血酶,每瓶含1活性单位(1U/瓶),每瓶加2ml灭菌注射用水溶解后,静脉注射,手术切皮时给药,1~2分钟内注射完毕,每次2瓶。

2)对照药物组:安慰剂(注射用右旋糖酐20),每瓶加2ml灭菌注射用水溶解后,静脉注射,手术切皮时给药,1~2分钟内注射完毕,每次1瓶。

3. 研究样本量　216人。

4. 入选标准

(1)年龄18~70周岁的患者,性别不限。

(2)受试者在试验前对本研究知情同意,并自愿签署了书面的知情同意书。

(3)需要进行单间隙或双间隙后路腰椎椎体间植骨融合术者。

(4)不接受健康志愿者。

5. 排除标准

(1)有血栓病史或出血倾向者。

(2)研究者认为不宜参加本临床试验的患者。

(3)拟行微创手术的患者。

(4)因急性创伤而拟行单间隙或双间隙后路腰椎椎体间植骨融合术者。

(5)合并有严重心肺功能异常影响手术指征,肝、肾、中枢神经系统(如有癫痫病史)或其他系统、晚期肿瘤等严重原发性或进行性疾病者(GPT、GOT 超过正常值上限的 2 倍,Cr 超过正常值上限)。

(6)对本试验药物已知成分过敏或过敏体质者。

(7) 术前 1 周使用过影响凝血系统功能药物(如阿司匹林、氯吡格雷、噻氯匹定、双嘧达莫、银杏叶制剂、肝素、华法林、枸橼酸盐、凝血酶、维生素 K、抗纤溶剂、酚磺乙胺、维生素 C 等)治疗的患者。

(8)体重过重(BMI 指数≥30)或过度消瘦者(BMI 指数≤18.5)。

(9)凝血功能异常(PT、TT、APTT、FIB 异常)者。

(10)白细胞、血小板低于正常值下限者。

(11)按血脂异常危险分层属于高危者。

(12)怀疑或确定有酒精、药物或毒品滥用史者。

(13)妊娠期、哺乳期或近期有生育计划的育龄女性患者。

(14)一个月内曾参加过或正在参加其他药物试验的患者。

(15)未能控制的糖尿病(空腹血糖>8.0mmol/L)、高血压(>140/90mmHg)以及甲状腺功能亢进者。

6. 终点指标

(1)主要终点指标及评价时间:①指标,术中出血量(称重法)、术后 24 小时出血量(称重法);②评价时间,用药后至术后 24 小时;③终点指标选择,有效性指标。

(2)次要终点指标及评价时间:①指标,研究期间输血量、输血患者占各组患者的比例;②评价时间,用药后至术后 72 小时;③终点指标选择,有效性指标。

(三)心脏外科手术中氨甲环酸减少出血量和输血量的多中心临床研究

1. 研究目的　在前期研究的基础上,进一步确定氨甲环酸在体外循环心脏外科手术中的有效性和安全性,确定中国人群中的最佳剂量和给药方式,建立氨甲环酸在我国心脏外科手术围术期的使用规范。

2. 研究设计类型及方案

(1)类型:双盲、随机化、平行分组、安全性和有效性的Ⅲ期国内试验。

(2)方案

1)试验药物组:氨甲环酸注射液,在麻醉诱导后、切皮前给予负荷量,负荷量静脉滴注,20 分钟完成,随即给予维持量静脉持续泵入,维持至手术结束。高剂量组,负荷量 30mg/kg,维持量 20mg/(kg·h);中剂量组,负荷量 20mg/kg,维持量 15mg/(kg·h);低剂量组,负荷量 10mg/kg,维持量 10mg/(kg·h)。

2)对照药物组:无。

3. 研究样本量　360 人。

4. 入选标准

(1)年龄 18~60 岁,性别不限。

(2)根据 2020 年 12 月 17 日美国心脏病学会(ACC/AHA)发表的瓣膜性心脏病患者临床治疗指南(2020 AHA/ACC Guideline for the Management of Patients With Valvular Heart Disease)制定的诊疗标准。

(3)患者罹患瓣膜性心脏病,相关的物理及辅助检查证实患者瓣膜具有明确、严重的病变,需接受择期正中开胸体外循环单瓣膜置换、双瓣膜置换或瓣膜成形手术。

(4)受试者在试验前对本研究知情同意,并自愿签署了书面的知情同意书。

(5)不接受健康志愿者。

5. 排除标准

(1)既往有心脏手术史。

(2)心功能严重受损,射血分数<45%,心胸比>0.65。

(3)手术时正在罹患感染性心内膜炎。

(4)手术前血红蛋白浓度<110g/L。

(5)严重呼吸障碍。

(6)肝肾功能异常。

(7)凝血功能异常。

(8)术前氯吡格雷或阿司匹林停用 7 天以内、低分子肝素停用 24 小时以内。

(9)过敏体质或对氨甲环酸及其类似药物过敏者。

(10)孕妇和哺乳期妇女。

(11)精神或法律上的残疾患者。

(12)伴发其他可能妨碍其入组或影响其生存的严重疾病,如肿瘤。

6. 终点指标

(1)主要终点指标及评价时间

指标:围术期异体红细胞输注量。

评价时间:术前 1 天至出院这段时间为围手术期。

终点指标选择:有效性指标。

(2)次要终点指标及评价时间

指标:围手术期异体血输注量和输注率;评价时间:术前 1 天至出院这段时间为围手术期;终点指标选择:有效性指标。

指标:术中血液回收量;评价时间:手术中;终点指标选择:有效性指标。

指标:术后引流量;评价时间:术后至患者出院;终点指标选择:有效性指标。

指标:药物不良事件总发生率、血栓发生情况、主要临床观察指标的异常情况;评价时间:整个临床试验过程中;终点指标选择:安全性指标。

二、抗栓药物

（一）在确诊的外周动脉疾病的患者中，比较替格瑞洛和氯吡格雷对其心血管疾病死亡、心肌梗死和缺血性脑卒中发生风险影响的研究

1. 研究目的　在确诊的外周动脉疾病（PAD）患者中，比较替格瑞洛与氯吡格雷长期治疗对心血管（CV）死亡、心肌梗死（MI），以及缺血性脑卒中（定义为除外原发性出血性卒中的任何卒中）复合事件发生率、长期治疗的疗效和其他可能的长期疗效的影响。

2. 研究设计类型及方案

（1）类型：多中心、随机、双盲、双模拟平行组、终点事件驱动的Ⅲb期研究。在确诊的PAD患者（按照入选/排除标准的定义）中，评估替格瑞洛 90mg 每日 2 次与氯吡格雷 75mg 每日 1 次对主要和次要终点及其各自组成事件的预防作用。

（2）方案

1）给药、剂量和给药方式

试验药物、剂量和给药方式：替格瑞洛单药治疗，90mg，口服，每日 2 次，相应的安慰剂。

对照药物、剂量和给药方式：氯吡格雷单药治疗，75mg，口服，每日 1 次，相应的安慰剂。

2）治疗时间：患者将接受替格瑞洛 90mg 每日 2 次口服和上午服用氯吡格雷安慰剂，或氯吡格雷 75mg 每日 1 次（上午）和替格瑞洛安慰剂每日 2 次。患者将接受最短 18 个月最长约 36 个月的随访。但是，实际研究时间将根据预定的主要终点事件数（1 596）的自然积累确定，因此研究时间可能短于或长于 36 个月。预计治疗时间的中位数为 27 个月。

3）统计方法：主要疗效变量为自受试者随机分组至 CV 死亡、MI 以及缺血性脑卒中复合事件中任一事件首次发病的时间。由于计划中将进行的一次中期分析需要消耗一部分Ⅰ类错误，主要变量将在 4.94%显著性水平（双侧）进行检验，这样总体Ⅰ型错误仍然控制在 5%。对所有疗效变量的分析将建立在意向性原则的基础上，包括中心仲裁事件，采用将治疗组作为影响因素的 Cox 比例风险模型。研究将给出替格瑞洛相对于氯吡格雷的风险比（HR）及 95%置信区间。

为解决多重性检验的问题，验证性分析将采用一种分层检验序列，主要疗效变量在前，次要疗效变量在后，按研究目的中所列出的顺序来实施。验证检验将在 4.94%显著性水平上持续进行，直至在序列中发现第一个非统计学显著性差异的疗效指标。

假定使用氯吡格雷治疗时每年的主要事件发生率为 7%，且在累计观察期和预期最短的随访期皆为 18 个月时 HR 为 0.85，预计大约 11 500 例的随机患者将产生 1 596 例主要终点事件，在 4.94%的显著性水平上将提供 90%的检验效能。

当观察到约 50%的目标事件数目时，计划由一独立的数据监察委员会（Independent Data Monitoring Committee，IDMC）进行一次疗效的中期分析。如果对主要疗效指标进行

额外的中期分析，总体显著性水平将按照 α 消耗函数进行调整。

采用如上描述与疗效变量相同的方法来分析主要安全性变量，即至出血事件的时间和至因出血而中止治疗的时间。

3. 研究对象　50 周岁及以上的男性和女性患者，有根据入选标准定义的由客观的血液动力学严重程度和症状性疾病而确诊的 PAD。

4. 研究样本量　在全球 25 个国家的约 950 个研究中心，随机入选约 11 500 名受试者。

5. 疗效指标

(1) 主要疗效指标：受试者自随机化至首次发生任何 CV 死亡、MI 以及缺血性脑卒中复合终点事件的任一事件的时间。

(2) 次要疗效指标：①CV 死亡和 MI 复合事件；②CV 死亡；③MI；④全因死亡率；⑤CV 死亡、MI 和全因脑卒中(缺血性或出血性)复合事件；⑥全部的血运重建(冠脉和外周血管，如四肢、肠系膜、肾脏、颈动脉和其他)。

(3) 其他疗效指标：①主要终点事件和主要出血组成的临床净效益；②非 CV 死亡；③下肢血运重建；④四肢临床/症状状态进展；⑤四肢血液动力学状态进展；⑥因 PAD 而进行的大截肢；⑦生活质量/功能状态；⑧主要疗效和主要安全性指标亚组分析(如临床分期、既往 MI、糖尿病、高脂血症、吸烟情况等)；⑨CV 相关的住院治疗；⑩长期的费用-疗效比。

6. 安全性评价　关注的非严重不良事件(AE)(如出血事件、呼吸困难、肾功能损害或血肌酐升高、心动过缓、肝功能检测指标升高、痛风或尿酸升高、肺炎、男性乳房发育、异常子宫出血、除黑色素瘤皮肤癌外的所有恶性肿瘤)，在因不良事件而永久性停用研究药物时仍持续存在的不良事件(DAE)以及所有严重不良事件(SAE)均将在该药物的早期安全性用药中进行审查。出血事件将采用心肌梗死溶栓(TIMI)、出血学术研究会(BARC)和国际血栓形成和止血学会(ISTH)的定义，以及在 PLATO(血小板抑制和患者结果)研究中所使用的定义进行分析。特别注意以下几个方面：①至首次 TIMI 主要出血事件的时间(主要安全性评价)；②至首次 TIMI 主要或次要出血事件的时间；③至首次 PLATO 主要出血事件的时间；④至因任何主要出血事件而停用研究药物的时间；⑤关注的非严重 AE、DAE 和 SAE 的评估。

(二) 症状性外周动脉疾病患者接受下肢血管重建术后服用利伐沙班降低主要血栓性血管事件风险的研究

1. 研究目的　评价症状性外周动脉疾病且接受了下肢血管重建手术的患者，在阿司匹林标准治疗的基础上服用利伐沙班，在预防主要血栓性血管事件方面的作用是否优于阿司匹林单独用药。其中主要血栓性血管事件是指：心肌梗死(MI)、缺血性脑卒中、心血管性(CV)死亡、急性肢体缺血(ALI)及血管病因引起的大截肢。

2. 研究设计类型及方案

(1) 类型：双盲、随机化、平行分组、安全性和有效性的Ⅲ期国际多中心试验。

(2)方案

1)试验药物组

利伐沙班组:薄膜衣片(2.5mg),口服,每日2次,剂量5mg/d,用药时程平均30个月。

阿司匹林组:肠溶衣片(100mg),口服,每日1次,剂量100mg/d,用药时程平均30个月。

2)对照药物组

利伐沙班安慰剂组:薄膜衣片,口服,每日2次,用药时程大约24个月。

阿司匹林组:肠溶衣片(100mg),口服,每日1次,剂量100mg/d,用药时程大约24个月。

3. 研究样本量　国际多中心试验,总体6 500人,中国456人。

4. 入选标准

(1)年龄≥50岁,性别不限,不接受健康志愿者。

(2)有下列全部证据,证明患者罹患有中重度症状性下肢外周动脉粥样硬化疾病:在临床方面,患者出现了行走活动功能受限,缺血性静息痛或缺血性溃疡;在解剖学方面,影像学检查显示,在血管重建术进行时或进行前12个月内,患肢出现髂外动脉远端外周动脉疾病;而且任一下肢出现了血流动力学改变(在血管重建术进行时或进行前12个月内)。

(3)既往无肢体血管重建手术史患者,其ABI≤0.80或TBI≤0.60。

(4)既往有肢体血管重建手术史患者,其ABI≤0.85或TBI≤0.65。

5. 排除标准

(1)患者因为无症状性PAD或轻度跛行不伴有功能受限接受了血管重建手术。

(2)患者因为患肢的无症状性或轻微症状性血管旁路移植物再狭窄或靶病变再狭窄而接受血管重建手术。

(3)在拟进行血管重建治疗前的10天内,患肢已经接受过血管重建治疗。

(4)在血管重建术后,因为该手术而需要接受双联抗血小板治疗(DAPT),且疗程>30天,如氯吡格雷+ASA(如使用药物涂层支架或药物涂层球囊,则>60天)(若是特别允许的器械,如支架或球囊,则氯吡格雷使用时间不超过60天)。

(5)在血管重建术后,因为其他适应证而计划接受DAPT,如P2Y12拮抗剂+ASA。

6. 终点指标

(1)主要终点指标及评价时间

指标:随机分组至下列主要血栓性血管事件首次发生的时间,如心肌梗死、缺血性卒中、心血管性死亡,急性肢体缺血及因血管病因所致的大截肢;评价时间:约2年;终点指标选择:有效性指标。

指标:随机分组至根据心肌梗死时的溶栓(TIMI)分类判定为大出血的时间;评价时间:约2年;终点指标选择:安全性指标。

(2)次要终点指标及评价时间

指标:从随机分组至患肢血管首次重建时间;评价时间:约2年;终点指标选择:有效

性指标。

指标:从随机分组至首次出现心肌梗死、缺血性脑卒中、冠心病性死亡、急性肢体缺血和因血管病因所致的大截肢的时间;评价时间:约2年;终点指标选择:有效性指标。

指标:从随机分组至首次出现心肌梗死、缺血性脑卒中、全因死亡、急性肢体缺血和因血管病因所致的大截肢的时间;评价时间:约2年;终点指标选择:有效性指标。

指标:从随机分组至首次因冠状动脉或外周动脉(任何一侧下肢)血栓性事件而住院的时间;评价时间:约2年;终点指标选择:有效性指标。

指标:从随机分组至首次出现心肌梗死、全因脑卒中、心血管性死亡、急性肢体缺血和因血管病因所致的大截肢时间;评价时间:约2年;终点指标选择:有效性指标。

指标:从随机分组至首次出现静脉血栓栓塞(VTE)事件的时间;评价时间:约2年;终点指标选择:有效性指标。

指标:从随机分组至首次出现全因死亡的时间;评价时间:约2年;终点指标选择:有效性指标。

第七节　止血与抗栓药物的研发现状及展望

一、国际止血与抗栓药物的研发现状

止血与抗栓药物均是临床上最常用的药物,血液病患者常伴有出凝血功能的异常,且血液病患者的出血原因复杂,包括血小板减少、血小板功能异常、凝血因子减少、白细胞浸润、感染毒素对血管的损伤等。在急性早幼粒细胞白血病中,还有弥散性血管内凝血的因素参与,早幼粒细胞中含有大量促凝物质,容易引起DIC,部分患者同时存在出血与血栓形成,这也反映出凝血功能障碍发病机制的复杂性,目前国内外止血与抗栓药物也在不断更新换代,现主要有:

(一) 止血药物

1. 艾曲波帕(eltrombopag)　艾曲波帕是一种口服非肽类血小板生成素受体激动剂。2008年FDA批准葛兰素史克公司的艾曲波帕片上市,用于治疗经糖皮质激素类药物、免疫球蛋白治疗无效或脾切除术后慢性特发性血小板减少性紫癜(ITP)患者的血小板减少。艾曲波帕是首个获准治疗成人慢性ITP患者的口服非肽类血小板生成素受体激动剂。该药物于2018年在我国上市,用于治疗ITP。2021年,艾曲波帕的专利保护将会到期,国内的华威医药正在研发仿制药,在研方面,国内申报企业包括齐鲁制药(Ⅲ期)、恒瑞医药(海曲泊帕Ⅲ期)。

2. 罗米司亭(romiplostim)　罗米司亭是安进/Kyowa Hakko Kirin联合开发的一种c-MPL激动剂,可刺激内源性血小板生成素的产生,并促进骨髓中巨核细胞的增殖和分化。该药于2008年8月获FDA批准上市,用于免疫性血小板减少性紫癜的二线治疗,并具有

起效快、给药频率低、安全性更优等特点。2020 年 4 月 22 日，协和发酵麒麟（中国）制药有限公司已递交注射用罗米司亭的上市申请。

3. 马来酸阿凡泊帕（avatrombopag maleate） 马来酸阿凡泊帕是第二代口服血小板生成素受体（TPO-R）激动剂，最早由日本安斯泰来制药集团研制，最后由美国 Dova 制药公司的子公司 AkaRx 制药公司完成新药研制，向 FDA 提出新药上市申请。马来酸阿凡泊帕曾于 2011 年 9 月 1 日获得 FDA 治疗慢性 ITP 罕用药资格认定，2018 年 5 月 21 日获准上市，商品名为 Doptelet，用于患有血小板减少症并拟接受医疗或牙科手术的成人慢性肝病（CLD）患者。2020 年 04 月 15 日，马来酸阿凡泊帕于我国获批上市。

4. concizumab 是一种首创的高亲和力的人源化重组单克隆抗体，通过结合其 Kunitz-2 结构域来抑制 TFPI，以产生足够的活化因子Ⅹ，可恢复血友病患者的止血潜能。由于其独特的作用机制，无论抑制剂状态如何，concizumab 在 A 型和 B 型血友病中预期同样有效。目前 concizumab Ⅲ期项目中的 2 项临床试验（EXPLORER 7 和 8）、Ⅱ期项目中的 1 项临床试验（EXPLORER 5）已暂停。这 3 项临床试验均在调查 concizumab 用于 A 型和 B 型血友病患者的预防性治疗。由于这些试验的暂停，将不再招募额外的患者，针对目前已入组 concizumab 试验的患者，进一步的治疗也将停止。诺和诺德表示，这一决定是由于正在进行的Ⅲ期项目中入组的 3 例患者发生了非致命血栓事件。诺和诺德和一个独立数据监测委员会（IDMC）正在评估这些事件与项目继续的关联性，目前尚未得出任何结论。

5. 艾美赛珠单抗（emicizumab） 艾美赛珠单抗是重组人源化双特异性单克隆抗体，从基因工程的哺乳动物细胞中提取而来，分子中含有结合活性 FⅨ和 FⅩ的双特异性抗体结构可替代失活的因子Ⅷ在血浆中与活性因子Ⅺ和因子Ⅹ结合发挥止血作用。单抗半衰期长，2017 年 11 月 16 日 FDA 批准艾美赛珠单抗注射液用于存在 FⅧ抑制物的成人和儿童 A 型血友病的常规预防治疗及减少出血发作的频次，艾美赛珠单抗与 FⅧ不存在结构关系或基因序列同源性，因此不会引起或增加 FⅧ抑制物的产生，也不会因 FⅧ抑制物的存在而失去止血作用。我国于 2018 年加速批准罗氏的艾美赛珠单抗上市。用于存在凝血因子Ⅷ抑制物的 A 型血友病患者（先天性凝血因子Ⅷ缺乏）的常规预防性治疗以防止出血或降低出血发生的频率。

6. fitusiran 这是一款在研靶向抗凝血酶的 RNAi 疗法，每月一次皮下注射给药，用于治疗 A 型和 B 型血友病。该方法旨在降低抗凝血酶水平，从而使体内有足够的凝血酶来止血并防止出血。fitusiran 也有潜力被用于罕见出血性疾病，2017 年 9 月因发生一例患者死于血栓事件而被叫停。Alnylam 和赛诺菲迅速采取行动，将新的安全预防措施落实到位，使得 FDA 在几个月后解除了禁令。在Ⅱ期研究中，fitusiran 将一种关键抗凝酶水平降低了 80%。目前已有北京某药企向国家药品监督管理局药品审评中心提交了 fitusiran 注射液临床申报。

7. AndexⅩa（andexanet alfa） AndexⅩa 也称为Ⅹa 因子（重组），已于 2018 年 5 月 4 日在美国获批。它是一种缺乏催化活性的修饰人重组 FⅩa 诱饵蛋白，在用丙氨酸替代活性位点丝氨酸并去除膜结合结构域后,缺乏催化活性,从而阻止了该蛋白参与凝血酶原酶复合物的形成,它是一种特殊的逆转剂,不仅与直接的Xa抑制剂,而且与间接的FXa抑制剂(如低分子量肝素和磺达肝癸钠)都具有高亲和力,国内尚未上市。

8. 西拉帕兰坦(ciraparantag) 西拉帕兰坦旨在逆转所有DOAC和其他抗凝剂,正在临床试验中进行研究,是一种正在开发的逆转剂,可与直接和间接FXa抑制剂及某些Ⅱa因子抑制剂产生抗凝作用。它是一种小的水溶性阳离子合成分子,其抑制作用的机制涉及非共价氢键和电荷-电荷相互作用。西拉帕坦已被证明可以在给药后10~30分钟内使凝血时间正常化。这种药可能是通用的解毒剂。但是,它处于发展的早期阶段,尚未出现与伊达珠单抗、Andex Xa或ciraparantag给药直接相关的血栓栓塞事件。

(二)抗栓药物

1. 依度沙班(edoxaban) 依度沙班是一种口服的因子Xa直接抑制剂,抗Xa检测能显示与药物水平有最佳相关性。依度沙班对苯甲酸盐水合物是由日本第一三共株式会社研制的,于2011年4月获得批准,2011年7月在日本上市并被基本药品目录收录。依度沙班于2015年获准在美国使用,这是第四个获得批准的Xa直接抑制剂,适应证是用于预防非瓣膜性房颤患者的卒中和全身性栓塞,以及用于治疗深静脉血栓形成和肺栓塞的患者。其商品名为Savaysa。我国尚未上市。

2. 贝曲沙班(betrixaban) 贝曲沙班也属于可逆性Xa直接抑制剂,其特征在于低分子量,该药物对Xa表现出很高的亲和力,并且比其他酶(如凝血酶、FⅦa和FⅨa)具有更高的特异性,是唯一被纳入肾功能不全患者的口服抗凝药物。2017年6月23日获得FDA批准,可用于预防因血栓形成所致的风险增加,因适度或严重受限的活动性而导致急性住院患者的静脉血栓栓塞(VTE)的临床使用。我国目前未上市。

3. 磺达肝葵钠(fondaparinux) 磺达肝葵钠是一种人工合成的肝素类药物,可以特异性抑制激活状态下的因子Xa,常用于静脉血栓栓塞的预防和治疗。它是一种全合成的戊多糖,其结构基于肝素序列中与抗凝血酶反应的部分。普通肝素和所有低分子量肝素均来源于动物,磺达肝葵钠与它们结构相似却不含有动物成分,故不会引发过敏反应。因为它抑制因子Xa却不直接作用于凝血酶,所以其作用机制依赖于凝血酶的生成减少。磺达肝葵钠于2001年通过FDA批准,适应证为接受大的骨外科手术或髋部骨折患者静脉血栓栓塞的预防、腹部手术后的预防、深部静脉血栓或肺栓塞患者的治疗。由于不存在交叉反应,磺达肝葵钠对HIT患者的抗凝治疗是一个较好的选择。国内已上市。

4. 达那肝素(danaparoid) 达那肝素是一种糖胺聚糖的复合物,由大约84%的硫酸乙酰肝素、12%的硫酸皮肤素和4%的硫酸软骨构成。它是一种抗凝血酶依赖的抗凝血药,主要具有抗因子Xa的作用。在血浆中的半衰期大约为24小时,并主要由肾脏代谢清除。因为与普通肝素的结构不同,达那肝素不能被鱼精蛋白硫酸盐中和,现已被成功应用于HIT患者。达那肝素可以经皮下给药,通过达那肝素抗因子Xa的标准曲线可以进行疗效监测。目前,达那肝素在美国尚未批准使用。

5. 比伐芦定(bivalirudin)　比伐芦定是可逆性直接凝血酶抑制剂,它是一种基于水蛭素结构的重组蛋白,是水蛭素 C 端的十二肽段类似物,由 4 个甘氨酸残基连接一个直接作用于凝血酶激活位点的结构,且凝血酶可水解其中的肽键,使其失活,所以凝血酶的抑制作用可逆、短暂且不诱导血小板的减少,比伐芦定 1999 年 10 月首次在新西兰上市,随即 2000 年 12 月获 FDA 批准,主要用于择期经皮冠脉介入术(PCI)的抗凝,预防不稳定型心绞痛、缺血性并发症。比伐芦定最大的优点是显著降低出血事件,半衰期短且可逆,副作用小。当患者并发出血时应停止静脉给药。此外,应用比伐芦定后,没有检测到会产生相应的抗体。2020 年我国齐鲁制药研制的比伐芦定注射剂通过一致性评价并上市。

6. 卡普赛珠单抗(caplacizumab)　由赛诺菲(Sanofi)公司旗下的 Ablynx 公司研发,是一种 2 价 vWF 抗体。通过与 vWF 蛋白结合,它能够防止超大型 vMF 蛋白与血小板结合,从而防止凝血发生。早在 2009 年就获得美国和欧盟授予的“孤儿药”资格。caplacizumab 作为一种抗 vWF 的人源化、仅包含 2 价可变结构域的免疫球蛋白片段,能够靶向 vWF 的 A1 结构域,防止其与血小板糖蛋白 Ib-IX-V 受体结合,从而减少 vWF 介导的血小板黏附和消耗,防止微血管血栓的形成。2018 年,EMA 宣布批准 caplacizumab 上市,用于治疗成年获得性血栓性血小板减少性紫癜(TTP)患者。它是获得批准的第一个专门针对 aTTP 的药物,也是第一个获得批准的纳米抗体。2019 年 2 月 6 日获 FDA 批准,联合血浆置换和免疫疗法治疗成人 TTP。

7. rADAMTS13　是一种由中国仓鼠卵巢基因工程细胞系合成的完全糖基化的重组人 ADAMTS13 蛋白。ADAMTS13 通过将超大分子质量 vWF 切割成较小、活性较弱的多聚体,在预防微血管性自发性微血栓形成中起重要作用,rADAMTS13 是一种替代疗法,在多种 cTTP 动物模型中表现出良好的疗效、安全性和耐受性,其免疫原性试验均呈阴性。并且不同剂量的 rADAMTS13 具有一致的半衰期,随着剂量增加,ADAMTS13 抗原和活性增加,ULvWF 减小,vWF 裂解产物的持续时间延长,目前,Ⅲ期临床试验正在进行,以评估 rADAMTS13 在预防和按需治疗血浆 ADAMTS13 活性<10%的重度 cTTP 患者中的安全性和有效性。针对 aTTP 患者的 rADAMTS13 Ⅱ期临床试验也已经开展。

8. 沃拉帕沙(vorapaxar)　沃拉帕沙是一种不可逆的蛋白酶激活受体-1(PAR-1)拮抗剂,该酶存在于血小板中,并被凝血酶激活,从而导致血小板聚集和血管凝块形成。在动脉粥样斑块的生长中起重要作用,可导致冠状动脉、大脑和外周动脉闭塞,该药由先灵葆雅(Schering Plough)公司研发,后与默沙东(Merck Sharp & Dohm)公司联合研发,作为首个 PAR-1 拮抗剂于 2014 年 5 月 8 日由 FDA 批准上市。用于减少有心肌梗死(MI)或外周动脉疾病(PAD)病史的患者发生心血管血栓事件的风险。目前国内未上市。

9. atopaxar　是一种可逆的蛋白酶激活受体-1(PAR-1)凝血酶受体拮抗剂。迄今为止,已经在Ⅱ期临床试验中对 atopaxar 进行了研究,其重点是在标准抗血小板治疗基础上对急性冠脉综合征或稳定性冠状动脉疾病患者进行安全性和耐受性研究。目前的数据表明,在标准抗血小板治疗的基础上,对于复发性缺血事件高危患者可能具有潜在的益处。

二、我国止血与抗栓药物的研发现状

近年来我国的新药研发在不断进步，但仍然与国外有差距，大部分都为仿制药研发，原研药物较少。现我国促凝血因子活性药物在止血药物领域占主体地位，国际上对蛇毒血凝酶的研究较早，而我国的该类研究起步较晚，大范围的研究基本是在20世纪70年代初陆续展开的。国际国内对蛇毒血凝酶的研究发展很快，特别是近十年来，随着对包括血凝酶在内的类凝血酶的研究逐渐从蛋白水平深入到分子水平，将会从分子生物学的角度阐明不同药效学功能的类凝血酶活性中心的构造和酶催化机制，这将有助于人们对蛇毒类凝血酶的研究与应用。瑞士素高药厂的原研产品立芷雪，即巴西矛头蝮蛇（Bothrops Atrox）的蛇毒中分离提纯的血凝酶，1989年在我国获批上市，但2000年在原产国瑞士停产，2011年因再注册申请被驳回而在瑞士退市，之后许多国产仿制药上市。我国目前有四款血凝酶，生产厂商分别为蓬莱诺康（巴曲亭）、安徽兆科（速乐涓）、锦州奥鸿（邦亭）和北京康辰（苏灵），前三种为仿制药，康辰药业研发的国家一类新药尖吻蝮蛇血凝酶（苏灵），2009年成功上市。苏灵是一种高纯度、单组分血凝酶临床止血药物，是目前国内血凝酶制剂市场唯一的国家一类创新药。苏灵也是迄今为止上市产品中唯一完成全部氨基酸测序的单一组分的蛇毒血凝酶药物。苏灵采用蛇毒单体提纯技术获得的成功，也为后续发现的多种具有极高药用价值的蛇毒类蛋白单体成分的应用研究奠定了基础。此外，对血友病患者而言，凝血因子Ⅷ是A型血友病患者的特效药和必备药，目前国内已上市的凝血因子Ⅷ厂家主要有上海莱士、华兰生物、绿十字、山东泰邦、上海新兴医药等，均为第一代血源凝血因子Ⅷ。目前国内A、B型血友病均无长效产品上市。

三、止血与抗栓药物的研发展望

（一）开发新的药物

回顾抗栓药物的发展历程我们可以发现：有效、安全、单靶点、方便、无须监测是抗栓药物发展的大趋势。新型口服抗凝药物的问世，为临床抗凝治疗翻开了新的篇章。但是新型口服抗凝药物同样存在劣势，即缺乏相应的拮抗剂，这成为制约其临床应用的重要因素，一旦药物引起严重出血，将是非常棘手的问题。因此，新型口服抗凝药物拮抗剂的研发也是目前热点问题之一。近年来研发的口服抗凝药物的特定逆转剂如依达赛珠单抗及Andex Xa，使得特定抗凝药物的使用更加安全，但现在仍有许多药无解救剂，只能停药。出血风险的增加是所有抗栓药物都不可回避的问题之一，与抗凝药物治疗相同，抗血小板药物的逆转剂同样是治疗药物引发相关出血的关键之一。ACC2019会议上替格瑞洛抑制剂PB2452（PhaseBio），被FDA授予了突破性治疗的称号。与其他P2Y12拮抗剂相比，替格瑞洛是一种可逆抑制剂，这使替格瑞洛的特异性逆转剂的开发成为可能。随着新型抗栓药物应用的逐步增加，以及仍然存在的出血风险问题，针对抗栓药物的特定中和药物新药研发十分重要。

（二）现有药物改进

对于血友病患者，部分重组凝血因子药物存在半衰期短的缺陷，临床给药频率高，且大多为注射给药，影响患者使用依从性。长效重组蛋白药物是近年来生物技术药物发展的重要趋势之一，即对蛋白分子进行改造或修饰，延长重组蛋白药物的半衰期，实现长效，以减少给药频率。主要通过下列4种改造方式：化学修饰、构建突变体、蛋白融合、糖基化修饰。2014年，全球首款长效重组凝血因子获批，由Biogen研发，采用Fc融合蛋白的模式，将产品半衰期延长了一倍以上，许多国外公司也相继有长效产品问世，受到患者欢迎，减轻了患者用药过程中的痛苦。我国血友病患者确诊率及凝血因子人均用量显著低于全球平均水平，现有血友病用药结构中，仅包含血源凝血因子和短效重组因子，第三代治疗药物尚未进入中国。就血友病药物的发展趋势来看，目前国内进口产品占比率高，价格高昂，应紧跟国外先进技术和质量标准发展，推进国内相关产品升级，长效药物开发是未来几年国内血友病治疗的发展方向。就国际而言，基因治疗目前也是血友病治疗的一大热点，因为血友病属于单基因疾病，其基因异常与临床表现关系明确，现阶段的替代治疗在世界上许多地区都难以普及，此外ADAMTS13 mRNA重组质粒能表达具有酶活性的ADAMTS13，或许可以解决血栓性血小板减少性紫癜患者对rADAMTS13的耐药问题。纳米抗体疗法在出凝血方面也十分有应用前景。

（三）开发天然止血与抗栓药物

开发提取天然生物活性物质也是当前新药研发的方向，有许多常用的中成药溶栓抗栓复方制剂，大多由以下几组药物中的数种药物组成。如水蛭所含的水蛭素为高效抗凝剂，具有抑制血小板集聚、阻止血栓形成、溶解血栓、扩张血管、促进血液循环的能力，科研人员基于水蛭素的结构，研发出了地芦西定和比伐芦定；地龙中所含蚯蚓素有溶血作用，有活血化瘀的效果，与水蛭等药物配合，可溶解血栓。草本药物主要包括丹参、红花、赤芍、三七、川芎、鸡血藤等，这些药物能够活血化瘀、活血养血。药理研究证实，丹参有扩张血管、保护心肌、降低血管阻力、促进血液循环以及降压等功效，其治疗作用已被我国民众所认可，目前在临床中，常用的溶栓抗栓中成药有复方丹参片、复方丹参滴丸、脑心通、抗栓胶囊等。研究证明，这些复方制剂有扩张血管、促进血液循环、抑制血小板聚集、降低血液黏稠度、保持凝血与纤溶系统动态平衡的作用，可有效阻止血栓形成。进一步细化、提纯中药中所含有的活性物质，则能够使其更加有选择、安全地作用于人体。止血方面，如蛇毒活性肽为药物研发提供了巨大的天然活性肽库，蛇毒的大分子蛋白质有强大的免疫原性，但蛇毒的小分子多肽却具有免疫原性弱、活性强等优点，多年前蛇毒多肽在抗栓、止血方面的作用就已经被研究过。研发只作用于纤维蛋白，不含凝血酶原激活物，不激活凝血因子的药物，可以避免使用血凝酶类药物有可能出现血液高凝状态和正常血管内壁血栓形成，止血药需要兼顾止血和低血栓分险，才能真正满足临床需求，实现安全高效止血。天然生物中的活性物质始终值得我们去进一步探索。

（彭 捷 付 斌 陈方平）

参考文献

[1] 李家增,贺石林,王鸿利. 临床血栓病学. 上海:上海交通大学出版社,2014.

[2] WATSON H,DAVIDSON S,KEELING D. Guidelines on the diagnosis and management of heparin-induced thrombocytopenia:second edition. British Journal of Haematology,2012,159(5):528-540.

[3] ESMON C T. Targeting factor Xa and thrombin:impact on coagulation and beyond. Thrombosis Haemostasis,2014,111(4):625-633.

[4] KIRCHHOF P,BENUSSI S,KOTECHA D,et al. 2016 ESC guidelines for the management of atrial fibrillation developed in collaboration with EACTS:the task force for the management of atrial fibrillation of the European Society of Cardiology(ESC) developed with the special contribution of the European Heart Rhythm Association(EHRA) of the ESC endorsed by the European Stroke Organisation(ESO). European Heart Journal,2016,37(38):2893-2962.

[5] MEGA J L,BRAUNWALD E,WIVIOTT S D,et al. Rivaroxaban in patients with a recent acute coronary syndrome. New England Journal of Medicine,2012,366(1):9-19.

[6] 周宏灏,袁洪. 药物临床试验. 北京:人民卫生出版社,2011.

[7] 林曙光,余细勇. 药物临床试验与评价技术规范. 广州:华南理工大学出版社,2014.

[8] 邓伟,贺佳. 临床试验设计与统计分析. 北京:人民卫生出版社,2012.

[9] 胡良平,陶丽新. 临床试验设计与统计分析. 北京:军事医学科学出版社,2013.

[10] 国家药典委员会. 中华人民共和国药典. 2020 版. 北京:中国医药科技出版社,2020.

[11] The United States Pharmacopeial Convention. USP 34-NF 29. 12601 Twinbrook Parkway,Rockville,MD 20852,2013.

第六章

血液病合并感染抗感染药物临床试验

第一节　血液病抗感染药物概述

抗感染药物(anti-infective agents)指用于治疗各种病原体感染的药物,包括抗微生物药物和抗蠕虫药物,其中抗微生物药物使用更广泛,而临床使用中最为常见的属抗微生物药物中的抗细菌药物、抗真菌药物和抗病毒药物。

一、抗细菌药物

抗菌药物包括抗细菌药物与抗真菌药物,狭义而言,抗菌药物更多指抗细菌药物,故本节将抗细菌药物简称为抗菌药物。抗菌药物系指具有杀菌或抑菌活性的由微生物产生的抗生素(antibiotics)和全化学合成物,可抑制 DNA 合成(喹诺酮类),影响 RNA 合成(利福霉素类),影响叶酸代谢(磺胺类),影响蛋白质合成全过程(氨基糖苷类),抑制 30S 亚基(四环素类、大观霉素),抑制 50S 亚基(大环内酯类)等。抗菌药物面世以来,其广泛而不规范的使用使得各种细菌通过产生灭活酶、改变抗菌药物作用靶位、改变细菌外膜通透性、改变代谢途径等方式产生抗菌药物耐药性,故耐药对抗菌制剂及新型抗菌药物的研发显得尤为迫切。目前临床常用抗菌药物特点如下。

(一) 覆盖铜绿假单胞菌和其他严重革兰氏阴性菌的广谱抗菌药物

1. 青霉素类及其与 β-内酰胺酶抑制剂复合制剂　包括替卡西林、羧苄西林、哌拉西林、美洛西林、阿洛西林、哌拉西林/他唑巴坦、替卡西林/克拉维酸,其中最具代表性的药物是哌拉西林/他唑巴坦。青霉素类属于 β-内酰胺类抗生素,主要通过干扰细菌细胞壁合成和增加细胞壁自溶酶活性达到杀菌效果。

2. 头孢菌素类及其与 β-内酰胺酶抑制剂复合制剂　头孢他啶、头孢哌酮、头孢吡肟、头孢哌酮/舒巴坦。头孢哌酮/舒巴坦是目前国内用于抗铜绿假单胞菌最广泛的药物之一,也是其敏感菌株的首选抗菌药物之一。

3. 碳青霉烯类　包括美罗培南、亚胺培南、帕尼培南和比阿培南。最常使用的是美罗培南。碳青霉烯类同属于β-内酰胺类抗生素,因抗菌谱广、抗菌活性强,常用于重症感染和混合感染,近年来耐药率急剧上升。

4. 喹诺酮类　此类药物中环丙沙星和左氧沙星都具有较强的抗铜绿假单胞菌活性。喹诺酮类药物通过作用于革兰氏阴性菌的DNA回旋酶和革兰氏阳性菌的DNA拓扑异构酶Ⅳ达到杀菌效果。

5. 氨基糖苷类　阿米卡星是目前临床常用的抗菌活性最强、抗菌谱最广的氨基糖苷类抗生素。氨基糖苷类抗生素主要通过特异性结合核糖体30S亚基来抑制细菌蛋白质合成,达到杀灭细菌的效果。

6. 多黏菌素　包括多黏菌素B、多黏菌素E。临床上主要应用的是多黏菌素B,该类药物存在一定的异质性耐药,常需联合应用其他抗菌药物。多黏菌素通过和革兰氏阴性菌细胞膜上的内毒素结合来破坏细菌的内外细胞膜,从而杀灭细菌。

7. 磷霉素　磷霉素通过与细菌催化肽聚糖合成的磷酸烯醇转移酶不可逆结合来抑制细菌细胞壁合成,从而起到杀菌作用。磷霉素抗菌活性并不强,多与其他药物联用。

(二) 耐碳青霉烯类抗菌药物

1. 替加环素(tigecycline)　作为首个被FDA批准的新一代广谱的甘氨酰四环素类抗菌药物,常用作抑菌剂,但对肺炎衣原体和军团菌有杀菌作用。替加环素能克服由细菌外排及核糖体保护所导致的四环素耐药性,故对替加环素产生耐药的概率很小,可对常见致病菌或多重耐药菌保持良好的抗菌活性,广泛覆盖革兰氏阳性球菌、革兰氏阴性杆菌、耐甲氧西林金黄色葡萄球菌(MRSA)、产超广谱β-内酰胺酶(ESBL)阳性的肠杆菌属、嗜麦芽窄食单胞菌及多药耐药的鲍曼不动杆菌。

2. 头孢地尔(cefiderocol)　是一种新型的含铁载体的头孢菌素类抗生素,其侧链可以和三价铁离子结合,进而通过三价铁转运系统摧毁细菌细胞壁合成,从而达到杀菌效果。它对革兰氏阴性菌有十分广泛的抗菌活性,并且对于大多数常见革兰氏阴性菌,其抗菌活性比替加环素还要高。同时它对产碳青霉烯酶或多重耐药的铜绿假单胞菌、鲍曼不动杆菌均有很好的抗菌活性,这些都可弥补替加环素的不足。

(三) 抗革兰氏阳性菌抗生素

1. 肽类抗生素

(1)糖肽类抗生素:作用靶点在细菌细胞壁成分D-丙氨酰-D-丙氨酸上,可抑制细菌细胞壁合成的同时改变细胞膜的通透性,并抑制细菌RNA的合成,从而达到杀菌效果。常用的糖肽类药物有万古霉素、去甲万古霉素、替考拉宁、特拉万星。

万古霉素作为首个糖肽类抗菌药物,是治疗耐甲氧西林金黄色葡萄球菌(MRSA)感染的首选药物之一。摄入后,万古霉素在各组织器官中都有一定的分布浓度,并且可以透过血脑屏障,但是其肺组织穿透能力不强,且万古霉素副作用较大。替考拉宁目前北美尚未上市,其抗菌谱大致同万古霉素,对多数常见革兰氏阳性菌的抗菌活性也与万古霉素不分伯仲,对肺炎链球菌、化脓链球菌、无乳链球菌、C及G组链球菌及甲型溶血性链球菌等的抗菌活性优于万古霉素,并且VanB型和VanC型万古霉素耐药肠球菌常对替考拉宁敏感。替考拉宁的组织穿透性非常好，但同万古霉素一样，对肺脏的穿透力有限，且替考拉宁不能进入红细胞、脑脊液和脂肪，需要更长时间达到有效血药浓度，所以替考拉宁的负荷剂量十分讲究。替考拉宁副作用较小，罕见严重不良反应。特拉万星是万古霉素的一种半合成衍生物，其杀菌能力并没有明显优于万古霉素，但其肾毒性可能要高于万古霉素。

(2)脂肽类抗生素：通过扰乱细胞膜对氨基酸的转运，从而阻碍细菌细胞壁肽聚糖和胞壁酸酯的生物合成，改变细胞膜电位。另外，还能通过破坏细菌的细胞膜，使其内容物外泄而达到杀灭细菌的目的。临床常用的有达托霉素，其抗菌谱和活性大致同万古霉素，但对甲氧西林耐药的葡萄球菌和万古霉素耐药的肠球菌，其效果大于万古霉素或替考拉宁。对单核细胞增多性李斯特菌的效果相对较差。因为达托霉素易被肺表面活性物质吸附，所以不可用于肺部感染。

2. 噁唑烷酮类　临床常用的当属利奈唑胺。利奈唑胺作用于细菌50S核糖体亚单位，并且最接近作用部位。与其他药物不同，利奈唑胺不影响肽基转移酶活性，只是作用于翻译系统的起始阶段，抑制mRNA与核糖体连接，阻止70S起始复合物的形成，从而抑制细菌蛋白质合成。因此在具有本质性或获得性耐药特征的阳性细菌中，都不易与其他抑制蛋白合成的抗菌药物发生交叉耐药，在体外也不易诱导细菌耐药性的产生，所以利奈唑胺被视为治疗难治性革兰氏阳性菌感染的最后手段。对于皮肤软组织感染，利奈唑胺要明显优于糖肽类。研究显示，对于革兰氏阳性菌相关的医院获得性肺炎，利奈唑胺的效果要优于万古霉素。

二、抗真菌药物

抗真菌药物是指治疗各种浅部和深部真菌感染的药物。目前常用的抗真菌药物可分为6类：多烯类，抗代谢类(此类只有一种代表药物，氟胞嘧啶)，唑类(咪唑类、三唑类)，葡聚糖合成抑制剂(棘白霉素类)，丙烯胺类(特比萘芬)，其他(包括灰黄霉素等其他所有抗真菌药物)。抗真菌药物的抗菌谱及其副作用一直受到临床重视，目前研究也是致力于研发出抗菌谱更广、副作用更小的抗真菌药物。临床常用的抗真菌药物主要有：

1. 多烯类　通过与真菌胞质膜上的麦角甾醇结合，使膜分解或增加膜通透性、造成细胞内容物外溢而死亡。常见的有两性霉素B、制霉菌素。

2. 三唑类　通过抑制真菌细胞色素依赖酶，阻止麦角甾醇的合成而使真菌死亡。常用的有氟康唑、伏立康唑、伊曲康唑、泊沙康唑等。2015年上市的艾沙康唑也正在进行血液病相关侵袭性真菌病(IFD)预防用药的临床试验。雷夫康唑也是在研的极有前景的抗真菌药物，其半衰期更长，可能有助于减少用药次数。

3. 棘白霉素类　能抑制1,3-β-D-葡聚糖合成酶的活性，阻止1,3-β-D-葡聚糖合成，破坏真菌细胞壁的完整结构，使细胞渗透压失衡，最终导致真菌细胞溶解死亡。常见的有卡泊芬净、米卡芬净。因为哺乳动物的细胞无细胞壁，所以通常棘白霉素类药物很少损伤机体正常细胞，可避免毒副作用发生。

三、抗病毒药物

抗病毒药物是指治疗病毒感染的一类药物。因为病毒没有肽聚糖、核糖和细胞膜,仅依靠蛋白外壳、核酸链、少数的几种酶进行复制-静息的简单生命循环,故而病毒极难杀灭。不同于大多数抗菌药物,抗病毒药物并不能完全杀灭其目标病原体,而是主要通过作用于病毒复制的任一阶段来抑制目标病毒的进一步扩增。抗病毒药物的作用机制主要有:抑制病毒吸附或侵入(金刚烷胺、金刚乙胺等),抑制病毒在细胞内复制(利巴韦林、阿昔洛韦、拉米夫定等),阻止病毒从宿主细胞释放(奥司他韦、扎那米韦等)。抗病毒药物的作用有限,尤其是目前无针对 EB 病毒(EBV)的有效抗病毒药物,且抗病毒药物的毒副作用,尤其是造成血细胞减少的不良反应是最困扰血液科医生的,且抗病毒药物推陈出新极缓慢,近年未见突破性的进展。目前针对血液病患者常用的抗病毒药物选择有以下几类。

(一) 抗巨细胞病毒感染的药物

巨细胞病毒(cytomegalovirus,CMV)感染是 HSCT 后最严重的并发症。CMV 主要通过与细胞膜融合或吞饮作用进入各种组织器官细胞,可能借助淋巴细胞或单核细胞播散,并且 CMV 可通过表达 UL16 使宿主细胞成功躲避 NK 细胞的杀伤。

目前获得上市的抗 CMV 药物有三种:更昔洛韦、膦甲酸钠、西多福韦,它们都作用于病毒的 DNA 聚合酶 pUL54。更昔洛韦起到核苷类似物的作用,通过 CMV 蛋白激酶 pUL97 的磷酸化来激活起到抑制 CMV 复制的作用。西多福韦是核酸类似物,已处于磷酸化活化状态。膦甲酸钠通过封闭 pUL54 的焦磷酸盐结合位点来直接抑制聚合酶的功能。pUL54 突变将可能导致 CMV 耐药,但目前临床耐药并不多见。目前 Astellas Pharma 公司针对于造血干细胞移植患者的 CMV 疫苗 ASP0113 已进入Ⅲ期临床试验,值得期待。膦甲酸钠与更昔洛韦是 CMV 治疗的一线用药,西多福韦为二线用药。更昔洛韦联合膦甲酸钠的有效性增加有限,但累积毒性会增加,一般不推荐联用,但 CMV 相关肺炎时推荐联用,同时考虑加用静脉丙种球蛋白。

(二) 抗 EBV 感染的药物

并未有明确的证据证明目前可使用的抗病毒药物可以很好地阻止 EBV 在体内复制,但是抗病毒药物的使用可能在一定程度上减少 EBV 复制。目前关于 HSCT 后 EBV 激活引起移植后淋巴细胞增生性疾病(PTLD)等严重并发症的一线治疗中药物尚只有利妥昔单抗。二线治疗可考虑细胞毒性化疗。

(三) HSV、VZV、HHV-6~8 等其他疱疹病毒相关的抗病毒药物

单纯疱疹病毒(HSV)、水痘-带状疱疹病毒(VZV)、人类疱疹病毒 6~8 型(HHV-6~8)多引起皮肤或黏膜的损伤,也可侵犯其他脏器,引起肺炎、脑炎、肝炎等更严重的并发症。值得注意的是,HHV-6 可能诱发移植后的排异反应,HHV-8 感染可能与引起卡波西肉瘤有关。

HSV 和 VZV 感染的抗感染治疗首选阿昔洛韦,也可选择泛昔洛韦,而膦甲酸钠或者西多福韦可作为二线治疗。HHV-6 感染的主要治疗药物同 CMV 感染,当合并 CMV 感染时,膦甲酸钠疗效更好。HHV-7 和 HHV-8 感染的治疗目前尚无明确药物,多选用更昔洛韦和膦甲酸钠联合使用。

(四) 社区获得性呼吸道病毒感染相关抗病毒药物

社区获得性呼吸道病毒(community acquired respiratory virus,CARV)主要包括副流感病毒(PIV)、呼吸道合胞病毒(RSV)、流感病毒等。对于流感病毒,英国血液学/骨髓移植协会和 NCCN 都推荐病毒神经内酰胺酶特异性阻断剂奥司他韦或扎那米韦,若考虑所暴露病毒对奥司他韦耐药风险小,可在暴露后予以奥司他韦口服预防,若暴露病毒株对奥司他韦耐药风险高,可在暴露后予以扎那米韦吸入预防,对于 13 岁以下的儿童奥司他韦需减量,不可用于 5 岁以下的儿童。我国尚无特殊指南推荐。对于已有流感病毒的治疗,金刚烷胺、金刚乙胺、奥司他韦、帕拉米韦和扎那米韦都是可选择的药物。需注意病毒对金刚烷胺、金刚乙胺可出现快速耐药。法匹拉韦是一种核酸类似物,是 RNA 聚合酶的移植物,体外研究显示,对奥司他韦耐药的季节流行性病毒对法匹拉韦反应较好,目前法匹拉韦尚属于试验性的抗病毒药物,未来的临床应用值得期待。

对于 RSV,利巴韦林是目前已知的有效抗病毒药物,由于口服和静脉制剂的利巴韦林副作用大,故多推荐使用吸入剂。帕丽珠单抗,是针对 RSV 的特异性单抗,研究显示 HSCT 患者并未能从帕丽珠单抗的使用中明显获益,故而目前其不是推荐用药。

对于 PIV,目前无明确的针对性用药推荐,金刚烷胺对其无效,目前有报道显示利巴韦林可能对 PIV 感染控制有效,但尚存争议。

(五) 抗肝炎病毒的药物

肝炎的病毒激活是 HSCT 后的严重问题之一,我国主要为乙型肝炎病毒(HBV)。只要是 HBsAg 阳性的患者,无论 HBV-DNA 检测是否阳性,移植期间都要接受预防性的抗肝炎病毒治疗,恩替卡韦为一线推荐用药,其次是拉米夫定。推荐条件允许时选用更高效、耐药率更低的三代抗 HBV 药物(如替诺福韦),可以带来更大的获益。

血液病患者存在多种血流感染的高危因素:化疗/放疗、中心静脉置管导致的皮肤黏膜屏障破坏;疾病导致的粒细胞缺乏;化疗后骨髓抑制;造血干细胞移植后的免疫重建;GVHD 预防和治疗使用免疫抑制剂等造成的免疫屏障破坏。此外,血液病患者合并感染死亡率高。有研究回顾性分析北京协和医院血液科 1993—2004 年共 2 388 例次住院患者发生的细菌和真菌感染情况。全部住院患者中,819 例次(34.3%)发生感染,其中社区感染 237 例次(9.9%),医院感染 582 例次(24.4%)。造血系统恶性肿瘤患者中性粒细胞缺乏伴感染相关死亡率高达 11.0%。美国一项长达十年的包含 1 666 例恶性血液肿瘤患者的研究中,血流感染的发生率为 21%(358 例),30 天死亡率为 32%,90 天死亡率高达 50%。

大部分血液病患者,由于正常中性粒细胞的减少/缺乏或功能障碍,导致患者易合并各种感染。致病菌以革兰氏阴性菌为主，非发酵菌（主要包括假单胞菌属、不动杆菌属、黄杆菌属、产碱菌属等）在革兰氏阴性菌中占较大比例，且非发酵菌对常用抗菌药物的耐药发生率明显增高。非发酵菌耐药发生率的上升增加了临床抗菌治疗的难度。2018 年世界卫生组织发布的抗生素耐药报告认为世界各国在应对抗生素耐药问题上取得显著进展，但仍面临严峻挑战。2016 年，国家卫生和计划生育委员会等 14 部门联合发布《遏制细菌耐药国家行动计划（2016—2020 年）》，支持新型抗感染药物研发。药品研发源于临床需求，未满足的临床需求始终是药品研发的始动因素和落脚点，因此在规范抗生素用药的同时，新药研发与临床研究是目前国内外形势下的又一研究热点。

第二节　相关法律法规与技术规范要点

抗感染药物的临床试验同其他药物一样遵循药物临床研究的一般规律和 GCP 相关要求，本节以抗菌药物为例进行介绍。

一、抗菌药物相关法律法规

与一般药物临床试验一样，抗菌药物应遵循的相关法律法规包括《药物临床试验质量管理规范》《新药（西药）临床前研究指导原则汇编》《中华人民共和国药品管理法》《药品注册管理办法》和 ICH-GCP 指导原则。

但抗菌药物并非直接作用于人体产生药理效应，而是通过杀灭或抑制人体感染部位的病原体起效，因此抗菌药物临床试验的技术规范与其他药物稍有区别。《抗菌药物临床应用指导原则》、《药物Ⅰ期临床试验管理指导原则（试行）》（2011）、《药物临床试验生物样本分析实验室管理指南（试行）》（2011）、《药物相互作用研究指导原则》（2012）、《抗菌药物研发立题技术指导原则》（2015）、《抗菌药物临床试验技术指导原则》（2015）、《药物临床试验的生物统计学指导原则》（2016），都与抗菌药物临床试验相关，在血液病合并感染抗菌药物临床试验中可参照执行。

二、抗菌药物技术规范要点

抗菌药物的临床试验不同于其他药物，在评价临床疗效的同时还需评价微生物学（细菌学）疗效，也包括对体内正常菌群的影响；同时也要注重药物在人体内的药动学过程，以及对机体的不良作用，体现药物、人体和病原菌之间的关系。《抗菌药物临床试验技术指导原则》遵循药物临床试验的要求，阐明了抗菌药物临床试验前提和基本技术要求，但并不能完全覆盖抗菌药物临床试验可能发生的各种具体情况。该指导原则为药品注册申请人和临床试验研究者在规划、设计、实施和监督临床试验，收集和分析试验数据提供必要的技术指导，使安全有效的抗菌药物得以更好更早地用于临床治疗，主要适用于全身用药的创新性抗菌药物临床试验，局部用药等其他创新性抗菌药物的临床试验也可参照执行。

第三节　临床试验设计

一、抗菌药物临床试验设计

抗菌药物临床试验设计应遵循药物研发的基本规律，遵循《药物临床试验质量管理规范》（GCP）的相关要求，通过进行临床药理学研究（如耐受性、药动学、药物相互作用等）、探索性临床治疗研究（如探索目标适应证、给药途径、给药剂量范围、给药频次和疗程等）和确证性临床治疗研究，最终确认药物的安全性和有效性，并为药品注册、临床应用以及说明书的撰写提供充分依据。

临床试验设计要求在开展临床试验前，申请人要紧密结合立题目的，以安全有效性的确定及说明书撰写为基本要求，制订详细的临床试验计划和方案，并依据对阶段性研究结果的评估情况及时进行补充和完善。

为保证临床试验结果科学可靠，过程规范，保护受试者权益并保障其安全，在临床试验过程中要严格执行 GCP。

抗菌药物临床试验遵循科学、个案处理原则，体现探索目标适应证和给药方案，确定适应证并回答涉及适应证的安全性和有效性相关问题，把握药物特性、剂型、疾病状态及人群差异，并在试验设计、药物选择、伦理考虑、指标设定、时间点确定、结果关联分析等各个方面体现抗菌药物的特点。

抗菌药物临床试验的各项试验目的、解决的问题以及具体试验设计等都可能不尽相同，各项试验常会交叉进行。早期临床试验的规模较小，侧重于探索目标适应证和给药方案，包括单次给药剂量、每日给药次数和治疗时间的优化，为后期大规模、目的性明确的临床试验提供依据，其试验方案需要根据具体情况进行必要调整。后期临床试验侧重于按照早期临床试验探索的目标适应证和给药方案，确证对拟纳入适应证的各个具体目标适应证的有效性和安全性，其试验方案有连续性。

二、血液病合并感染抗菌药物临床试验设计

血液病合并感染抗菌药物的临床试验遵循药物研究和开发的基本规律，遵循 GCP 的相关要求，探索病种和用药剂量，最终确认药物的安全性和有效性，并为药品注册、临床应用以及药品说明书的撰写提供依据。

血液病合并感染抗菌药物的临床试验既要体现抗感染药物自身的特点，探索其杀灭或抑制细菌生长的机制，又要确认其对疾病的治疗作用。因此，既要反映药物对病原体的

抗感染作用及效果，也要反映机体对药物的代谢过程，以及药物对机体感染的疗效和不良影响，还需要注意病原体耐药性的问题。同时，还要兼顾血液病患者疾病及个体状态的特点。

血液病合并感染抗菌药物试验方案设计中可能存在的问题：①血液病本身的特点，抗感染药物是否会对原发疾病的治疗、预后造成影响；②抗感染药物种类较多，抗菌谱不同；③同一种类不同品种特性不同；④药物通过对病原体作用发挥疗效；⑤临床疗效、细菌学疗效；⑥细菌耐药性；⑦不良反应类型多、程度不同。

虽然普遍期望每一种感染性疾病都有个体化的临床试验指南清晰且详细地描述具体试验步骤、试验过程、疗效评估时间点等，但由于药物类别（如药动学以及给药方案）、疾病状态（如感染部位浓度，包括药效学如时间/浓度依赖型、杀菌/抑菌、PAE、作用时效等）和受试人群（临床疗效、细菌清除、患者依从性、耐受性）的不同，血液病合并感染的抗菌药物临床试验方案设计应考虑到所试验的特定药物的唯一性。

（一）试验目的

在临床试验之前，必须明确试验目的，包括但不限于对药物、剂量、目标人群、原发血液病研究目的的探讨。

（二）试验人群

入选入组的受试者应患有血液病。在大多数临床试验中，男性或女性成年患者入选并指定他（她）们的年龄范围。在一般情况下，将来可能用药的人群都应该纳入临床试验，如小儿患者、妊娠期或哺乳期患者、肾功能衰竭患者，都需要与审核部门在试验方案设计时加以讨论。一旦受试者被确证为患有待研究的感染疾病并入组试验，则应尽一切努力，以确保必要的信息收集和受试者完成试验。

（三）设计方法

1. 盲法　研究应尽可能双盲（研究者和受试者均盲），以避免偏倚。当不具备双盲条件时，应该提供合理的论证，且试验方案中应该阐明如何保证参加者的客观性。例如，以微生物培养结果为主要终点时，可在实验室中屏蔽受试者治疗和测试样本获得的信息；以影像检查或组织学检查为主要终点时，应将受试者治疗的所有方面对评价者设盲。

2. 开放试验　在开放试验中，为避免研究者在病例入选时出现选择偏倚，要求每位研究者或者每个试验中心应建立受试者入选日志（当适合时）。该日志应在受试者入选之初即启用。日志应该记录每一被筛选者未被入选本研究的原因。入选日志应作为新药注册的组成部分来备份，并将在疗效评估时使用。

3. 随机化　生物统计部门基于分层和区组随机的设定，由计算机生成相应的随机表，分组时应随机分配患者接受试验用药物。不符合入选标准或符合任何排除标准的患者在任何情况下均不能随机进入研究，如果一旦发现不满足研究标准的患者错误随机入组，或不正确地开始治疗，或患者入选后不满足研究标准，需进行讨论退出研究。

4. 对照　在抗菌药物临床试验中很少使用安慰剂对照，通常采用阳性对照试验，试验药物与阳性对照药物对比显示非劣效性或优效性。一般建议所选用的阳性对照药物也应当作当前治疗指南中推荐使用的药物。

5. 多中心及国际多中心　抗菌药物多中心临床试验必须遵循一个共同制定的试验方案，各中心试验组和对照组例数的比例应与总样本量的比例相同。

目前多中心临床试验所选择的承担单位数量及每个中心可评价患者的最小数目并无明确规定，为保证及时获得数据，应结合药物和拟观察病种，根据具体情况选择多个承担单位。一般要求选择不同地区的至少 3~5 个临床试验中心参与，且每个中心受试者数量不应超过受试者总数的 40%。

因为已知病原微生物易感性模式和不同感染性疾病的病原微生物在世界不同的地方有所不同，所以应该关注和重视国际多中心临床试验中某些国外感染性疾病数据与本土人群的相关性。

进行多中心临床试验时，要说明如何控制因治疗、研究中心或者研究者引起的潜在偏倚。

6. 样本量　样本量必须足够大，以支持其研究目的，以及说明重要亚组(如性别、年龄、种族等)中的安全性和有效性问题。用于计算样本量大小的方法必须在试验方案中明确说明。样本量主要根据试验的主要指标来确定，试验设计的检验类型、主要指标的性质、临床公认的有意义的差值、检验统计量、检验假设、Ⅰ类和Ⅱ类错误的概率等对样本量产生影响。样本量大小应能反映主要终点，是通过置信区间还是显著性检验需进行评论。所选择的样本量大小与计算方法应该考虑到由于违反试验方案、阴性培养结果、无法用药、失访和其他结果遗失所导致的预期的患者丢失。另外，还应考虑中心效应的影响。

(四) 入排标准

1. 入选标准　入选的受试者应患有待研究的血液病及感染性疾病，确定受试者是否符合入选的标准应遵循《抗菌药物临床应用指导原则》《感染性疾病相关个体化医学分子检测技术指南》，具体应根据受试者的临床症状、影像学和微生物学结果进行入组筛选。受试者应有一份完整的病史和体格检查项目，既要确认符合入选标准，也要确认符合排除标准。

2. 排除标准

(1) 制定排除标准的主要目的

1)把未患有要研究感染性疾病的患者排除在外。

2)把病情已经进展至药物干预太迟或不足以显示效果的阶段的患者排除在外。

3)保护患者，以免出现潜在的不可接受的不良事件。

4)把患有严重基础疾病以至于干扰安全性与有效性评估的患者排除在外，即如果患者的病情、基础情况以及其他条件有导致无法获得药物安全性与有效性方面信息的风险时，就应该把其排除在研究之外。

(2)常见排除标准

1)患者对受试药物或同类药物有已知/可疑的过敏，或已知/可疑的严重不良反应。

2)在入选前 1 个月以内曾接受过其他试验药物治疗，在入组前 7 天内因为相同的症状接受抗菌药物治疗的患者。

3)正在服用有导致明显的药物相互作用风险的药物的患者。

4)正在接受其他治疗或有其他疾病可能影响药物有效性与安全性评价的患者。

5)以前入组该试验的患者。

6)患者有其他伴随情况,研究者认为其可能干扰结果评价或无法完成试验治疗或无法随访的。

7)患者伴随其他感染,需加用其他抗菌药物的。

8)正在接受血液透析、腹膜透析、血浆去除术或血液灌流治疗的肾功能不全患者。

(五)临床微生物学问题

具有专业资质的微生物学实验室及微生物学家在抗菌药物临床试验方案中应尽可能详细描述标本采集、转运、分离、鉴定、细菌培养、药敏试验、血清学诊断或直接免疫学和分子测序及质量控制等,并列出具体的临床和微生物学诊断与疗效评估的标准。

(六)药物选择和给药方案

有关药物选择和给药方案、对照药物以及合并用药的决定,应该根据药物的药动学特征、预期患者的治疗结果、对照药物的已知信息以及合并用药的作用来综合衡量考虑。

1. 试验药物选择　试验药物给药方案的选择应当考虑药学研究、非临床研究以及所研究的疾病和试验人群等方面的研究结果。应当明确表明试验药物的给药途径和具体给药方法,给药方法应结合药物剂型来详细描述。例如,口服给药的药物,应规定餐前或餐后服药;肌内注射/静脉给药(滴注或注射)的药物,应详细说明药物的配制情况,明确给药部位,静脉给药的药物还应注明给药持续时间。

2. 对照药物选择　选择对照药物需考虑满足下列条件:

(1)该药被FDA批准用于治疗被研究的疾病,其抗菌谱可与试验药物不完全一致。

(2)该药具有良好的体外抗致病菌的活性。

(3)药物可以双盲的方式被检验。

3. 合并用药　需明确规定禁止和允许合并用药的药物,并对合并用药详细记录。由于开始治疗前约1周内,以及在研究期间和随访期间使用其他抗菌药物或其他非处方药物可能影响患者的临床过程,所以应详细记录并报告。

(七)随访时间点的设定

试验方案应提供患者评价访视的日程安排,并且应规定每次访视时间和具体执行的研究安排。在所有研究中,至少有2次访视,即入组访视和治愈检验访视。在大多数研究中,需要增加访视时间点,并应当在病例报告表中记录访视中获得的调查结果。可以将访视分类如下:

1. 治疗前访视　通常在治疗开始之前进行。主要是对患者进行疾病的基线指征和症状评价,获取病史,进行身体检查,留取血样和尿样,用于实验室检验。在大多数研究中,获取标本用于微生物培养,根据试验适应证的情况可以进行影像学检查(如X射线)。

2. 治疗中访视　评价患者是否对治疗产生反应和是否耐受试验药物,也可以用于审查任何基线微生物培养及药敏试验结果以确定治疗是否应当进行调整。这种访视一般根据需要进行选择。

3. 治疗结束访视　可以评价患者对治疗的反应及患者对药物的任何不良反应,并通过实验检验评价安全性。

4. 治愈检验访视/治疗后访视　基于对药物的安全有效性做出最终评价。

治愈访视时间点的选择,应该考虑被研究的疾病以及药物的药动学特征。对于多数半衰期短的药物,治愈访视应该安排在治疗完成后数日或者数周内进行。如果药物的半衰期长,治愈访视应该安排在治疗完成后 1 周或者 2 周内进行。

(八)疗效评价

详见本章第四节有效性评价指标。

(九)安全性评价

详见本章第五节安全性评价指标。

(十)临床监查和质量控制

为保证遵循临床试验方案的 GCP 的要求,在试验过程中充分、及时和适当的监查对确保提交数据的完整性和有效性是至关重要的。

第四节　有效性评价

血液病合并感染的抗感染药物最终疗效评价应根据临床疗效、病原学疗效和综合疗效三个方面进行综合考虑。

1. 临床疗效　临床疗效评价是对患者治疗结果的判断,是基于比较患者基线和治疗结束后随访时的症状和体征及其他非微生物学指标(如影像学指标)的基础上做出的。临床疗效分为治愈和无效。因此,应当在制定方案时有明确量化的意义,达到某一定程度可归入治愈,否则应归入无效。

(1)治愈:患者在治疗结束后随访时,所有入选时的临床症状或体征都已经消失或完全恢复正常,且影像学和实验室检查等非微生物指标均已恢复正常。

实际情况下,在某些适应证中,治疗结束后随访时可能仍会观察到一些临床症状或体征,或仍存在一些微生物学指标异常。如果上述情况是生理状态下存在的,或其仅提示感染后状态或基础疾病,而不是提示活动的感染,则也可认为是临床治愈。

(2)无效:患者在治疗结束后随访时,所有入选时的症状、体征持续或不完全消失或恶化;或者出现了这一疾病的新的症状或体征和/或使用了其他针对这一疾病的抗感染治疗措施,因此那些症状及体征有一定程度改善,但仍需要改变治疗或增加治疗方案的患者,仍应被划为无效。

鉴于患者可能存在因为对足够疗程的治疗反应差而被划为无效(疗效无效),也可能因为不良事件而停药和未接受足够疗程的治疗而表现出对治疗反应差(不良事件无效),

也应划为无效。

2. 病原学疗效　病原学疗效是指在完成治疗并经过恰当时间的随访后，根据最终确定的微生物学转归情况及敏感性测定情况对病原体清除、敏感及耐药情况的分析和判断（表6-1）。这种分析或判断是以细菌培养结果（绝大多数情况下）、血清学结果（仅用于无适当培养方法的情况）或分子生物学结果（仅用于无适当培养方法及血清学方法的情况）为基础的。病原学疗效评价时重点关注的是这一药物能否清除病原体，或者说病原体是否持续存在。

进行病原学疗效评价时尚需考虑其他因素，以细菌感染为例，使用这一药物是否诱导了细菌耐药性，或者药物是否使患者对其他新的病原体易感。因此，在研究报告中应列举所有出现的细菌学结果。

表6-1　病原学疗效评价

评价等级		定义
清除	明确的清除	治疗后来自原感染部位的标本未能培养出原病原体
	假定清除	因某些症状的消失使得可培养材料无法获取或获取方式不利于患者的康复
未清除	明确的未清除	治疗后来自原感染部位的标本仍能培养出原病原体
	假定未清除	被判定临床无效的情况下，病原体的培养未完成或不能完成
部分清除		治疗结束后，原感染部位分离的多种病原体中有一种被清除

3. 综合疗效　综合疗效仅评价病原学培养阳性病例，以细菌感染为例，是指对细菌培养阳性患者的症状、体征、影像学、实验室检查以及病原检查在治疗前后的变化情况所进行的综合分析和判断，是对临床结果和细菌学结果综合考虑后所进行的评价。进行综合疗效分析和判断的时间应与细菌学疗效一致，是在完成治疗并经过恰当时间随访后进行的。综合疗效分为治愈和无效。

（1）治愈：患者在治疗结束后随访时临床治愈，且病原体清除或假定清除。

（2）无效：患者在治疗结束后随访时临床无效和病原体未清除、假定未清除和部分清除，或者两者兼有。这意味着如果患者临床和病原学结果中的某项为无效而另一项缺失，则综合疗效应判为无效。

值得强调的是，因为抗感染药物微生物学评价的特殊性，参与临床试验的各个中心的微生物实验室需达到一定标准：①必须有开展微生物学实验室工作的设备设施；②必须具有相应的工作能力并已通过公认的资格认证检查和质量控制或水平考核项目。多中心临床试验还需建立中心临床微生物实验室，该室一般设立在临床试验负责单位有资质的临床微生物学研究实验室内。

另外，血液病抗感染药物的使用也需要考虑到本身血液病状态的特点，如粒细胞缺乏、造血干细胞移植等，尤其在预防感染的有效性方面。

移植早期（0~30天），患者对细菌感染高度敏感，尤其是革兰氏阴性杆菌如铜绿假单胞菌、肺炎克雷伯菌及肠杆菌等。移植后期(3~12个月)感染的发生率和严重程度与慢性GVHD密切相关。而未合并慢性GVHD的患者感染已明显减少。此时期细菌感染以革兰氏阳性球菌多见,尤其是肺炎球菌。除肺部感染外,还可发生鼻窦炎及败血症。经验性治疗主要依据以下原则:尽可能选择杀伤性抗生素而非抑菌药物,考虑药物的协同作用,足量足疗程,为针对性治疗做好准备。

真菌感染诊断为3个级别:确诊、临床诊断及拟诊。治疗包括预防治疗、经验治疗及临床诊断治疗。预防性治疗患者包括HSCT患者、诱导阶段的ALL患者、粒细胞缺乏并同时接受大剂量糖皮质激素治疗的患者、淋巴瘤接受单抗或嘌呤类似物联合化疗出现粒细胞缺乏及淋巴细胞双重减少的患者。

病毒感染在HSCT后常见,其中以疱疹病毒最多见,如HSV(单纯疱疹病毒)、CMV(巨细胞病毒)。CMV感染防治最为重要,需要早期诊断并及时用药,首选更昔洛韦。严重病例可选择更昔洛韦与膦钾酸钠合用。静脉注射丙种球蛋白与抗病毒药物联合可提高疗效。

第五节　安全性评价

安全性评价是针对临床试验中出现的临床不良事件和实验室检查异常评价它们与试验药物和对照药物的关联性。在对临床试验中出现的任何异常症状、体征、实验室检查或其他特殊检查进行详细记录的同时,应对其进行关联性评价。

对安全性进行分析时,要尽可能结合药物的化学结构、药理作用特点、已上市同类药物的不良反应、药物与不良反应的出现是否有时间关系、不良反应的性质与药物的药理作用是否相符合、停药后反应是否有所减轻、重复用药时反应是否重现、与伴发疾病或同用的其他类药物的关系等方面进行考虑,对安全性的具体内容及程序做出评价,并对后期的临床使用提出建议。临床前安全性评价、临床安全性评价、安全性的综合评价参照本书第一章第六节。

在抗感染药物临床试验中,应当记录所有受试者的治疗前(基线)、治程中和治疗结束后各次访视进行的实验室检查项目的检测结果,并作安全性评价分析。对于安全性的观察,其方法要具体反映临床症状、体征和实验室检查情况的变化,要界定不良事件严重程度的标准。

实验室安全性检查评价项目包括:血、尿常规(根据需要测定粪便常规)、血液生化检验(肝功能、肾功能、血糖、电解质等其他根据需要确定的各项检验)、特殊检查项目(心电图检查、胸部或其他部位影像学检查、肺功能检查以及根据不同感染和不同病变部位需要进行的检查项目)、其他检查项目(根据临床前药理毒理学研究结果认为需要进行检查的项目)。

其他安全性试验指标的设定取决于非临床研究结果、试验药物与已上市药物的毒性特点、已知的具有相似化学结构药物的特点或以往的临床经验等。

抗感染药物临床试验安全性指标与血液肿瘤化疗药物试验安全性指标在考虑安全性方面一致，参见本书第二章第五节。

血液肿瘤主要抗感染药物相关不良反应：

1. 头孢菌素类

(1)免疫性溶血性贫血：头孢菌素类和其他β-内酰胺类抗生素一样，有诱发免疫性溶血性贫血的作用，其机制可能为药物或其代谢产物与红细胞膜成分发生作用，疏松或紧密结合后，导致新抗原形成，最后发生免疫性溶血性贫血。头孢菌素类偶可附着于红细胞膜的抗原和相应抗体上，或免疫复合物在补体作用下非特异性地吸附于红细胞膜上，引起溶血性贫血，其直接 Coombs 试验阳性。

(2)白细胞减少：与免疫机制有关，药物与血浆蛋白结合后成为全抗原，与相应抗体结合为免疫复合物，在补体参与下覆盖于白细胞膜上致白细胞被破坏。

(3)凝血功能障碍和出血并发症：机制可能有以下几方面。①诱导对维生素 K 有反应的低溶血酶原血症(凝血酶原时间延长可证实)；②产生获得性血小板功能缺陷(出血时间延长可证实)；③继发于骨髓抑制产生的血小板减少症；④免疫性血小板减少；⑤抑制纤维蛋白聚合；⑥对双香豆素的潜在影响。

2. 抗病毒药物　造血干细胞移植中，如使用更昔洛韦，造血重建早期可影响干细胞植入；在确诊 CMV 感染治疗过程中，亦有患者用药后血象下降，明显对更昔洛韦不耐受。

第六节 临床研究实例介绍

一、针对粒细胞缺乏伴发热的抗感染药物

(一)泊沙康唑与标准唑类预防性治疗高危粒细胞缺乏患者侵袭性真菌病的研究

1. 研究目的　评价泊沙康唑与标准唑类预防性治疗高危粒细胞缺乏患者侵袭性真菌病的有效性、安全性。

2. 研究设计类型及方案

(1)类型：随机、平行、开放、对照临床试验。

(2)方案：诊断为初治的或第一次复发的急性髓细胞性白血病或骨髓增生异常综合征，在接受诱导缓解化疗后出现中性粒细胞缺乏(中性粒细胞绝对值$<0.5\times10^9/L$)达到 7 天甚至更长时间；同时，患者必须满足能够口服药物，但是入组期间可以允许短期的静脉注射治疗(<4 天)。

确认受试者筛选合格后，所有病例随机分组，按照 1∶1 比例接受泊沙康唑与标准唑类(氟康唑或伏立康唑)预防性治疗。受试者口服泊沙康唑 200mg 每日 3 次或氟康唑 400mg 每日 1 次或伊曲康唑 200mg 每日 2 次。无法耐受口服者可在每个化疗周期中使用

同等剂量的静脉用药不超过 3 天。在每一个化疗周期中，末次蒽环类药物使用后 24 小时或化疗第一天(化疗方案不含蒽环类药物)即给予预防性治疗，一直持续到粒细胞缺乏结束、或疾病完全缓解、或侵袭性真菌感染发生、或随机化分组后第 12 周。无论因为哪种状态结束干预，患者均需要在分组后的第 100 天及末次化疗周期最后一次给药后的第 30 天进行随访。

3. 入选标准 ①性别不限，体重>34kg，成年人或>13 岁的青少年；②疾病定义，预计或已经出现中性粒细胞缺乏(中性粒细胞绝对值<0.5×10^9/L)、ECOG 评分小于 3 分；③育龄期妇女在开始药物治疗前必须采用医学上公认的避孕方法，并同意在研究期间进行避孕或者进行外科绝育(如子宫切除或输卵管结扎)；④具有生育可能的女性受试者必须在开始研究用药前 72 小时内进行血清妊娠试验(β-HCG)检查，且结果须为阴性。

4. 排除标准 ①怀孕、准备怀孕或哺乳期的女性受试者；②治疗前排除，入组前 30 天内证实或可能使用过两性霉素 B、氟康唑及伏立康唑治疗者；③特殊治疗排除，使用过已知可能与唑类药物相互作用而导致危及生命不良作用的药物；④入组前 30 天使用过任何化疗方案以外的临床研究药物或生物制剂者；⑤入组前 30 天参加过任何其他盲法的临床试验者；⑥肾功能不全者(估计肌酐清除率相对基线水平<20ml/min 或在临床研究中需要透析)；⑦心电图提示 Q-Tc 间期延长，男性>450s，女性>470s；⑧中度或严重肝功能不全者，谷草转氨酶(GOT)、谷丙转氨酶(GPT)、碱性磷酸酶水平大于 5 倍正常值上限(ULN)，或血清总胆红素大于 3 倍正常值上限。

5. 疗效指标 任何迹象或症状的感染(包括发烧)、每周两次采血查 G/GM 试验、真菌体外药敏试验、稳态血药浓度测定。

6. 安全性指标 不良事件记录从随机分组开始，直至末次化疗周期最后一次试验给药后 30 天。根据国家肿瘤研究所常用毒性分级标准体系对这些事件进行分类。

7. 统计分析 采用非劣效性分析，另外，使用卡普兰-迈耶法评估任何原因引起的死亡时间、与真菌感染有关的死亡时间、经证实或可能真菌感染的时间、经验性抗真菌治疗的首次使用时间以及没有被证实或可能的侵袭性真菌感染的生存时间。存活率用卡方检验和对数秩检验进行评估。除了非劣效性分析所有分析均基于双侧的 P 值，以双侧 P 值小于 0.05 认为有统计学意义。

(二) 米卡芬净和伊曲康唑经验性抗真菌治疗粒细胞缺乏伴发热患者的临床研究

1. 研究目的 评价米卡芬净和伊曲康唑经验性抗真菌治疗粒细胞缺乏伴发热患者的有效性、安全性。

2. 研究设计类型及方案

(1)类型：前瞻性、随机、平行、开放、非劣效性临床研究。

(2)方案：诊断为急性白血病、高侵袭性淋巴瘤或者其他血液肿瘤，经过加强化疗后出现粒细胞缺乏伴发热，符合中性粒细胞缺乏≤0.5×10^9/L、任何时间 T≥38.4℃或 T≥38.0℃超过 1 小时(口温)，以疾病、年龄、性别及危险分层按照 1∶1 比例分为米卡芬净组和伊曲康唑组。最少用药时间为 5 天。当患者脱离粒细胞缺乏或体温正常，则治疗结束。

抗真菌治疗超过 7 天仍持续高热则认为治疗失败，则根据具体情况由研究者决定调整用药。

米卡芬净组：给予 100mg，每日 1 次，静脉滴注>60min。伊曲康唑组：给予 200mg，每日 2 次，共 2 天，后 200mg，每日 1 次，共 12 天，静脉滴注。

3. 入选标准 ①年龄>18 岁；②自愿参加临床研究并签署知情同意书；③诊断为血液肿瘤并经过化疗；④粒细胞缺乏（中性粒细胞绝对值$<0.5\times10^9$/L）伴发热（T≥38.4℃）。

4. 排除标准 ①孕妇、哺乳期妇女；②菌群（念珠菌属、曲霉菌属）易位引起的结肠炎；③HIV 感染；④30 天内参加过其他临床试验者；⑤入组前 72 小时内使用过全身抗真菌药物。

5. 疗效指标 总体有效率。

6. 安全性指标 主要研究终点是总体有效率。患者符合以下则认为有效：①未发生侵袭性真菌病；②存活至治疗结束后 7 天；③无因不良事件而过早中断研究；④粒细胞缺乏最低点时退热；⑤抗真菌治疗有效。次要研究终点为发热时间、粒细胞缺乏伴发热的时间、住院时间、总生存期率。

7. 统计分析 基于随机分组分析所有入组患者，以 10%作为非劣效性区间比较卡泊芬净与伊曲康唑。通过以往独立试验中米卡芬净和伊曲康唑的反应率分别为 61.7%和 47%来计算样本量，以 $P<0.05$ 认为有统计学意义。应用 Fisher's 检验分析总体有效率，卡方检验和对数秩检验分析总生存期率、发热时间、住院时间，患者特征则采用双侧 t 检验。

（三）替加环素联合哌拉西林/他唑巴坦治疗粒细胞缺乏伴发热患者的临床疗效及相关安全性的临床研究

1. 研究目的 评价替加环素联合哌拉西林/他唑巴坦治疗粒细胞缺乏伴发热患者的临床疗效及相关安全性。

2. 研究设计类型及方案

（1）类型：随机平行对照临床研究。

（2）方案：病例随机分组，按照 1∶1 比例接受替加环素联合哌拉西林/他唑巴坦或亚胺培南/西司他丁治疗。

3. 入选标准 ①成人（≥18 岁）血液肿瘤患者，血液肿瘤包括急性髓细胞性白血病、急性淋巴细胞白血病、非霍奇金淋巴瘤、多发性骨髓瘤或其他血液肿瘤疾病；②患者伴有粒细胞缺乏和发热的临床症状；③患者出现肺部感染、复杂性皮肤及皮肤软组织感染、复杂性腹腔感染、血流感染等疾病的临床体征或临床症状；④患者本人或其授权委托人同意参加临床试验并签署知情同意书。

4. 排除标准 ①对青霉素过敏患者，或对替加环素过敏患者；②孕妇、哺乳期妇女；③未签署知情同意书患者；④任何可预计到的增加患者风险或其他可干扰临床试验结果的因素。

5. 疗效指标 以发热持续时间、临床治疗成功率为主要指标，以细菌清除率、住院时间及安全性为次要指标。

（四）初始经验性联用利奈唑胺治疗粒细胞缺乏伴发热患者的疗效及安全性研究

1. 研究目的　初始经验性联用利奈唑胺治疗粒细胞缺乏伴发热患者的疗效及安全性。

2. 研究设计类型及方案

（1）类型：多中心随机、平行、对照临床研究。

（2）方案：病例随机分组，按照 1∶1 比例接受注射用亚胺培南/西司他丁钠联合利奈唑胺或注射用亚胺培南/西司他丁钠治疗。

3. 入选标准　①年龄 18~80 岁，男女不限；②粒细胞低于 $0.5\times10^9/L$ 或预计 48 小时后低于 $0.5\times10^9/L$；③伴发热，单次口温≥38.3℃（需排除明显环境因素影响）或体温≥38.0℃且持续时间≥1 小时；④经临床医师评估为高危患者需静脉使用抗生素者，严重中性粒细胞缺乏（ANC<$0.1\times10^9/L$）或预计中性粒细胞缺乏持续>7 天、病情不稳定、有临床并发症者，或肝功能不全（定义为转氨酶水平>5 倍正常值上限）或肾功能不全（定义为肌酐清除率<30ml/min）者。

4. 排除标准　①孕妇、哺乳期妇女；②已知的或被怀疑对利奈唑胺或注射用亚胺培南/西司他丁钠过敏的患者；③无法保证完成必须的治疗计划和随访观察的患者；④入组时正在使用静脉抗生素者；⑤患者明确存在使用革兰氏阳性菌药物的指征，如血液动力学不稳定、临床疑有严重导管相关感染（如经导管输液时出现发冷或寒战以及导管穿刺部位周围蜂窝织炎等）、皮肤或软组织感染、影像学确诊的肺炎。

5. 疗效指标　以退热时间、临床有效率、细菌清除率为主要指标，以不良反应发生率为副作用指标。

二、针对造血干细胞移植术后合并感染的抗感染药物

（一）注射用哌拉西林/他唑巴坦与注射用亚胺培南/西司他丁钠经验性治疗造血干细胞移植后粒细胞缺乏伴发热的临床研究

1. 研究目的　评价注射用哌拉西林/他唑巴坦与注射用亚胺培南/西司他丁钠经验性治疗造血干细胞移植后粒细胞缺乏伴发热的有效性及安全性。

2. 研究设计类型及方案

（1）类型：前瞻性、随机、平行、开放、对照临床研究。

（2）方案：本研究纳入清髓造血干细胞移植的患者，经过随机分组，按照 1∶1 比例分为 PTZ 组（67 例，4 000mg 哌拉西林，500mg 他唑巴坦，每 6 小时给药）、IMP 组（66 例，500mg 亚胺培南，500mg 西司他丁，每 6 小时给药）。所有患者均入住无菌层流仓完成造血干细胞移植，以出现中性粒细胞绝对值<$0.5\times10^9/L$ 或预计 24 小时内中性粒细胞绝对值<$0.5\times10^9/L$，伴有体温>38.3℃一次或>38.0℃两次（中间间隔 4 小时以上），诊断为粒细胞缺乏伴发热。实验室检查包括血常规、尿常规、血生化、血液或感染病灶病原学检查、

CRP 及 PCT。细胞植入前避免进行胸部 CT 检查。对于任何有可疑或显著呼吸道症状、阳性体征者,痰涂片和痰培养须重复做(至少两次)。如出现不明原因的发热超过 48 小时并且患者的症状体征加重,CRP 或 PCT 进行性升高,则调整 PTZ 为 IMP、IMP 为其他碳青霉烯类药物,也可根据临床表现和培养的病原学结果进行调整。如果患者有严重的休克、黏膜或皮肤感染,可加用万古霉素或利奈唑胺。发热超过一周的患者给予伊曲康唑或卡泊芬净经验性抗真菌治疗。移植前两周起给予未发生侵袭性真菌病的患者氟康唑预防性抗真菌治疗。所有患者移植前给予口服两周磺胺甲噁唑和更昔洛韦预防性治疗。接受异基因造血干细胞移植者给予静脉用阿昔洛韦。抗菌治疗使用至中性粒细胞绝对值$>0.5\times10^9/L$并且无发热、病原学检查阴性。不良反应的评估包括过敏反应、胃肠道反应、肝肾功能不全以及 PTZ 及 IMP 不耐受。主要研究终点是初始经验性抗菌药物使用 48 小时后退热,次要研究终点是治疗结束时。

3. 入选标准 ①年龄 13~65 岁;②接受自体或异基因造血干细胞移植;③ECOG 评分 0~1 分;④ICF 可评估。

4. 排除标准 ①药物过敏;②粒细胞缺乏前发生的感染;③肾功能不全;④患有中枢神经系统或心理疾病者。

5. 疗效指标 体温与病原学检查。

6. 安全性指标 血清肌酐升高、转氨酶升高、胃肠道不良反应。

7. 统计分析 数据采用 IBM SPSS 分析,版本 20(IBM Corporation,Somerset,New York),分类变量组之间的差异用卡方比较,或者 Fisher 的精确测试,Mann Whitney U 检验用来比较中值,统计学检验 $p<0.05$ 被认为是显著的。

(二)评价 256U87(盐酸伐昔洛韦)预防成人及儿童造血干细胞移植患者单纯疱疹病毒感染的疗效及安全性的临床研究

1. 研究目的 评价 256U87(盐酸伐昔洛韦)预防成人及儿童造血干细胞移植患者单纯疱疹病毒感染的疗效及安全性。

2. 研究设计类型及方案

(1)类型:多中心、单臂、开放性临床研究。

(2)方案:病例单组分配,成人患者,16~65 岁,口服伐昔洛韦片(500mg/次),每日 2 次。儿童患者,1~16 岁,口服伐昔洛韦颗粒(25mg/kg),每日 2 次。每次治疗的最大剂量仅为 500mg,儿童 40kg 以上可按成人剂量口服。对造血干细胞移植前 7 天至造血干细胞移植后 35 天中出现口腔黏膜炎、皮肤感染、生殖器疱疹和肺炎者等疑似单纯疱疹感染者进行病毒分离鉴定。如果鉴定结果为阳性,则将其定义为 HSV 感染病例,同时进行病毒 DNA 鉴定(PCR)。

3. 入选标准 ①拟接受造血干细胞移植的患者(除外脐血移植);②年龄 1~65 岁;③患者签署知情同意书;④性别不限,但男性患者在研究期间必须采取足够的避孕措施,育龄期女性也须同意采取避孕措施;⑤心电图 Q-Tc<450ms,或者伴有束支传导阻滞时 Q-Tc<480ms;⑥肝功能检查中谷草转氨酶(GOT)、谷丙转氨酶(GPT)均<2 倍正常上限值,碱性磷酸酶 ALP 及总胆红素≤1.5 倍正常上限值(如果直接胆红素<35%,总胆红素>1.5

倍正常上限值是可以接受的)。

4. 排除标准 ①既往进行过造血干细胞移植患者;②研究者确认有以下情况者,严重的吸收不良综合征、呕吐、黏膜炎或其他胃肠功能障碍可能导致口服伐昔洛韦无法吸收;③对核苷酸类似物过敏者;④既往或目前合并有肾功能不全(血肌酐≥1.5倍正常上限值);⑤伴有严重的并发症者(如其他恶性肿瘤、心功能不全、青少年糖尿病等);⑥近期使用过禁止与伐昔洛韦合用的药物;⑦乙肝、丙肝感染者;⑧艾滋病患者或HIV感染者;⑨30天内参加过其他临床研究者;⑩怀孕或计划怀孕者;⑪因心理、家庭、社会或地域原因不能遵循研究者;⑫研究者认为不适合入组者。

5. 疗效指标 HSV的发生率,肝功能GOT、GPT、ALP、CPK、GGT、TBIL、DBIL。

6. 安全性指标 暂无数据。

7. 统计分析 暂无数据。

(三)评价雷夫康唑预防非清髓异基因造血干细胞移植患者侵袭性真菌感染的安全性、耐受性及药动学的临床研究

1. 研究目的 评价雷夫康唑预防非清髓异基因造血干细胞移植患者侵袭性真菌感染的安全性、耐受性及药动学。

2. 研究设计类型及方案

(1)类型:Ⅰ~Ⅱ期临床研究。

(2)方案:纳入拟行非清髓异基因造血干细胞移植病例,在预处理开始后48小时、给予环孢素预防GVHD前,且根据欧洲癌症研究和治疗组织/侵袭性真菌感染协作组(EORTC)、美国国家变态反应和感染病研究院真菌病研究组(MSG)标准,无侵袭性真菌感染的受试者。每位患者口服雷夫康唑每日1次。在没有出现不可接受的毒性反应的前提下,治疗持续至造血重建。其中有8例患者接受口服递增剂量的雷夫康唑以确定最大耐受剂量。而最大耐受剂量的确定以其中2例出现剂量依赖性毒性反应。所有患者以4周作为随访周期。

3. 入选标准 ①年龄>18岁;②ECOG评分为0~2分;③无预期寿命要求;④肝功能:胆红素不高于正常上限的5倍、GOT及GPT不高于正常上限的5倍、碱性磷酸酶不高于正常上限的5倍;⑤血常规及肾功能无特别要求;⑥非妊娠、哺乳期;⑦入组后4周内必须采取有效的避孕措施(男性12周);⑧能够口服药物;⑨有良好的静脉通路条件;⑩无相关唑类抗真菌药物过敏史;⑪不会给患者在入组期间造成不可接受的额外风险。

4. 排除标准 ①2周内使用非FDA准入的临床研究药物;②同时服用可导致Q-Tc延长的药物(如特非那定、西沙必利、奎尼丁、匹莫齐特或多非利特);③服用利福平;④使用其他预防性或经验性的抗真菌治疗;⑤使用含有两性霉素B的药物;⑥给予其他唑类或三唑类的抗真菌药物全身用药;⑦使用棘白菌素类药物;⑧可同时使用外用抗真菌药物。

5. 疗效指标 暂无数据。

6. 安全性指标 暂无数据。

7. 统计分析 暂无数据。

（四）膦甲酸钠与更昔洛韦预防异基因造血干细胞移植后巨细胞病毒感染的随机、平行、对照临床研究

1. 研究目的　评价膦甲酸钠与更昔洛韦预防异基因造血干细胞移植后巨细胞病毒感染的有效性及安全性。

2. 研究设计类型及方案

（1）研究设计类型：随机、平行、对照临床研究。

（2）研究方案：病例随机分组后，造血重建后至移植+60 天分别接受膦甲酸钠或阿昔洛韦预防巨细胞病毒感染。

3. 入选标准　①年龄 12~55 岁；②因血液病接受异基因造血干细胞移植患者；③血 CMV IgM 阴性，血、尿 CMV DNA 阴性；④自愿受试并签署知情同意书。

4. 排除标准　①中性粒细胞绝对值 $<0.5\times10^9/L$，血小板 $<25\times10^9/L$；②血肌酐 $>105\mu mol/L$，GPT、GOT、总胆红素大于正常上限值 2 倍；③正在接受阿昔洛韦、更昔洛韦或膦甲酸钠抗病毒治疗；④对更昔洛韦或膦甲酸钠过敏；⑤妊娠期或哺乳期。

5. 疗效指标　以移植后 100 天内 CMV 感染发生率、生存率为主要检测指标，以移植后 100 天内 CMV 病发生率、药物相关不良反应发生率为次要指标。

第七节　抗感染药物的研发现状及展望

2019 年，FDA 共批准了 6 种抗感染药物上市。前不久，WHO 公布了 2020 年全球抗生素耐药性和使用监测系统（GLASS）报告，来自全球 66 个国家 64 000 多个监测点的数据显示，抗生素耐药国家数量创下新高，越来越多的细菌感染对手头的治疗药物产生了抗药性。目前新抗感染药物研发和上市已远远不及全球抗生素耐药的发展速度。我国抗生素用量约占世界一半，此前 WHO 推测，如不采取有效措施，到 2050 年，我国抗生素耐药每年将导致 100 万人死亡。尽管感染患者基数大、耐药形势严峻，但抗感染药物的研发速度仍远远不及慢性病及抗癌药物的研发速度。主要原因有：①从发病人数来看，感染性疾病发病率最高的国家通常是经济欠发达国家。有能力研发新抗感染药物的大公司开发新药的目标都是追逐利润最大化，且抗感染治疗都是短期行为，而低收入患者通常很难承受高价的抗生素新药。相比之下，慢性病需终生服药的新药或抗癌新药等高价药物的开发对跨国制药公司来说无疑具有更大吸引力。②尽管 FDA 早在几年前推出“抗生素等新药产品可进入审批快速通道”这一新政，但实际上对抗生素新药开发者来说，临床试验费用成本还是一样高，且不规范使用使抗生素导致的耐药出现速度远快于抗生素的研发速度，使得抗生素药物研发产生的经济效益十分有限。③中国、印度、巴西或俄罗斯等新兴工业国家在开发抗生素新药产品上与发达国家仍存在很大技术差距。为加强抗菌药物管理，遏制细菌耐药，维护人民群众健康，促进经济社会协调发展，我国政府发布了《遏制细菌耐药国家行动计划（2016—2020 年）》，着重强调了鼓励新型抗菌药物的研发，为国内抗菌药物的研发提供了政策保障。

一、国际抗感染药物的研发现状

（一）国内尚未上市的新药

1. 美罗培南/法硼巴坦（meropenem/vaborbactam）　美罗培南和法硼巴坦的复合药物。美罗培南同其他碳青霉烯类抗生素一样，可抑制细菌细胞壁合成。法硼巴坦（以前称为 RPX7009）是一种新的丝氨酸 β-内酰胺酶抑制剂，具有抗 Ambler A 类［包括肺炎克雷伯菌碳青霉烯酶（KPC）］和 C 类酶（包括 AmpC）的活性。法硼巴坦单用不具有抗菌活性（MIC≥64μg/ml）。但该药与美罗培南联合使用，与单用美罗培南相比，能增强美罗培南抗产 KPC 菌株的活性，而且对哺乳动物丝氨酸蛋白酶没有抑制作用。它对金属 β-内酰胺酶（包括 25 个 NDM-1 和 16 个 VIM 生产者）以及苯唑西林（27 个 OXA-48/OXA-163 生产者）没有抑制作用。2017 年 8 月 29 日获 FDA 批准上市。

2. recarbrio　是亚胺培南（imipenem）、西司他丁（cilastatin）和瑞来巴坦（relebactam）的组合。亚胺培南是碳青霉烯类抗菌药物，西司他丁是肾脱氢肽酶抑制剂，瑞来巴坦是 β-内酰胺酶抑制剂。西司他丁限制亚胺培南的肾脏代谢，并且不具有抗菌活性。亚胺培南在肠杆菌和铜绿假单胞菌中与 PBP2 和 PBP1B 结合，进而抑制青霉素结合蛋白（PBP），PBP 的抑制作用会破坏细菌细胞壁合成。瑞来巴坦没有内在的抗菌活性，但可保护亚胺培南免受某些丝氨酸内酰胺酶的降解，如巯基变异型酶（SHV）、替莫尼拉（TEM）、头孢他昔单胺酶（CTX-M）、阴沟肠杆菌 P99（P99）、假单胞菌源性头孢菌素酶（PDC）和肺炎克雷伯菌碳青霉烯酶（KPC）。2019 年 7 月 16 日，默沙东宣布旗下新型抗生素 recarbrio 仅被批准用于治疗或预防已确诊的由易感细菌引起的感染。

3. sulopenem　Iterum Therapeutics 公司研发，FDA 授予其在研创新抗生素 sulopenem 合格传染病产品（QIDP）资格，用于治疗 4 项适应证，包括社区获得性细菌性肺炎、急性细菌性前列腺炎、淋菌性尿道炎和盆腔炎。2017 年，它已经获得 QIDP 资格治疗非复杂性尿路感染（uUTI）、复杂性尿路感染（cUTI）和复杂性腹腔感染（cIAI）。同时 FDA 授予 sulopenem 针对这 7 项适应证的快速通道资格。它是一款可以口服也可以注射的广谱碳青霉烯类抗生素。在体外试验中，sulopenem 对已经对其他抗生素产生抗性的革兰氏阴性、革兰氏阳性和厌氧细菌都具有活性。目前，sulopenem 在Ⅲ期临床试验中用于治疗 uUTI、cUTI 和 cIAI。

4. 头孢地尔（cefiderocol）　第五代头孢菌素类抗菌药物，是硫酸头孢地尔对甲苯磺酸盐水合物，由日本盐野义制药株式会社（Shionogi & Co. Ltd）研制，其有效成分头孢地尔是一种新型铁载体头孢菌素，具有独特的穿透革兰氏阴性菌细胞膜的作用机制，与三价铁离子络合，通过细菌铁转运蛋白，穿透细胞膜外膜被转运至细菌细胞壁内，使之在细菌胞质中达到更高浓度，与受体结合，抑制细菌细胞壁的生物合成，对所有革兰氏阴性菌具有强劲的杀灭活性，包括耐碳青霉烯革兰氏阴性非发酵鲍曼不动杆菌、铜绿假单胞菌、难治性耐碳青霉烯肠杆菌。2019 年 11 月 14 日，FDA 批准头孢地尔静脉注射液上市。这是

FDA 自 2010 年以来,继批准头孢洛林酯(ceftaroline fosamil)、盐酸头孢吡肟(cefepime hydrochloride)和头孢洛扎(ceftolozane)上市之后,批准的第 4 款头孢菌素类抗菌药物。

5. 德拉沙星(delafloxacin) 是新一代广谱氟喹诺酮抗菌药物。作用机制与其他喹诺酮类药物类似,抑制拓扑异构酶Ⅱ和拓扑异构酶Ⅳ,从而阻断病原体 DNA 的复制转录导致细胞凋亡。德拉沙星是广谱抗菌药物,对于革兰氏阳性菌(金黄色葡萄球菌、肺炎链球菌、乙型溶血性链球菌和一些肠球菌)、革兰氏阴性菌(流感嗜血杆菌、脑膜炎球菌、淋球菌、肠杆菌、假单胞菌、厌氧菌、艰难梭菌),以及产气荚膜梭菌和结核分枝杆菌有较好的抗菌活性。德拉沙星的结构决定其对拓扑异构酶Ⅱ和拓扑异构酶Ⅳ显示出相似的亲和力。因此,德拉沙星耐药性发生需要两个靶位同时突变,所以德拉沙星具有更高的稳定性;并且,德拉沙星也不是外排泵的良好基质,因此,德拉沙星针对喹诺酮类耐药菌属仍能保持较低的 MIC。德拉沙星葡甲胺注射剂于 2017 年 6 月 19 日获 FDA 批准上市,由 Melinta 公司在美国上市销售,商品名为 Baxdela。

6. 氨曲南/阿维巴坦(aztreonam/avibactam) 氨曲南属于单环内酰胺类,对革兰氏阴性病原体(肠杆菌类除外)有广泛的活性,而对革兰氏阳性需氧菌、厌氧菌和脆弱拟杆菌没有活性。氨曲南容易被 A 类和 C 类内酰胺酶水解,但它是唯一一种在金属 β-内酰胺酶(MBL)水解作用下依然稳定的 β-内酰胺,因此是治疗产 MBL 革兰氏阴性病原体感染的有益选择。与阿维巴坦的组合扩大了氨曲南的活性范围,恢复了对革兰氏阴性病原体(Ambler A 类、C 类和一些 D 类 β-内酰胺酶)的抗菌活性。氨曲南/阿维巴坦对包括美罗培南不敏感菌株在内的 99.8%的肠杆菌分离株有活性。此外,据报道,该药效果比美罗培南强 8~32 倍,与单用氨曲南相比,氨曲南/阿维巴坦并不能增强对鲍曼不动杆菌或铜绿假单胞菌的活性,从而可能导致对非发酵 MDR 菌株引起的感染活性有限。目前,Ⅲ期临床试验研究正在进行,旨在比较治疗革兰氏阴性菌引起的严重感染[包括医院获得性肺炎,即 HAP 和呼吸机相关性肺炎(VAP)]时氨曲南/阿维巴坦(联合或不联合甲硝唑)与美罗培南(联合或不联合黏菌素)这两种治疗方案的疗效、安全性和耐受性。

7. 亚胺培南/relebactam(MK-7655) relebactam(以前称为 MK-7655)是一种新型的静脉注射 β-内酰胺酶抑制剂(A 类和 C 类)。目前正在评估它与亚胺培南/西司他丁联合治疗耐药革兰氏阴性菌感染的效果。体外研究表明,relebactam 能恢复亚胺培南对产 KPC 肠杆菌的活性,在 4mg/L 浓度时,可将亚胺培南 MIC 值从 16~64mg/L 降低到 0.12~1mg/L。此外,relebactam 还能降低铜绿假单胞菌对亚胺培南的 MIC 值,特别是在外膜孔蛋白降低、AmpC β-内酰胺酶增加的菌株中。然而,在亚胺培南中添加 relebactam 治疗鲍曼不动杆菌或嗜麦芽窄食单孢菌或产 MBL 肠杆菌中并没有辅助益处。目前一项非劣效Ⅲ期评估对比亚胺培南/relebactam 和哌拉西林/三唑巴坦这两种药物治疗 HAP 和 VAP 疗效和安全性的临床试验正在招募患者。最近一项Ⅲ期评估对比亚胺培南/relebactam 在治疗耐亚胺培南细菌感染时(包括 HAP、VAP、cIAI 和 cUTI),亚胺培南/relebactam(200/100~500/250mg,取决于肾功能)与甲磺酸黏菌素+亚胺培南/西司他丁两种治疗方案疗效和安全性的研究已经完成(ClinicalTrials. Gov:NCT02452047),结果待定。在Ⅱ期临床试验中,亚胺培南/relebactam 耐受性良好，腹泻、恶心、呕吐和头痛是常见的不良事件。于 2019 年 7 月亚胺培南-西司他丁/relebactam 被 FDA 批准用于治疗成人复杂性腹腔感染和尿路感染。

8. plazomicin（ACHN490）　对肠杆菌、铜绿假单胞菌、金黄色葡萄球菌（包括 MRSA）均有抗菌活性，而且对产超光谱 β-内酰胺酶（ESBL）、碳青霉烯耐药、多黏菌素耐药的肠杆菌和产氨基糖苷类钝化酶（aminoglycoside modifying enzyme，AME）的细菌均有抗菌活性。15mg/kg，1 次/d 治疗复杂尿路感染和肾盂肾炎的Ⅲ期临床研究结果显示，plazomicin 和美罗培南的临床治愈率分别为 81.7%和 70.1%。2018 年获得 FDA 的批准，用于治疗由敏感菌引起的复杂性尿路感染和肾盂肾炎，给药方案为 15mg/kg，1 次/d，疗程不超过 7 天。在治疗 CRE 所致 HAP、VAP、血流感染的研究中，plazomicin 联合替加环素或美罗培南的疗效和安全性优于多黏菌素，但本研究的病例数少，提供的证据有限。

9. eravacycline　由 Tetraphase Pharms 公司研发，并于 2018 年 8 月在美国上市，主要用于治疗 18 岁及以上患者的复杂腹腔感染。作用机制是与 30S 核糖亚基结合，从而防止氨基酸残基在延长肽链中的结合，破坏细菌蛋白的合成。其对革兰氏阳性耐药菌[MRSA 与万古霉素耐药的肠球菌（VRE）等]、革兰氏阴性耐药菌（产 ESBL 或碳青霉烯耐药的肠杆菌科细菌、MDR 的鲍曼不动杆菌、嗜麦芽窄食单胞菌等）具有较强的抗菌活性，但对铜绿假单胞菌和伯克霍尔德菌无效。

10. omadacycline　具有广谱抗菌活性，包括革兰氏阳性菌、革兰氏阴性菌、非典型致病菌和厌氧菌，对耐青霉素的肺炎链球菌、VRE、β-内酰胺酶阳性的流感嗜血杆菌、不动杆菌属和对头孢他啶不敏感、对亚胺培南不敏感的肠杆菌科细菌均有抗菌活性，但对铜绿假单胞菌、变形杆菌没有活性。其适应证为社区获得性肺炎和复杂性皮肤与皮肤软组织感染，目前治疗复杂性尿路感染的临床试验结果疗效较好。2018 年 8 月 12 日获 FDA 批准上市。再鼎医药（Zai Lab）近日宣布，国家药品监督管理局药品审评中心（CDE）已授予甲苯磺酸奥玛环素（omadacycline）的新药上市申请优先审评资格。

11. 奥利万星（oritavancin）　是第二代脂糖肽类抗生素，有多种作用机制：①通过与羧基末端的 D-丙氨酰-D-丙氨酸结合抑制转糖基作用（聚合）以及转肽（交联）作用阻止细胞壁的合成；②破坏细菌膜的完整性，导致去极化、膜通透性增加最终导致细胞死亡；③与 VRE（VanA）中的 D-丙氨酰-D-乳酸盐残基结合，对 VRE 有很好的抗菌活性；④超微结构研究显示奥利万星在 MRSA 和 VRE 中可以引起中隔扭曲，另外同达巴万星类似，奥利万星的亲脂侧链可以使药物锚定在细胞膜上，增加抗菌活性。奥利万星抗菌谱与达巴万星类似，此外，对 VRE（包括 VanA）、MRSA、VISA、hVISA、VRSA 等多重耐药的革兰氏阳性菌具有很好的杀菌活性。奥利万星是长效的浓度依赖性快速杀菌剂，也是 FDA 批准用于急性细菌性皮肤及皮肤软组织感染（ABSSSI）治疗的首个和唯一一种单剂量治疗方案的抗菌药物。2014 年 8 月 6 日获 FDA 批准上市。

12. 艾沙康唑硫酸酯（isavuconazonium sulphate）　是一种新型三唑类广谱抗真菌药物。麦角固醇是真菌细胞膜的主要成分，艾沙康唑的作用机制则是通过抑制 CYP51 酶介导的麦角固醇合成，破坏细胞膜，使细胞膜通透性增强，从而显示出对真菌强有力的抑制或杀灭作用。艾沙康唑为广谱抗真菌药物，对曲霉菌属、毛霉菌、念珠菌、隐球菌、接合菌均有较好的抗菌活性。艾沙康唑对于曲霉菌属的抗菌活性（MIC 为 0.06~16μg/ml）与伏立康唑相似，但优于棘白菌素类抗菌药物。艾沙康唑硫酸酯是一种前药，不但增加了药物的溶解性，而且消除了其他三唑类如伏立康唑等的注射剂型由于环糊精包合药物而引发的肾毒性。2015 年 3 月 6 日获 FDA 批准上市。2020 年 7 月 4 日，辉瑞在中国提交的硫酸艾沙康唑胶囊和注射用硫酸艾沙康唑上市申请获得 CDE 受理。

13. fosmanogepix 由美国生物技术公司 Amplyx 研发，正在Ⅱ期临床试验中，它靶向一种名为 Gwt1 的真菌酶，该酶可将甘露糖蛋白移动并固定在真菌细胞壁上，这样真菌才能维持其结构和逃避宿主免疫系统。关键在于，Gwt1 是真菌特异性的，而且 fosmanogepix 不会与人体细胞结合引起不良反应。它已经显示出广泛的疗效，包括对抗对其他疗法耐药的念珠菌，并且似乎具有良好的耐受性。意识到口服制剂的价值，公司正在开发口服和静脉注射两种剂型的药物。

14. rezafungin 加州 Cidara 研发，目前处于Ⅲ期临床试验阶段，是棘白菌素类药物新成员，靶向作用于 β-1,3-葡聚糖合成酶。它针对广泛的不同真菌感染。像其他此类药物一样，必须静脉注射，可以大剂量一周给药 1 次，而不用每日 1 次。目前其他可用的棘白菌素类药物不能较高剂量给药的原因之一是，它们在静脉注射后会相对快速水解。如果医生给药时剂量再高一点，就会因为分解产物而产生肝脏毒性。相比之下，rezafungin 较为稳定，不会分解。

15. olorofim 由英国生物技术公司 F2G 研发，目前处于Ⅱ期临床试验阶段，它靶向二氢乳清酸脱氢酶，阻止真菌生长所需的嘧啶合成。候选药物对曲霉菌和治疗选择非常有限的各种罕见霉菌及真菌感染有效，但对酵母菌（如念珠菌）无效。

16. ibrexafungerp 新泽西州 Scynexis 研发，目前处于Ⅲ期临床试验阶段。它是一种口服制剂，靶向作用于 β-1,3-葡聚糖合成酶。它通常与棘白菌素类药物联系在一起，因为两类药物的作用机制相似。但这种化合物对一些棘白菌素耐药性菌株有效，所以又有别于棘白菌素类药物。

17. REP883 为蛋氨酰-tRNA 合成酶的抑制剂，其主要对抗皮肤感染的金黄色葡萄球菌与化脓性链球菌。此外，REP883 不仅对甲氧西林、莫匹罗星耐药的金黄色葡萄球菌有效，对万古霉素耐药的菌株也表现较好活性，目前正处于Ⅰ期临床试验阶段。

18. MEDI8897 是单克隆抗体，通过 Fc 段修饰延长半衰期，用于所有婴儿呼吸道合胞病毒（RSV）感染预防，已进入Ⅱ期临床试验。

19. JNJ-678 属于融合抑制剂，通过与 RSV 的 F 蛋白结合，阻止病毒包膜与宿主细胞膜的正常结合，使病毒无法进入细胞，已进入Ⅱ期临床试验。

20. presatovir（GS-5806） 由 Gilead 公司研发，属于融合抑制剂，通过与 RSV 的 F 蛋白结合，阻止病毒包膜与宿主细胞膜的正常结合，使病毒无法进入细胞，已进入Ⅱ期临床试验。

21. AK0529 属于融合抑制剂，通过与 RSV 的 F 蛋白结合，阻止病毒包膜与宿主细胞膜的正常结合，使病毒无法进入细胞，已进入Ⅱ期临床试验。

22. RV-521　由 ReViral 公司研发，属于融合抑制剂，通过与 RSV 的 F 蛋白结合，阻止病毒包膜与宿主细胞膜的正常结合，使病毒无法进入细胞，已进入Ⅱ期临床试验。

23. lumicitabine　由 AstraZeneca 公司研发，属于复制抑制剂。通过结合聚合酶 L 亚基阻止 RSV 复制，已进入Ⅱ期临床试验。

24. PC-786　由 Pulmocide 公司研发，属于复制抑制剂。通过结合聚合酶 L 亚基阻止 RSV 复制，已进入Ⅱ期临床试验。

25. EDP-93　由 Enanta 公司研发，属于复制抑制剂。通过干扰 RSV 核蛋白发挥作用，已进入Ⅱ期临床试验。

（二）国内已上市的新药列举

1. 头孢洛林/阿维巴坦（ceftazidime/avibactam）　商品名为思福妥，是新型酶抑制剂复合制剂，可以治疗耐药革兰氏阴性菌，包括 CRE、多重耐药铜绿假单孢菌、产超广谱 β-内酰胺酶（ESBL）细菌等引起的感染。2015 年在美国被授予合格的新型抗生素资格（QIDP）并获得批准，2016 年在欧盟获得批准。已于 2019 年 5 月 21 日获得国家药品监督管理局（NMPA）批准，用于治疗复杂性腹腔感染（cIAI）、医院获得性肺炎（HAP）和呼吸机相关性肺炎（VAP）；在治疗方案选择有限的成人患者中治疗由下列对本品敏感的革兰氏阴性菌引起的感染：肺炎克雷伯菌、阴沟肠杆菌、大肠埃希菌、奇异变形杆菌和铜绿假单胞菌。

2. 西多福韦（cidofovir）　是新型的胞嘧啶核苷膦酰基甲醚衍生物，对巨细胞病毒（CMV）有高度的抑制活性，对某些耐更昔洛韦或膦甲酸的病毒株也有活性。并对单纯疱疹病毒（HSV）、带状疱疹病毒（VZV）、人类乳头瘤病毒（HPV）等也有很强的活性。与其他抗 CMV 药物相比，西多福韦疗效显著且持久。2018 年 FDA 批准西多福韦用于艾滋病（AIDS）患者的巨细胞病毒性视网膜炎，目前已获香港各大医院引进，商品名为 Vistide。

二、我国抗感染药物的研发现状

（一）我国自主研发的新药

百纳培南是我国首个自主创新的碳青霉烯类抗生素，它已获得我国和美国的专利授权，临床上用于治疗由产超广谱 β-内酰胺酶（ESBL）细菌引起的感染和各种复杂性感染。目前，百纳培南已经正式进入我国的Ⅱ期临床试验，是一项多中心、随机、双盲、阳性对照的Ⅱ期临床试验，旨在评估新药治疗复杂尿路感染（包括肾盂肾炎）的安全性和有效性，计划包括大约 120 名患者。获得的临床和临床前研究数据表明，百纳培南具有良好的抗菌活性和安全性，半衰期长，支持每日 1 次给药，明显优于同类市售药物。该新药的广谱、强效抗菌活性与美罗培南和厄他培南相当，对肠杆菌的抗菌活性优于亚胺培南。

（二）国内仿制药

1. 伏立康唑（voriconazole）　伏立康唑是一种广谱三唑类抗真菌药物，治疗侵袭性曲霉病，非中性粒细胞减少患者中的念珠菌血症，对氟康唑耐药的念珠菌引起的严重侵袭性感染（包括克柔念珠菌），由足放线病菌属和镰刀菌属引起的严重感染。主要用于进展性可能威胁生命的真菌感染患者的治疗,预防接受异基因造血干细胞移植(allo-HSCT)的高危患者中的侵袭性真菌感染。最早由辉瑞公司研制开发,于2002年3月获欧洲药品管理局(EMA)批准上市,于2002年5月获FDA批准上市,商品名为VFEND(威凡)。普利制药的注射用伏立康唑已经分别递交美国、欧盟和中国仿制药上市申请,除了美国已经获批上市以外,在中国的上市申请也已于2018年11月7日获得承办。我国华海药业生产的伏立康唑片仿制药的批准文号已获得美国ANDA批文,可以生产并在美国市场销售。

2. 米卡芬净(micafungin)　通过对鞘茎点霉的天然产物进行改造,化学合成得到的新型棘白菌素类抗真菌药物;它对念珠菌如白念珠菌、光滑念珠菌、热带念珠菌、克柔念珠菌和近平滑念珠菌有较好的抑制活性,对于曲霉也有良好的体外抑制活性,但对于新生隐球菌、镰刀菌、接合菌和白吉利毛孢子菌等无抑制活性。米卡芬净(micafungin)由日本藤泽公司开发,于2002年12月在日本上市,商品名为Fungusrd,2005年3月通过FDA认证,目前仅被批准用于治疗食管念珠菌感染、骨髓移植及ADS患者中性粒细胞减少症的预防治疗。2018年5月,NMPA批准了江苏豪森药业仿制的注射用米卡芬净钠。

3. 阿尼芬净(anidulafungin)　由辉瑞(Pfizer)公司研发,于2006年2月17日获FDA批准上市,2007年9月20日获欧洲药品管理局(EMA)批准上市,商品名为Eraxis,是一种棘白霉素类抗真菌药物,用于治疗成人念珠菌血症、其他类型的念珠菌感染(腹腔脓肿、腹膜炎)和食管念珠菌感染。2017年浙江海正药业股份有限公司收到国家食品药品监督管理总局核准签发的阿尼芬净原料药的审批意见通知件及注射用阿尼芬净的药物临床试验批件,已投入大量资金进行阿尼芬净仿制药的研发。

三、抗感染药物的研发展望

(一) 开发新的药物

天然抗菌物质普遍存在于动植物中,许多活性成分是新药研究和开发的先导化合物。随着天然药物研究的不断深入,越来越多的抗菌、杀菌活性成分被发现,包括抗菌肽、萜类、黄酮类、生物碱类、皂苷类,还有一些新型结构的活性成分等。

近来抗菌抗体药物作为抗体类药物以其靶向性与高效性进入了人们的视野。目前全球抗菌抗体药物既有已经上市的治疗吸入性炭疽病的瑞西巴库,也有众多以治疗金黄色葡萄球菌与铜绿假单胞菌感染为代表的处于临床阶段或临床前阶段的抗体药物。在研抗菌抗体药物通常的作用靶点是致病菌侵袭力物质基础与相关毒素,抗体工程技术的发展,如基因工程小鼠、抗体库、人杂交瘤细胞及单个B细胞抗体制备技术等在抗菌抗体药物的研发中也发挥着重要的促进作用。抗菌抗体药物或将成为精准治疗细菌感染的靶向药物。

(二) 仿制药的研发

近年来,国产抗生素仿制药得到越来越多来自医生、患者及社会各方的信任与好评。我国国产高质量抗生素仿制药疗效及安全性比肩外资原研药,且具备价格优势,日益赢得国内消费者口碑。总体而言,仿制药在快速满足医疗需求、压低药价、降低医疗成本方面具备重要作用。未来几年,国内宏观政策及抗生素医疗领域发展态势,将继续利好国内优质抗生素仿制药企业,国产抗生素将迎来进一步增长。

(三)老药新用

新型抗生素的需求巨大,现在已经出现完全耐药的细菌,能够适应并找到方法来绕过目前开发的药物。所以有学者认为今后的抗感染药物需要针对多个靶点进行攻击,这样细菌就难以通过微弱的改变来逃避打击。目前研究人员的新兴趣点在于找到能够破坏细菌能量生产线,在细菌中关闭细胞过程的化合物。这些被称为解偶联剂(uncouplers)的药物,已经被用于治疗寄生虫感染。受到氯法齐明(clofazimine)——一种现在被用于治疗结核病的麻风病药物的启发,研究人员基于化学结构搜索已有或开发中的药物,以找到解偶联剂。FDA 批准的很多药物确实可以杀死细菌,也可以作为解偶联剂。这些药物中有的还能够抑制特定的细菌酶,或者破坏细胞膜或细胞壁。此类多靶点药物可能更广泛地应用于对抗各种感染。例如,目前最有前途的解偶联剂之一是 vacquinol,这种化合物正在开发用于治疗胶质母细胞瘤。除了解偶联属性,vacquinol 还能够抑制一种涉及结核菌毒性的关键酶。研究人员随后寻找与 vacquinol 结构相似的其他化合物,并且发现这些化合物是能够对抗结核病和金黄色葡萄球菌的强效抗生素。以酶和细菌能量生产为靶点是一种新的抗菌方法。

(四)对现有药物的改进

对天然抗生素结构的适当修饰可改善其性能,是探索开发新药的有效途径之一。根据需要与可能,对不同抗生素进行多种多样的结构修饰,可以达到扩展抗菌谱、增强抗菌活性、克服耐药性、改善药物动力性能、降低毒副作用等目的。例如,以增加感染部位靶浓度为目的开发靶向制剂,临床真菌感染以念珠菌为主,其次为曲霉和隐球菌。曲霉孢子经呼吸道吸入引起侵袭性肺曲霉菌病,也引起鼻窦、眼部曲霉菌病,治疗药物伏立康唑、伊曲康唑、两性霉素 B、卡泊净芬等在感染部位的分布浓度均低,治疗时间以数月计并且作用效果有限。若能开发抗真菌药物鼻黏膜给药制剂,或供前房或玻璃体内注射的眼内注射溶液,可增加感染部位靶浓度,缩短抗菌疗程,并降低全身用三唑类药物、两性霉素 B 而带来的严重肝肾损害、心脏毒性等风险,以及减弱全身用 CYP3A4 强诱导剂——伏立康唑引发的药物相互作用。隐球菌感染易引起脑膜炎或脑膜脑炎,在初期诱导治疗中,联合应用两性霉素 B 与氟胞嘧啶作为诱导治疗得到全球指南的广泛推荐。而两性霉素 B 不易透过血脑屏障,成为治疗隐球菌脑膜炎或脑膜脑炎面临的最大挑战。目前国内外已上市的两性霉素 B 脂质体仅为被动靶向的普通脂质体,在体内可快速被肝、脾等吞噬而无法到达脑实质,不能增加脑脊液中的药物浓度。通过在脂质体表面修饰聚乙二醇链,可避免吞噬细胞的识别,延长脂质体的血液循环时间,增加其脑靶向性。

(张 简 赵旻奕 李 昕)

参考文献

[1] MAERTENS J, CESARO S, MASCHMEYER G, et al. ECIL guidelines for preventing Pneumocystis jirovecii pneumonia in patients with haematological malignancies and stem cell transplant recipients. Journal of Anti-

microbial Chemotherapy,2016,71(9):2397-2404.

[2] TISSOT F,AGRAWAL S,PAGANO L,et al. ECIL-6 guidelines for the treatment of invasive candidiasis,aspergillosis and mucormycosis in leukemia and hematopoietic stem cell transplant patients. Haematologica,2017,102(3):433-444.

[3] MALLET V,VAN BÖMMEL F,DOERIG C,et al. Management of viral hepatitis in patients with haematological malignancy and in patients undergoing haemopoietic stem cell transplantation:recommendations of the 5th European Conference on Infections in Leukaemia(ECIL-5). The Lancet Infectious Diseases,2016,16(5):606-617.

[4] STYCZYNSKI J,VAN DER VELDEN W,FOX C P,et al. Management of Epstein-Barr Virus infections and post-transplant lymphoproliferative disorders in patients after allogeneic hematopoietic stem cell transplantation:Sixth European Conference on Infections in Leukemia(ECIL-6)guidelines. Haematologica,2016,101(7):803-811.

[5] MAERTENS J A,GIRMENIA C,BRÜGGEMANN R J,et al. European guidelines for primary antifungal prophylaxis in adult haematology patients:summary of the updated recommendations from the European Conference on Infections in Leukaemia. The Journal of Antimicrobial Chemotherapy,2018,73(12):3221-3230.

[6] DIGNAN FL,CLARK A,AITKEN C,et al. BCSH/BSBMT/UK clinical virology network guideline:diagnosis and management of common respiratory viral infections in patients undergoing treatment for haematological malignancies or stem cell transplantation. British Journal of Haematology,2016,173(3):380-393.

[7] 中华医学会血液学分会,中国医师协会血液科医师分会. 中国中性粒细胞缺乏伴发热患者抗菌药物临床应用指南(2016). 中华血液学杂志,2016,37(5):353.

[8] 中国侵袭性真菌感染工作组. 血液病/恶性肿瘤患者侵袭性真菌病的诊断标准与治疗原则(第五次修订版). 中华内科杂志,2017,56(20).

[9] National Comprehensive Cancer Network. Prevention and treatment of cancer-related infections(version2.2020). https://www. nccn. org/professionals/physician_gls/pdf/infections. pdf.

[10] 中华医学会器官移植学分会,中国医师协会器官移植医师分会. 中国实体器官移植受者巨细胞病毒感染诊疗指南(2016). 中华器官移植杂志,2016,37(9):561.

[11] CAO B,TAN T T,POON E,et al. Consensus statement on the management of methicillin-resistant Staphylococcus aureus nosocomial pneumonia in Asia. Clin Respir J,2015,9(2):129-142.

[12] 国家食品药品监督管理局. 抗菌药物临床试验技术指导原则. 3 版. 2007.

[13] SEONG H J,DAE Y K,JUN H J,et al. Efficacy and safety of micafungin versus intravenous itraconazole as empirical antifungal therapy for febrile neutropenic patients with hematological malignancies:a randomized,controlled,prospective,multicenter study. Annals of Hematology,2016,95(2):337-344.

[14] WEI L,XINGLI Z,BENFA G,et al. Impact of risk stratification on the duration of caspofungin therapy for invasive fungal disease in acute leukemic patients. Future Microbiology,2015,10(2):161-168.

[15] YU J,JIAN L,LEI Y,et al. Piperacillin-tazobactam vs. imipenem-cilastatin as empirical therapy in hematopoietic stem cell transplantation recipients with febrile neutropenia. Clinical Transplantion,2016,30(3):263-269.

[16] OLIVER A C,JOHAN M,DREW J W,et al. Posaconazole vs. Fluconazole or Itraconazole Prophylaxis in Patients with Neutropenia. New England Journal of Medicine,2007,356(4):348-359.

第七章

抗移植物抗宿主病药物临床试验

移植物抗宿主病(graft versus host disease,GVHD)是发生在异基因造血干细胞移植(allo-HSCT)后的一种特异性免疫现象,在患者免疫重建过程中,供者来源的免疫细胞攻击受者脏器造成的组织损伤,是 allo-HSCT 特有的并发症,重症 GVHD 是移植失败的重要原因之一。

GVHD 分为急性和慢性两种。以往根据 GVHD 发生时间,在移植后两周内发生定义为超急性 GVHD,100 天内发生定义为急性 GVHD(acute GVHD,aGVHD),100 天后发生定义为慢性 GVHD(chronic GVHD,cGVHD)。该分类方式忽略了临床表现,2005 年美国国家卫生院(NIH)修订了急、慢性 GVHD 定义,NIH 共识认为,广义 aGVHD 包括经典 aGVHD(发生在移植后或供者淋巴细胞输注后 100 天内,以斑丘疹、胃肠道症状或淤胆型肝炎为临床表现的 GVHD)和持续、复发或晚发的 aGVHD[具有典型 aGVHD 的临床表现,发生于移植或供者淋巴细胞输注(donor lymphocyte infusion,DLI)100 天后的 GVHD,经常与减停免疫抑制剂有关];广义的 cGVHD 包括经典 cGVHD(只有慢性 GVHD 征象的)和急性、慢性 GVHD 重叠综合征,2014 年 NIH 会议进一步明确指出重叠综合征为确诊 cGVHD 的患者出现了至少 1 项 aGVHD 特征性表现,这个特征可以出现在 cGVHD 诊断初期、病程中或者难以辨别先后关系。

在全球范围内,每年大约进行 32 000 例 allo-HSCT,即便是人类白细胞抗原(HLA)完全匹配的亲缘供者移植,且受者接受严格的免疫抑制预防,仍有 30%~60%的患者移植后有发生 aGVHD 的风险,因移植种类不同有明显临床征象的Ⅱ~Ⅳ度 aGVHD 的发病率在 10%~80%,平均 40%,一般发生于移植后 20~40 天内,且发生时间越早越容易进展为重度 aGVHD,而 cGVHD 在高达 60%接受了 HLA 相合骨髓移植和 70%接受了替代性供者骨髓移植并存活超过 100 天的患者中出现。GVHD 不仅严重影响患者的生存质量,也是其死亡的重要原因。近年来,aGVHD 的治疗已取得明显改善,但是对于 cGVHD,一方面由于无关供者、HLA 不全相合供者 allo-HSCT 增多,其发病率进一步增加,为 30%~70%,另一方面,cGVHD 发病机制复杂,临床表现多样,个体差异大,病程迁延持久,因此,进一步优化 GVHD 用药是一个值得关注的问题。本章主要就抗 GVHD 药物临床试验的各个层面进行阐述,旨在为相关临床试验的设计提供一定参考。

第一节　移植物抗宿主病与其相关药物选择

一、临床表现

aGVHD 典型征象一般出现在清髓 allo-HSCT 后 20~40 天内，或在降低强度预处理移植后更迟时，主要累及皮肤、胃肠道和肝脏，手掌、脚底皮肤斑丘疹常常是 aGVHD 的首发临床表现。皮疹可伴有痒觉或痛觉，波及颜面，随后至全身皮肤；严重者形成水疱或发生表皮剥脱。肝脏病变表现为淤胆型肝炎，可以出现黄疸；淤胆型指标升高，而转氨酶的变化没有特异性。胃肠道 aGVHD 起病常表现为恶心呕吐和绿色水样便，腹泻量与肠道累及程度正相关，严重者伴有剧烈腹痛、鲜血便；极轻型仅累及上消化道，仅表现为食欲减退和恶心。

根据 NIH 共识，cGVHD 的器官特征被划分为：可确诊（足以诊断 cGVHD）的症状或体征，如皮肤扁平苔藓样特征，口腔苔藓样病变，肌肉、筋膜和关节筋膜炎等；特征性（见于 cGVHD，单独出现不足以确诊）症状和体征，如皮肤色素减退、丘疹鳞屑性皮损、口腔干燥等；普通症状和体征（急、慢性 GVHD 均可见），如皮肤红斑、牙龈炎、肝损害等；其他特征（不常与 cGVHD 相关，若确诊可作为 cGVHD 的部分症状）主要包括出汗功能减退、皮肤色素沉着或脱失、头皮变薄或头发过早变白、畏光、胰腺外分泌不足、外周性水肿、关节炎、浆膜炎、周围神经病变和肾病综合征，以及造血系统异常。这些特征的出现常不与 cGVHD 相关，但是如果确诊 cGVHD，这些特征可作为 cGVHD 的部分症状而出现。

GVHD 临床表现多样，临床医师应密切关注患者症状变化，及时进行鉴别诊断，一旦确诊，需严格按照分级标准评估，尽早给予相关药物干预，最大限度改善患者生活质量，降低移植后死亡风险。

二、移植物抗宿主病常用药物概述

1. 糖皮质激素　糖皮质激素具有强大的免疫抑制作用，可以引起 T 细胞再分布至骨髓以及促进未成熟和活化 T 细胞凋亡而引起 T 细胞减少，并可以抑制巨噬细胞合成 IL-1、抑制 MHC Ⅱ类抗原的表达而抑制 T 细胞的抗原递呈。也可通过抑制 IL-2、IL-3、IL-4 及 γ 干扰素等的合成而抑制 T 细胞活化。目前，糖皮质激素仍为 aGVHD 的标准一线治疗。

2. 钙调磷酸酶抑制剂（calcineurin inhibitor，CNI）　目前最常应用的 CNI 包括环孢素和他克莫司（FK506）。环孢素是一种由 11 个氨基酸组成的环多肽，来源于真菌 *beauveria nivea* 的代谢产物，其作用机制为通过亲环素结合形成复合物，然后与钙调磷酸酶结合并抑制其磷酸酶活性，封锁其介导的脱磷酸化反应，抑制活化 T 细胞核因子（nuclear factor of activated T cell，NF-AT）移位入核，进而抑制参与 T 淋巴细胞生长分化的 IL-2 的转录，抑制

T细胞的分化生长，发挥强大的免疫抑制作用。他克莫司是日本藤泽集团于1984年从土壤真菌的肉汤培养基中提取的一种大环内酯类免疫抑制剂，其作用机制与环孢素类似，通过与内源性细胞内受体(细胞质结合蛋白12，FKBP12)结合成复合物，抑制细胞质内磷酸酶神经钙蛋白的活性，从而阻断IL-2转录而抑制T细胞活化。

3. 淋巴细胞靶向生物制剂

(1)抗胸腺细胞免疫球蛋白(ALG)：ALG是通过Jurkat细胞株或胸腺细胞免疫兔获得的一种含针对CD2、CD3、CD4、CD8、CD19、CD20、CD80、CD126、CD138等在内的多克隆IgG抗体，具有强大的T细胞杀伤功能。此外，ALG还可以诱导调节性T细胞(regulatory T cell，Tr cell)的形成。因此，目前ALG被广泛用于非亲缘造血干细胞移植和半相合异基因造血干细胞移植后GVHD的预防。

(2)单克隆抗体

1)抗IL-2R(CD25)单克隆抗体：代表药物为巴利昔单抗，巴利昔单抗是一种鼠/人嵌合的单克隆抗体(IgG1K)，它能定向拮抗IL-2的受体α链(CD25抗原)，CD25抗原在机体对外来抗原刺激的反应中，表达于T淋巴细胞表面。激活的T淋巴细胞对IL-2具极高的亲和力，巴利昔单抗则能特异地与激活的T淋巴细胞上的CD25抗原高亲和性(K_D值为0.1nmol/L)结合，从而阻断IL-2与IL-2受体结合，亦阻断了T细胞增殖信息的传导。研究表明，血清巴利昔单抗浓度维持在0.2μg/ml(ELISA法)以上时，就能完全并稳定地阻断循环中T淋巴细胞表面的IL-2受体；当血清巴利昔单抗浓度低于0.2μg/ml时，CD25抗原的表达在1~2周内回复到治疗前水平。

2)抗IL-6R单克隆抗体：IL-6水平与aGVHD的发生密切相关。IL-6可协同转化生长因子-β(TGF-β)影响初始T细胞分化过程，高水平IL-6可诱导初始T细胞向炎性T细胞(Th17细胞)分化，而低水平IL-6则诱导其向调节性T细胞方向分化，因而阻断IL-6通路，可有效控制aGVHD进展。托珠单抗是免疫球蛋白G1(IgG1)亚型的重组人源化抗人白介素-6(IL-6)受体单克隆抗体，可特异性结合可溶性及膜结合的IL-6受体(sIL-6R和mIL-6R)，并抑制sIL-6R和mIL-6R介导的信号转导。

3)抗CD52单克隆抗体：CD52是表达于B细胞、T细胞等单个核细胞表面的抗原，抗CD52抗体与其结合后可产生抗体依赖和补体依赖的细胞毒作用，从而抑制B、T细胞的增殖。代表药物为阿伦单抗。

4)抗CD20单克隆抗体：越来越多的研究证实，B细胞在cGVHD发病机制中具有重要作用。许多cGVHD患者出现B细胞功能紊乱，并针对细胞表面和细胞内抗原合成分泌自身抗体，从而损伤靶器官。近来研究已证实B细胞既作为一类特殊的抗原递呈细胞启动T细胞免疫应答，又作为效应细胞产生抗体和细胞因子，因而抗CD20单抗可能对治疗cGVHD有效。

4. 化疗药物

(1)喷司他丁：该药物是从链霉素菌中分离的抗生素，为嘌呤衍生物强力的腺苷脱氨酶抑制剂，是一种新型抗代谢类药物。可通过抑制核糖核苷酸还原酶，阻断DNA的生物合成,抑制细胞繁殖,又以淋巴样细胞最为敏感,从而发挥免疫抑制作用。

(2)甲氨蝶呤:四氢叶酸是在体内合成嘌呤核苷酸和嘧啶脱氧核苷酸的重要辅酶,甲氨蝶呤作为一种叶酸还原酶抑制剂,主要抑制二氢叶酸还原酶,使二氢叶酸不能还原成有生理活性的四氢叶酸,从而使嘌呤核苷酸和嘧啶核苷酸的生物合成过程中一碳基团的转移作用受阻,导致 DNA 的生物合成受到抑制。该药物主要作用于细胞周期的 S 期,属细胞周期特异性药物。

(3)环磷酰胺:环磷酰胺进入体内被肝脏内存在的磷酰胺酶或磷酸酶水解,变为活化作用型的磷酰胺氮芥而起作用。其作用机制为与 DNA 发生交叉联结,抑制 DNA 的合成,也可干扰 RNA 功能,属细胞周期非特异性药物。移植后早期给予环磷酰胺可以杀伤供者反应性 T 细胞,从而达到预防 aGVHD 的效果。

(4)西罗莫司:西罗莫司(sirolimus,Sir)是一种链球菌属产生的大环内酯类抗生素,它通过抑制哺乳动物西罗莫司靶蛋白(mTOR)阻断各种细胞因子受体信号转导,从而阻断 T 细胞由 G1 期至 S 期的进程。此外 Sir 可高效诱导 *Foxp3* 基因表达,相比于 CNI 可能更有利于维持调节性 T 细胞的数量。

5. 间充质干细胞(MSC) MSC 是一种具有自我更新及多向分化能力的干细胞,可通过分泌可溶性介质(如 TGF、IL-10 及 IDO)及表达表面分子(如 PD1 配体)抑制 T 细胞的增殖;此外,MSC 还可以促进树突细胞及调节性 T 细胞免疫耐受的形成。体外培养的 MSC 输入体内,在促进造血干细胞植活的同时,也降低 aGVHD 的发生率。人脐血中也存在大量的 MSC,与骨髓中的相比,具有来源广泛、取材方便、相对清洁、生物性能稳定、不表达 MHC Ⅱ类分子、低表达 MHC Ⅰ类分子、免疫原性更低的优点。关于回输 MSC 的数量、时机等均有待进一步实验室及临床研究。

6. 调节性 T 细胞 作为一个具有独立功能的 T 细胞亚群,调节性 T 细胞具有自身免疫防御作用,可以保持 T 细胞内环境稳定,其作用机制可能与其细胞表面的细胞毒性 T 细胞相关抗原-4 和糖皮质激素诱导肿瘤坏死因子家族相关基因的表达密切相关。研究表明,$CD4^+$、$CD25^+$、T 细胞的增殖与 GVHD 发生率呈正相关。目前,调节性 T 细胞用于 GVHD 多处于临床试验阶段。

7. 其他

(1)吗替麦考酚酯(mycophenolate mofetil for injection,MMF):MMF 是麦考酚酸(MPA)的 2-乙基酯类衍生物。MPA 是高效性、选择性、非竞争性、可逆性的次黄嘌呤单核苷酸脱氢酶抑制剂,可抑制鸟嘌呤核苷酸的经典合成途径,抑制有丝分裂原和同种特异性刺激物引起的 T 和 B 淋巴细胞增殖。另外,MMF 不能抑制外周血单核细胞活化早期反应,如 IL-1 和 IL-2 的产生等,但可抑制这些早期反应所导致的 DNA 合成和增殖反应。

(2)抗肿瘤坏死因子(TNF-α)单克隆抗体:TNF-α 是一种促炎因子,有研究表明其为 GVHD 发生过程中的一种重要的炎症因子,由于预处理方案毒性、感染等引起 TNF-α 等细胞因子释放,增加了宿主细胞,尤其是 APC 的 MHC Ⅰ类、Ⅱ类抗原,共刺激分子和黏附分子的表达,中和 TNF-α 可以降低 aGVHD 的发生。代表药物为依那西普。依那西普是一种人源化 TNF-α 受体-抗体融合蛋白，该药竞争性与血清 TNF-α 结合，从而阻断 TNF-α 和细胞表面 TNF 受体结合，降低 TNF-α 活性而发挥抗炎作用。此类药物还有 infliximab 等。

(3)芦可替尼(ruxolitinib)：在 GVHD 的发病中，Janus 激酶(JAK)/信号转导和转录活化因子(STAT)信号通路起重要作用。抑制 JAK1/2 信号转导可导致供者免疫细胞的增殖减少，抑制对于受者抗原存在应答的不良细胞因子，以及抗原呈递细胞的激活。芦可替尼是选择性 JAK1/JAK2 抑制剂，通过阻断 JAK/STAT 信号通路，抑制供者 T 细胞扩增和炎性细胞因子的生成，同时可增加 Foxp3+Tr cell 数量。

(4)依鲁替尼(ibrutinib)：依鲁替尼是一种小分子 BTK 抑制剂，能够与 BTK 活性中心的半胱氨酸残基共价结合，从而抑制其活性。BTK 全称布鲁顿氏酪氨酸激酶(Bruton's tyrosinekinase)，在 BCR 信号通路、细胞因子受体信号通路中传递信号，介导 B 细胞的迁移、趋化、黏附。

三、移植物抗宿主病的预防与治疗

(一) 移植物抗宿主病的预防

1. 急性移植物抗宿主病的预防　早期研究证实，allo-HSCT 后未及时予 aGVHD 的预防，其发生率可达 100%，因此 aGVHD 的预防尤为重要。CNI 是 allo-HSCT 后预防 aGVHD 的主要药物，若同时加以糖皮质激素作为预防治疗，并不能产生好的效果。StorbR 等在 1986 年提出的环孢素联合短疗程甲氨蝶呤(MTX)的方案因其能显著降低 GVHD 的发生率及严重程度被视为预防 GVHD 的“金标准”方案，此后数个多中心队列研究比较了 FK506 与环孢素在预防 GVHD 疗效方面的差异。结果表明，对于 GVHD 较高危人群 FK506 总体效果优于环孢素。另外目前广泛应用的预防 aGVHD 的药物还有 MMF、ALG，而作用于整合素 $\alpha_4\beta_7$ 的 vedolizumab、CD30 单抗 brentuximab vedotin 以及作用于 IL-6 的 tocilizumab 等单克隆抗体的应用多数还处于临床试验阶段，尚未得到大范围推广。

2. 慢性移植物抗宿主病的预防　由于对 cGVHD 的发生机制、生物学认识相对不足，目前尚未建立 cGVHD 的最佳预防措施，较为公认的做法是应尽可能避免引发 cGVHD 的高危因素，如选择相合供者、采用骨髓移植等。有研究显示包含抗胸腺细胞免疫球蛋白的预处理方案在一定程度上可以减少 cGVHD 的发生率和严重性，另一项Ⅱ期临床试验表明预防性应用利妥昔单抗可以降低 cGVHD 的发生率，但是其确定性结论均需进一步研究。

(二) GVHD 的治疗

1. 一线治疗　GVHD 的初始治疗反应是判断 GVHD 预后的最重要指标，Ⅰ度 aGVHD 无须治疗；Ⅱ度有全身反应的 aGVHD 视病情严重程度酌情治疗；Ⅲ~Ⅳ的 aGVHD 患者应尽早接受干预治疗。糖皮质激素仍为目前 aGVHD 的标准一线治疗药物，甲泼尼龙(methylprednisolone，MP)高剂量[10mg/(kg·d)]和低剂量[2mg/(kg·d)]之间，或者 ALG 治疗和 MP 平均剂量[5mg/(kg·d)]治疗之间的移植相关死亡率均无差异。此外，对低剂量糖皮质激素治疗早期有效者移植相关死亡率显著降低，而早期无效者应该选择其他免疫抑制治疗方案,因为增高剂量的 MP 治疗并不能阻止 aGVHD 的进展。aGVHD 的转归和初始治疗反应相关,对初始治疗的疗效是预后的重要预测因素,治疗早期反应被认为是预后良好的证据,通常皮肤受累者反应迅速,但对于胃肠和肝脏受累者疗效欠佳。

一线治疗 cGVHD 的全身免疫抑制治疗通常需要 1~3 年,中度和重度 cGVHD 的标准初始治疗包括全身用皮质类固醇,通常采用泼尼松 0.5~1mg/(kg·d),随后逐步减量,并伴随或不伴随使用钙调神经磷酸酶抑制剂治疗。尽管皮质类固醇是中度至重度 cGVHD 初始阶段的标准治疗,但已发表的报告指出,50%~60%的患者成为皮质类固醇难治性患者。

2. 二线治疗

(1)对于 aGVHD 初始一线治疗出现下列情况者,被认为是治疗无效:治疗 3 天病情仍进展,治疗 7 天病情无改善,治疗 14 天病情未完全缓解。此类患者接受二线挽救治疗,常用的二线治疗药物包括吗替麦考酚酯、西罗莫司、芦可替尼、托珠单抗等,一些如抗 TNF-α 单克隆抗体、抗 CD52 单克隆抗体等药物的应用还在探索阶段。此外,间充质干细胞与造血干细胞联合应用可提高移植的成功率,加速造血重建,近年来,已有其用于治疗复发或难治 aGHVD 的相关临床研究报道。

(2)cGVHD 的二线治疗主要针对糖皮质激素无效的 cGVHD,如泼尼松 1mg/(kg·d)(或等效剂量甲泼尼龙)治疗 2 周病情进展或泼尼松维持剂量>0.5mg/(kg·d)。目前,糖皮质激素无效 cGVHD 尚无标准治疗方案,复发或难治 cGVHD 患者的治疗包括他克莫司、环孢素、吗替麦考酚酯、西罗莫司、补骨脂素紫外线疗法、体外光疗法、沙利度胺、利妥昔单抗、喷司他汀、局部用类固醇或钙调蛋白抑制剂等。cGVHD 治疗的基本原则应为:①在试验性治疗中发现有效治疗方案或药物,调整药物时应避免几种联合药物同时停用或同时加用(进展性 cGVHD 除外),从而掩盖了真正有效或无效的药物;②治疗中避免病情加重或出现新的并发症,调整治疗时至少保留 1 种基础性免疫抑制剂;③二线治疗药物起效较慢,避免频繁调整治疗方案;④二线治疗效果不好的患者鼓励进入临床试验和试用新型精准药物。

重叠型 cGVHD 兼有 aGVHD 和 cGVHD 的特征和临床表现,预后差,可参照 aGVHD 治疗原则进行治疗。进展性 cGVHD 是指 aGVHD 治疗中出现 cGVHD 的特征和临床表现,对于仅接受钙调磷酸酶抑制剂治疗的患者可选择糖皮质激素;对于接受糖皮质激素和钙调磷酸酶抑制剂治疗的患者需选择其他二线药物或临床试验;对糖皮质激素减量中出现 cGVHD 临床表现的患者,可暂时增加糖皮质激素或者选择其他二线药物。

随着对 GVHD 发病机制更深入的理解,一些新的治疗药物不断涌现。靶向治疗,特别是一些单克隆抗体的出现,为 GVHD 患者带来新的希望。但多数新兴药物的有效性仅在单臂试验中得到体现,其最适用量及相关毒副作用还需进一步临床随机对照试验证实。其他的免疫疗法包括酪氨酸激酶抑制剂等也在一些临床试验中表现出令人鼓舞的结果。随着对 GVHD 发病过程的进一步探索,更多更有效的药物将会出现,GVHD 的预防及治疗将会取得新的进展。

第二节　相关法律法规及技术规范要点

与一般药物临床试验类似，抗 GVHD 药物的临床试验同样需遵循我国《药品管理法》及其实施条例、《药品注册管理办法》、《药物临床试验质量管理规范》等药物临床研究的一般原则。如果是国际多中心研究，还要遵循 ICH-GCP 的要求。类似部分在本节不做赘述。

免疫抑制剂和生物药是治疗和预防 GVHD 的常用药物，近年来，生物药快速发展并在预防和治疗 GVHD 方面显示出明显的临床优势。为规范生物类似药的研发与评价，CFDA 于 2015 年制定了《生物类似药研发与评价技术指导原则》，生物类似药的研发与评价应当遵循该原则，并应符合国家药品监督管理部门相关规定的要求。生物制品的临床研究的开展还可参考《化学药物和生物制品临床试验的生物统计学技术指导原则》。新的免疫药物临床研究可参考《免疫药物临床研究指导原则》，临床试验须在具有免疫学试验基础的单位，并有经过临床药理培训或具有一定临床药理知识的医生的参加下进行。对出现的意外紧急情况能采取必要的医疗措施，保证受试者安全。

间充质干细胞等干细胞制剂临床研究需遵循《人体细胞治疗研究和制剂质量控制技术指导原则》《干细胞临床研究管理办法》和《干细胞制剂质量控制及临床前研究指导原则》。虽然细胞制备技术和治疗方案具有多样性、复杂性和特殊性，但所有干细胞制剂的制备、体外试验、体内动物实验，到植入人体的临床研究及临床治疗的过程都可遵循一个共同的研发过程，过程中每一阶段都须对所使用的干细胞制剂在细胞质量、安全性和生物学效应方面进行相关的研究和质量控制。

GVHD 的防治方案中也常涉及如烷化剂在内的细胞毒类药物，相应法律法规可参考本书第二章第二节内容。此外，近年来有学者报道了体外光分离置换疗法（extracorporeal photopheresis，ECP）在 GVHD 治疗中的应用，对于此类借助医疗设备参与的治疗手段，需注意遵循《医疗器械监督管理条例》（2017 年修订）。

随着新药研究的快速发展，越来越多的全球多中心药物试验已进入我国，所涉及的伦理问题已逐渐成为国际热点问题。因此，我们必须尽快解决药物临床试验所面临的伦理学问题，切实保护受试者权益。具体应该从科学技术、伦理道德、立法三个方面寻求对策。科学技术对策重点应该重视在新药的研究和应用中可能出现的负面影响，以及所需要采取的必要措施，从而达到趋利避害的目的。伦理道德对策包括研究者要有科学研究道德，以及要提高或转变公众相应的科学伦理道德观念，这是保证新药研究造福于人类的前提。而制定相关的政策和法律法规，是规范研究者和公众伦理道德行为，保证新药研究健康发展和正确应用的强制性手段。只要我们从这些方面做出努力，就可以提高我国的临床试验伦理审查水平，进一步加强对受试者权益的保护，降低临床试验的安全风险。

第三节 临床试验设计

免疫抑制剂和生物药是目前治疗和预防 GVHD 的常用药物,常用的免疫抑制剂包括皮质类固醇、钙调磷酸酶抑制剂等,生物药包括抗胸腺免疫细胞球蛋白(ALG)、抗 IL-2R(CD25)单克隆抗体、抗 TNF-α 单克隆抗体、抗 IL-6R 单克隆抗体、抗 CD52 单克隆抗体和抗 CD20 单克隆抗体等。随着原研生物药专利到期及生物技术的不断发展,以原研生物药质量、安全性和有效性为基础的生物类似药的研发,有助于提高生物药的可及性并降低价格,满足群众用药需求。生物类似药是指在质量、安全性和有效性方面与已获准注册的参照药(已获批准注册的,与之进行比对的产品,包括生产用的或由成品中提取的活性成分,通常为原研药)具有相似性的治疗用生物制品,其氨基酸序列原则上应与参照药相同。研发过程中各阶段所使用的参照药,应尽可能使用相同产地来源的产品。临床比对试验研究用的参照药,应在我国批准注册。按生物类似药批准的产品原则上不可用作参照药。对比试验研究需使用活性成分的,可以采用适宜方法分离,但需考虑并分析这些方法对活性成分的结构和功能等质量特性的影响。

生物类似药研发和评价的基本原则包括:

(1)比对原则:生物类似药研发是以比对试验研究证明其与参照药的相似性为基础,支持其安全、有效和质量可控。每一阶段的每一个比对试验研究,均应与参照药同时进行,并设立相似性的评价方法和标准。

(2)逐步递进原则:研发可采用逐步递进的顺序,分阶段证明候选药与参照药的相似性。根据比对试验研究结果设计后续比对试验研究的内容。对前一阶段比对试验研究结果存在不确定因素的,在后续研究阶段还必须选择敏感的技术和方法设计有针对性的比对试验进行研究,并评价对产品的影响。

(3)一致性原则:比对试验研究所使用的样品应为相同产地来源的产品。对候选药,应当为生产工艺确定后生产的产品,或者其活性成分。对工艺、规模或产地等发生改变的,应当评估对产品质量的影响,必要时还需重新进行比对试验研究。比对试验研究应采用适宜的方法和技术,首先考虑与参照药一致,对采用其他敏感技术和方法的,应评估其适用性和可靠性。

(4)相似性评价原则:对全面的药学比对试验研究显示候选药与参照药相似,并在非临床阶段进一步证明其相似的,可按生物类似药开展后续的临床比对试验研究与评价。对不能判定相似性且仍按生物类似药研发的,应选择敏感的技术和方法,继续设计针对性的比对试验研究,以证明其相似性。药学比对试验研究显示的差异对产品有影响并在非临床比对试验研究结果也被证明的,不宜继续按生物类似药研发。对按生物类似药研发的应慎重考虑。对临床比对试验研究结果判定为相似的,可按本指导原则进行评价。比对试验研究中应对样品质量的批间差异进行分析,选择有代表性的批次进行。研究中应尽可能使用敏感的、先进的分析技术和方法检测候选药与参照药之间可能存在的差异。

在药物开发过程中,各期临床研究的目的不同,但均应遵循基本的对照原则、随机化原则及重复原则,并采用盲法收集资料,以减少偏倚。在此总结抗 GVHD 药物Ⅰ期、Ⅱ期、Ⅲ期、Ⅳ期临床试验的目的及基本要求如下:

Ⅰ期临床试验是初步的临床药理学及人体安全性评价试验,提供给药方案依据,一般在健康志愿者中进行。耐受性试验目的是对新药的人体初步安全性进行评价,是评价人体对药物的耐受性、了解药动学及药效学分类、药物代谢和药物相互作用的研究、评估药物活性,进行剂量-耐受性研究(即初试剂量和耐受性评估),单剂量、多剂量的药动学和/或药效学研究,药物相互作用研究。要求 20~30 名健康受试者或患者。由于治疗 GVHD 的药物具有较大毒性和较强的免疫抑制活性,为避免健康受试者遭受不必要的损害,初次进入人体的Ⅰ期临床试验研究一般应选择难治性急性或慢性 GVHD 患者进行。在获得对三线或二线治疗的肯定疗效后,再逐步向一线治疗推进。对某些药物,根据其作用机制,预期与一线标准治疗联合可能获得协同效果,可能进行与一线标准治疗联合方案的临床试验,此时可选择初治患者进行。

Ⅱ期临床试验是治疗作用初步评价阶段,探索性研究目标适应证患者的治疗作用和安全性,对药物的有效性和安全性作出初步评价,也包括为Ⅲ期临床试验研究设计和给药剂量方案的确定提供依据(分Ⅱa 和Ⅱb)。抗 GVHD 药物的疗效和安全性与给药方案密切相关,不同的给药方案(如给药间隔和给药剂量等)可能产生不同的剂量限制性毒性和最大耐受剂量。在毒性可以耐受的前提下应尽量提高给药剂量,达到最佳疗效,因此临床研究早期宜尽可能对不同的给药方案进行探索,找出能够获得最大疗效且耐受性可以接受的给药方案。Ⅱ期临床试验研究病例数至少 100 例,尽可能按统计学要求。

Ⅲ期临床试验是治疗作用确证阶段,是扩大的临床试验。其目的是进一步验证药物对目标适应证患者的治疗作用和安全性,试验一般应为具有足够样本量的随机盲法对照试验。对于预计长期服用的药物,药物的长期暴露试验通常在Ⅲ期临床试验进行。同时Ⅲ期临床试验为完成药物的使用说明书提供了最后一份所需信息。必须按统计学要求具有足够样本量,至少 200 例随机盲法对照试验。

Ⅳ期临床试验是新药上市后由申请人自主进行的应用研究阶段,其目的是考察在广泛使用条件下的药物疗效和不良反应;评价在普通或者特殊人群中使用的利益与风险关系;改进给药剂量等。研究可能采取多种形式,但都应有科学合理的目的,通常包括:附加的药物间相互作用研究、剂量-效应关系或安全性研究和支持药物用于许可适应证的研究,如死亡率/发病率的研究,流行病学研究。病例数 2 000 以上。

此外,由于在临床试验过程中会不可避免联合应用多种药物,而联合用药的品种越多,发生药物相互作用的机会就增多,引起不良反应的概率就越大。药物相互作用是指一种药物由于其他药物的存在而改变了药物原有的理化性质、体内过程或组织对药物的敏感性等,从而改变了药物效应的现象。药物相互作用与药物的安全性和有效性紧密相关,影响药物治疗的效果,因此越来越受到关注。2012 年 FDA 公布了《药物相互作用研究——试验设计、数据分析、剂量提示和说明书建议》的指导原则，提出了对药物相互作用体外和体内研究的建议，其重点是药动学相互作用，即吸收、分布、代谢和排泄过程中的药物相互作用。我国原国家食品药品监督管理局也颁布了《药物相互作用研究指导原则》。该指导原则指出，新药与其他药物之间的相互作用应作为安全性和有效性评价的一部分进行研究，因此要求药物研发人员在新药研发阶段就应该对可能的药物相互作用进行筛查，以期尽早发现有害的药物相互作用，降低临床用药风险。

现将造血干细胞移植术后患者GVHD预防与治疗常用药及临床主要合并用药之间的相互作用举例如下，以供相关临床试验参考。

1. 他克莫司

(1)能够提高他克莫司血药浓度的药物：唑类抗真菌药物如氟康唑、伊曲康唑、泊沙康唑和伏立康唑等，十四元环的大环内酯类抗生素(如红霉素)，氯霉素、林可霉素，环孢素，质子泵抑制剂如奥美拉唑、兰索拉唑、埃索美拉唑，H_2受体拮抗剂西咪替丁，钙离子通道阻滞剂如地尔硫䓬、硝苯地平、维拉帕米等，酪氨酸激酶抑制剂伊马替尼、达沙替尼，非甾体抗炎药如阿司匹林，口服降血糖药如格列齐特等。

(2)能够降低他克莫司血药浓度的药物：抗结核药如异烟肼、利福平、利福布汀，糖皮质激素如甲泼尼龙，抗惊厥药如卡马西平、苯妥英和苯巴比妥，棘白菌素类抗真菌药物如卡泊芬净等。

2. 环孢素

(1)能够提高环孢素血药浓度的药物：从理论上讲，CYP3A4以及P-gp的抑制剂或底物，均有可能通过抑制或与环孢素互相竞争肝药酶或转运体，而降低环孢素的代谢，使其血药浓度升高。临床上有可能会升高环孢素血药浓度的药物包括：他克莫司、唑类抗真菌药物(氟康唑、伊曲康唑、泊沙康唑和伏立康唑等)、酪氨酸激酶抑制剂(伊马替尼、达沙替尼)、钙离子通道阻滞剂(地尔硫䓬、维拉帕米、硝苯地平和尼卡地平)、大环内酯类抗生素(阿奇霉素、克拉霉素和红霉素)、HIV蛋白酶抑制剂(茚地那韦、奈非那韦、利托那韦和沙奎那韦)、糖皮质激素(甲泼尼龙)、达那唑、别嘌醇、胺碘酮、溴隐亭、秋水仙素、西咪替丁、萘法唑酮及口服避孕药等。

(2)能够降低环孢素血药浓度的药物：已知多种药物能通过诱导CYP3A4和/或P-gp转运体降低血浆或全血中的环孢素浓度，如抗惊厥药卡马西平、奥卡西平、苯巴比妥和苯妥英。奥曲肽及奥利司他能够降低环孢素的肠吸收，从而降低环孢素的血药浓度。除此以外，尚有报道噻氯匹定、特比萘芬能降低环孢素血药浓度。

3. 吗替麦考酚酯(MPA)

(1)能够提高MPA血药浓度的药物：阿昔洛韦和更昔洛韦可使MPA血药浓度升高，此外，其他已知从肾小管分泌的药物都可能与MPA竞争，可使MPA血药浓度升高。

(2)能够降低MPA血药浓度的药物：质子泵抑制剂如奥美拉唑、泮托拉唑、雷贝拉唑、埃索美拉唑和兰索拉唑，影响肝肠循环的抗生素如氨基糖苷类、头孢菌素类、氟喹诺酮和青霉素类，环孢素，铁剂，利福平，替米沙坦。

4. 西罗莫司

(1)能够提高西罗莫司血药浓度的药物:唑类抗真菌药物(氟康唑、伊曲康唑、泊沙康唑和伏立康唑等)、酪氨酸激酶抑制剂(如伊马替尼、达沙替尼)、钙离子通道阻滞剂(如地尔硫䓬、维拉帕米)、大环内酯类抗生素(如克拉霉素、红霉素)、HIV 蛋白酶抑制剂(如茚地那韦、利托那韦)、西咪替丁、达那唑、促胃动力剂(如西沙比利、甲氧氯普胺)等可能会减慢西罗莫司的代谢,使西罗莫司血药浓度升高。

(2)能够降低西罗莫司血药浓度的药物:可通过诱导 CYP3A4 和/或 P-gp 而降低西罗莫司血药浓度的药物包括抗惊厥药(如卡马西平、苯巴比妥、苯妥英)、抗生素(如利福平、利福布汀)、贯叶连翘等。

5. 甲氨蝶呤

(1)能够提高甲氨蝶呤血药浓度的药物,水杨酸类(如阿司匹林、赖氨匹林),磺胺类药(如复方磺胺甲噁唑),苯妥英和保泰松,青霉素,水杨酸类(如阿司匹林、赖氨匹林),磺胺类药物,丙磺舒,非甾体抗炎药(布洛芬、塞来昔布、阿司匹林和吲哚美辛等),质子泵抑制剂(如奥美拉唑、埃索美拉唑、兰索拉唑、泮托拉唑和雷贝拉唑)。

(2)能够降低甲氨蝶呤血药浓度的药物:口服抗生素如四环素、氯霉素和不能吸收的广谱抗生素,可能通过抑制肠道菌群抑制代谢,从而降低甲氨蝶呤肠道吸收或干扰肝肠循环。

6. 巴利昔单抗　由于巴利昔单抗是一种免疫球蛋白,预计不存在代谢后的药物与药物间相互作用。在巴利昔单抗与器官移植后的常规用药联合应用的临床试验中,与安慰剂组比较,未见其不良反应的发生增多。随着治疗用蛋白制剂临床使用的增加,可能会引起其对药物代谢潜在影响的担忧。通常无法通过体外试验发现此类相互作用。鉴于其独特的性质,开展生物制品有关的药物相互作用临床研究之前,应做好充分的前期准备工作。

第四节　有效性评价

免疫抑制剂和生物药是治疗和预防 GVHD 的常用药物。生物类似药的有效性应当从生物分子及其作用的治疗靶位两个层面联合考虑。根据 2015 年国家食品药品监督管理总局发布的《生物类似药研发与评价技术指导原则(试行)》要求,生物药的临床比对试验研究通常从药动学和/或药效学比对试验研究开始,根据相似性评价的需要,考虑后续安全有效性比对试验研究,遵循随机、双盲的原则进行比对试验研究,样本量应能满足统计学要求,剂量可选择参照药剂量范围内的一个剂量进行。对有多个适应证的,应考虑首先选择临床终点易判定的适应证进行。对临床试验的终点指标,首先考虑与参照药注册临床试验一致,也可以根据对疾病临床终点的认知选择确定。临床有效性比对试验研究通常采用等效性设计,应慎重选择非劣效性设计,并设定合理的界值。对采用非劣效性设计的,需考虑比对试验研究中参照药的临床疗效变异程度以评价候选药和参照药的相似性。下面对不同分期抗 GVHD 药物临床试验的有效性指标进行概述:

1. Ⅰ期临床试验有效性指标　Ⅰ期临床试验以健康志愿者为主要受试对象,研究人体对新药的反应和耐受性,探索安全有效的剂量,提出合理的给药方案和注意事项,并对药物在体内的吸收、分布、代谢、排泄等药动学进行研究,为Ⅱ期临床试验的给药方案提供依据,一般无疗效指标的监测。如果药物在患者体内短期暴露,则可实现对药效学、药物活性的早期测定。

由于治疗 GVHD 的药物毒性及免疫抑制活性较强,故初次进入人体的Ⅰ期临床试验一般不选择健康志愿者,而选择在难治性急性或慢性 GVHD 患者中进行。因此,国内外专家通常在试验设计中加入对急性或慢性 GVHD 发生率、严重程度的小样本、短时期评估,以便更好地为Ⅱ期临床试验提供剂量参考。

2. Ⅱ期临床试验有效性指标　Ⅱ期临床试验是治疗作用初步评价阶段,其目的在于观测少数患者的有效性及受益风险比,确定最小耐受剂量。主要的疗效指标包括:①急性或慢性 GVHD 发生率、严重程度,急性或慢性 GVHD 的诊断依据 NIH 标准,急性 GVHD 可根据 Glucksberg 量表或 NIH 分度系统基于受累器官种类和严重程度进行评估其轻、中、重度,慢性 GVHD 根据 NIH 制定的慢性 GVHD 整体评价系统,基于受累器官数量和严重程度进行评估其轻、中、重度;②使用各类药物治疗急性或慢性 GVHD 的整体需求(包括对总时间/总剂量的监测),预防性抗 GVHD 临床试验中,受试者仍有可能出现不同程度急性或慢性 GVHD,根据其严重程度需采取相应标准治疗,因此可在一定程度上反映预防性治疗的疗效;③抗 GVHD 治疗后缓解程度、缓解率及对治疗反应的持续时间,评价标准仍可参考前文中列出的 Glucksberg 量表或 NIH 评价系统。

3. Ⅲ期临床试验有效性指标　Ⅲ期临床试验是治疗作用确证阶段,是对较大量患者的疗效比较,既增加了用药人数,也增加了用药后观察时长。除进一步对扩大样本量的急性或慢性 GVHD 发生率、缓解率、严重程度的评价外,还应通过长期随访评价患者 OS 率、EFS 等,具体应根据受试者类型、研究目的、药物类别等因素综合考虑。

第五节　安全性评价

一、药物安全性评价

目前,抗 GVHD 主要采用以糖皮质激素为基础的传统治疗方案,但激素相关不良反应较为显著,且逐渐出现糖皮质激素耐药患者。近年来,以多种靶向细胞和细胞因子的单克隆抗体及酪氨酸激酶抑制剂等药物为代表的免疫治疗方案正在进行临床试验。上市前临床试验是对药物的有效性、安全性进行科学的评价,是新药开发的重要环节,为国家药品监督管理部门批准其生产上市提供依据。本章节主要介绍安全性评价指标。

药物安全性评价的研究内容包括临床前安全性评价、临床安全性评价及上市后安全性再评价。安全性评价是临床试验中非常重要的一个方面，范围涵盖了任何一种临床试验（Ⅰ、Ⅱ、Ⅲ、Ⅳ期临床试验，随机对照，生物等效性研究），需将临床不良事件/不良反应和实验室检查结合进行分析。临床试验的不同阶段安全性评价的目的和方法也有所差异。在Ⅰ、Ⅱ期临床试验中，收集安全性数据是为了识别治疗中最常见的副作用，在这一研究阶段研究例数有限，只能观察到一些发生率非常高的副作用，如果这一阶段发现了严重的副作用，将可能会导致开发计划终止。Ⅲ期临床试验样本数较多，其临床用药的群体接近于药物上市后的临床实际应用状况，能够反映新的治疗方法安全性的总体状况，也容易对其受益风险比进行评估，能够提供上市前的安全资料。新药的疗效和安全性必须通过严格的Ⅰ～Ⅲ期临床试验加以验证，Ⅳ期临床试验属于主动监测，上市前的临床试验均为小样本试验，不足以发现更多的不良反应情况，而上市后的大样本临床试验有利于发现一些特殊安全性问题，如罕见不良反应、迟发性不良反应、长期的不良反应、特殊人群的不良反应、合并用药出现的不良反应。

二、安全性评价指标

2016年7月29日CFDA发布了《药物临床试验数据管理与统计分析的计划和报告指导原则》，其中，针对药品安全性的观察指标主要包括：临床不良事件（疾病、体征、症状等）、生命体征、实验室检查结果（包括生化学和血液学指标等）、其他特殊的安全性检验（如心电图、眼科检查）、耐受性（指受试者对于明显的不良反应的耐受程度）。安全性分析内容主要包括：不良事件、不良反应、严重不良事件、重要不良事件等。

在抗GVHD临床试验中，除一般需常规监测的安全性指标外，还应关注的相对特殊的安全性指标有：①血液学毒性指标，供者造血干细胞（hematopoietic stem cell，HSC）在受者体内的稳定植入是异基因造血干细胞移植获得成功的基础，植入失败的常见原因包括免疫介导的移植物排斥、骨髓微环境损伤、病毒感染等，抗GVHD的药物常对机体免疫等多方面产生较大影响，因此临床试验过程中应注意粒系、红系及巨核系的植入情况，监测记录各系植活时间，警惕植入失败；②非血液学毒性指标，如细胞制剂多由DMSO处理后冻存在-196℃液氮中，使用时需要快速复温及时回输给患者，因此输注解冻后需密切关注DMSO带来的不良反应，如胸闷、呼吸困难、心动过速、高血压、头痛、腹痛、抽搐，以及异体细胞可能导致的过敏、溶血反应等，在临床试验过程中均应纳入安全性指标的监测；③感染指标，免疫抑制剂的长期应用带来不可避免的免疫力下降，此类药物临床试验过程中应密切关注各类感染（包括细菌、真菌、寄生虫）的发生率、发生部位、严重程度，同时，CMV、EBV等其他类型的病毒激活情况也是需要重点监测的；④生存方面指标，抗GVHD的药物有引起疾病复发的风险，故在使用过程中需监测疾病进展/复发时间、复发率、非复发死亡率等。

（一）Ⅰ期临床试验安全性指标

Ⅰ期临床试验主要是研究人对新药的耐受性，是初步的临床药理学及人体安全性评价试验。通过Ⅰ期临床试验,观察人体对新药的耐受程度、药动学和药效学,探索药物最大耐受剂量(MTD)和剂量限制性毒性(DLT),DLT为受试者中出现Ⅲ度以上非血液毒性或Ⅳ度血液毒性。如某一剂量水平50%以上的受试者出现DLT,此剂量为MTD。由于抗GVHD的药物毒性及免疫抑制活性较强,故初次进入人体的Ⅰ期临床试验一般不选择健康志愿者,而选择在难治性急性或慢性GVHD患者中进行。抗GVHD药物的Ⅰ期临床试验通常以毒性作为研究终点,监测治疗相关不良事件的发生率和严重程度,为Ⅱ期临床试验的给药方案提供依据。

1. 人体耐受性试验　考察人体对药物不同剂量的耐受程度,通过试验记录不良事件的发生情况、剂量与不良事件发生的关系及程度(严重程度的评估可参考CTCAE V5.0)、人体对新药耐受的剂量范围,为人体药动学和Ⅱ期临床试验提供参考的给药剂量范围。

2. 药动学试验　为首次观察新药在人体内的吸收代谢过程,主要目的是评价药物清除率、预测药物或其代谢物在人体可能的积聚、潜在的药物间相互作用等,为Ⅱ和Ⅲ期临床试验的给药方案提供参考。Ⅰ期临床人体药动学试验一般在人体耐受性试验之后进行。

(二) Ⅱ期临床试验安全性指标

Ⅱ期临床试验是治疗作用初步评价阶段,探索性研究目标适应证患者的治疗作用和安全性。由于抗GVHD药物的疗效常与药物剂量、浓度密切相关,而不同的抗GVHD药物给药方案(如给药间隔和给药剂量等)可能产生不同的剂量限制性毒性和最大耐受剂量,在毒性可以耐受的前提下应尽量提高剂量以达到最佳疗效,因此在Ⅱ期临床试验中,应对不同剂量下的Ⅱ期临床试验安全性指标进行详细考察,并发现一些潜在的未知毒性,以便为Ⅲ期临床试验给药方案的设计提供依据。

(三) Ⅲ期临床试验安全性指标

Ⅲ期临床试验是治疗作用确证阶段,是对较大量患者的疗效比较。一般除常规安全性指标外,还需对Ⅰ/Ⅱ期临床试验中已观察到的毒性指标进行进一步监测。由于本期试验的样本量要远大于前两期试验,更有助于获取更丰富的药物安全性和疗效方面的资料,对药物的受益和风险进行评估,为获批上市提供支撑。

第六节　临床研究实例介绍

一、预防异基因造血干细胞移植后急性移植物抗宿主病药物

CD24Fc用于预防清髓异基因造血干细胞移植后急性移植物抗宿主病的Ⅱ期临床研究

1. 研究目的　评价CD24Fc用于预防清髓异基因造血干细胞移植后aGVHD的有效性及安全性。

注:重组人CD24Fc是二硫键连接的同型二聚体,由不含前肽(Met 1-Gly 59)的重组人CD24在C末端与人IgG1的Fc区融合形成,有研究显示CD24Fc可通过降低调节性T细

胞比率等途径抑制免疫活化。

2. 研究设计类型及方案

(1)类型:随机、双盲Ⅱ期临床研究。

(2)方案:随机分配至试验组或安慰剂组。

试验组给药:CD24Fc[480mg(第-1天),240mg(第+14天)和240mg(第+28天)]+他克莫司[从第-3天开始,静脉注射,0.03mg/(kg·d)或口服,0.045mg/d]+甲氨蝶呤[移植后第+1天静脉注射15mg/m^2,在第+3、+6和+11天给予10mg/m^2]。

安慰剂组给药:安慰剂+他克莫司[从第-3天开始,静脉注射,0.03mg/(kg·d),或口服,0.045mg/d]+甲氨蝶呤[移植后第+1天静脉注射15mg/m^2,在第+3、+6和+11天给予10mg/m^2]。随访1年。

3. 研究对象　清髓性异基因造血干细胞移植患者,共196例。

4. 入选标准

(1)预计将进行异基因造血干细胞移植的恶性血液病患者,不接受健康志愿者。

(2)供者和受者之间HLA配型在HLA-A、HLA-B、HLA-C、HLA-DRB1位点上8/8相合,等位基因的检测必须通过高分辨率分型进行,且该实验仅接受相合的无关供者。

(3)符合以下诊断之一:①急性髓细胞性白血病(AML)或急性淋巴细胞白血病(ALL),在第一次或第二次缓解期,缓解定义为入选时外周血中没有原始细胞,骨髓原始细胞<5%,并且没有包括CNS受累在内的髓外浸润;②慢性粒细胞白血病(CML),若在第一次或之后的慢性期中,需对至少两种不同的酪氨酸激酶抑制剂没有反应(或不耐受),加速或急变期(CML-AP/BP)的CML符合入组条件,无须对酪氨酸激酶抑制剂治疗失败,但必须在入组时缓解,缓解定义为入选时外周血中没有原始细胞,骨髓原始细胞<5%,并且没有包括CNS受累在内的髓外浸润;③骨髓增生异常综合征(MDS),应符合IPSS或等效IPSS-R评分中危或高危标准,且骨髓原始细胞<10%;④慢性粒单核细胞白血病(CMML),骨髓中原始细胞<10%。

(4)男性或非妊娠、非哺乳期女性,≥18岁。

(5)KPS体能评分>70分。

(6)患者器官功能必须正常或接近正常。

(7)受试者在试验前对本研究知情同意,并自愿签署了书面的知情同意书。

(8)有潜在生育可能的男性和女性需同意在研究开始前使用避孕措施,直到移植后100天。

5. 排除标准

(1)活动性中枢或髓外浸润。

(2)开始移植预处理前21天内行细胞毒化疗(注:旨在巩固疾病而不是诱导缓解的低强度治疗是可以接受的,但需在预处理开始前7天以上完成)。

(3)兄弟姐妹、脐带血或半相合供者。

(4)HLA-A、HLA-B、HLA-C、HLA-DRB1位点不合(注:HLA-DQ位点不合是允许的)。

(5)孕妇和哺乳期的妇女。

(6)研究人员认为患者存在任何可能导致不可接受危险的身体或心理状况,或者患者不遵守协议程序。

(7)不可控的感染。

(8)血清学或 PCR 检验提示 HIV 阳性,或 PCR 检验提示乙型肝炎或丙型肝炎。

(9)既往有造血干细胞移植史(异基因或自体)。

(10)禁止任何形式的体内或体外 T 细胞去除(如 ATG,alemtuzumab)。

(11)伴有骨髓纤维化。

6. 疗效指标

(1)累计 aGVHD 发生率(时间范围:移植后 100 天)。

(2)累计复发率(时间范围:移植后 1 年)。

(3)OS(时间范围:移植后 1 年)。

(4)无病生存期(DFS)(时间范围:移植后 1 年)。

(5)无Ⅱ~Ⅳ级 GVHD 的人数(时间范围:移植后 180 天)。

7. 安全性指标 非复发死亡率(时间范围:移植后 1 年)。

二、预防异基因造血干细胞移植后慢性移植物抗宿主病药物

贝利木单抗预防异基因造血干细胞移植后慢性移植物抗宿主病的Ⅰ期临床研究

1. 研究目的 评估贝利木单抗(belimumab)在异基因造血干细胞移植后预防 cGVHD 的安全性和耐受性以及初步疗效。

注:belimumab 不直接与 B 细胞结合,是一种 B 淋巴细胞刺激剂(BLyS)特异性抑制剂,抑制 B 细胞的生存,包括自身反应性 B 细胞和减少 B 细胞分化至产生免疫球蛋白的浆细胞。

2. 研究设计类型及方案

(1)类型:非盲、开放性Ⅰ期临床研究。

(2)方案:所有受试者在移植后+3~60 天开始启动 belimumab 预防治疗,belimumab 静脉注射给药,维持>1 小时,每 2 周 1 次,连续 3 个疗程,然后每 4 周 1 次,共 7 个疗程(总共 6 个月)。随访 24 个月,以评估 belimumab 用于 cGVHD 预防的安全性、有效性,cGVHD 的发病率和严重程度等,初步评价疗效。

3. 研究对象 清髓异基因造血干细胞移植后患者,共 10 例。

4. 入选标准

(1)18 周岁及以上,性别不限,不接受健康志愿者。

(2)ECOG 评分≤2 分。

(3)移植前已达完全缓解的血液恶性肿瘤(如急性髓细胞性白血病、急性淋巴细胞白血病、慢性淋巴细胞白血病、慢性粒细胞白血病、霍奇金淋巴瘤、非霍奇金淋巴瘤)。

(4)采用清髓预处理方案。

(5)供者 HLA 完全相合(无关或相关供者)。

(6)使用甲氨蝶呤+他克莫司预防急性 GVHD。

(7)+30 天完全嵌合,骨髓活检提示完全缓解。

(8)器官功能良好:①血清胆红素≤1.5 倍正常值上限;②GPT 和 GOT≤2.5 倍正常值上限;③通过 Cockcroft-Gault 公式计算,肌酐清除率≥40ml/(min·1.73m²)。

(9)具有生育能力的妇女必须同意在研究开始前、研究参与期间以及最后一剂研究药物后 16 周内使用适当的避孕措施,如果妇女在参加本研究时怀孕或怀疑自己怀孕,必须立即通知她的主治医生。

(10)受试者在试验前对本研究知情同意,并自愿签署了书面的知情同意书。

5. 排除标准

(1)经典型Ⅲ~Ⅳ级急性 GVHD,入组时已通过稳定剂量免疫抑制剂控制的急性 GVHD 是允许的。

(2)经典型慢性 GVHD 或重叠综合征。

(3)参与急性 GVHD 预防临床试验的受试者,其中慢性 GVHD 的发生率是次要终点。

(4)供者淋巴细胞输注,用于复发或植入不良。

(5)过去 3 个月内用过利妥昔单抗或其他抗 B 细胞特异性抗体治疗。

(6)其他恶性肿瘤的病史(≤5 年),除了仅需局部切除的基底细胞癌或皮肤鳞状细胞癌,或宫颈原位癌外。

(7)目前正在接受其他任何临床药物试验。

(8)已知对 belimumab 的任何成分过敏或不耐受,包括人或鼠蛋白或单克隆抗体。

(9)未控制的并发症,包括但不限于持续性或活动性感染,症状性充血性心力衰竭,不稳定型心绞痛,心律失常或精神疾病(包括目前的药物/酒精滥用或依赖,或药物/酒精滥用史)。

(10)在计划开始治疗前 14 天内使用肠外(静脉注射或肌内注射)抗感染药物。

(11)严重自杀风险,包括过去 6 个月内任何自杀行为的历史和/或最近 2 个月的任何自杀意念和/或研究人员判断有高度自杀风险。

(12)既往存在免疫缺陷病,自身免疫病或慢性感染史。

(13)已知的 HIV 阳性。

(14)HBsAg 或 HBcAb 阳性的患者。

(15)丙型肝炎抗体阳性,治疗后通过 PCR 检验判定抗体已清除的患者是允许的。

(16)目前正在治疗的活动性慢性感染(如肺结核、肺孢子虫、巨细胞病毒、单纯疱疹病毒、带状疱疹和非典型分枝杆菌),预防性治疗是允许的。

(17)研究者认为存在其他任何具有临床意义的异常实验室结果。

6. 疗效指标

(1)慢性 GVHD 的发病率和严重程度(时间范围:allo-HSCT 后 6 个月、12 个月、24 个月)。

（2）急性 GVHD 的发病率和严重程度（时间范围：allo-HSCT 后 3 个月、6 个月）。

（3）OS（时间范围：allo-HSCT 后 6 个月、12 个月、24 个月）。

（4）治疗慢性 GVHD 皮质类固醇总需求（总时间/总剂量）（时间范围：allo-HSCT 后 6 个月、12 个月、24 个月）。

（5）使用各种可选药物抗慢性 GVHD 的必要性（时间范围：allo-HSCT 后 12 个月、24 个月）。

7. 安全性指标

（1）belimumab 用于预防慢性 GVHD 的安全性和耐受性，时间范围：至治疗结束后 30 天（约 7 个月）。不良事件将根据 CTCAE V5.0 标准进行评分。

（2）复发率（时间范围：allo-HSCT 后 6 个月、12 个月、24 个月）。

三、治疗急性移植物抗宿主病药物

芦可替尼对比最佳有效治疗用于异基因造血干细胞移植后皮质类固醇难治性急性移植物抗宿主病的Ⅲ期临床研究

1. 研究目的　评估芦可替尼对比最佳有效治疗（best available therapy，BAT）用于皮质类固醇难治性急性 GVHD 的安全性及有效性。

2. 研究设计类型及方案

（1）类型：随机、非盲、多中心、开放性Ⅲ期临床研究。

（2）方案：随机分配至芦可替尼组或 BAT 组，分别接受 10mg，每日 2 次。随访 2 年，以评估相关安全性及有效性指标。

3. 研究对象　造血干细胞移植后出现急性 GVHD，且皮质类固醇难治的患者，共 308 例。

4. 入选标准

（1）采用从任何供体来源骨髓、外周血干细胞或脐带血（匹配的无关供体，同胞，单倍体相合）进行的同种异体干细胞移植，非清髓，清髓和减低预处理强度的方案都认为是合格的。

（2）需要全身免疫抑制治疗的 allo-HSCT 后发生的Ⅱ~Ⅳ级急性 GVHD（需按诊断标准进行评估），鼓励使用对急性 GVHD 累及器官进行活组织检查，但对于本研究不是必须的。

（3）确诊为激素难治性急性 GVHD，其定义为给予高剂量全身性皮质类固醇的患者，甲基泼尼松龙 2mg/（kg·d），［或相当于泼尼松剂量 2.5mg/（kg·d）］。单用或与钙调磷酸酶抑制剂（CNI）联合使用，并且符合以下任意一条：①皮质类固醇单药或联合 CNI 用药 3 天以上，急性 GVHD 较用药前进展；②皮质类固醇单药或联合 CNI 用药 7 天以上，急性 GVHD 较用药前仍未达最小部分反应（minimum partial response）；③皮质类固醇减量失败患者，定义为需要甲基泼尼松龙剂量增加到≥2mg/（kg·d）［或相当于泼尼松剂量≥2.5mg/（kg·d）］，或未能将甲基泼尼松龙剂量逐渐减少至<0.5mg/（kg·d）［或相当于泼尼松剂量<0.6mg/（kg·d）］并维持至少 7 天以上。

(4)年龄12岁以上,性别不限,不接受健康志愿者。

5. 排除标准

(1)已接收多种系统性治疗的激素难治性急性GVHD。

(2)存在活跃的不受控制的感染,包括需要治疗的细菌、真菌、病毒或寄生虫感染。如果已经开始适当的治疗,则认为感染受到控制,但必须在筛选时没有感染进展的迹象。感染的进展定义为败血症引起血流动力学不稳定性,新症状,身体体征恶化或发现感染引起的影像学表现,没有其他体征或症状的持续发热不被归于进展性感染。

(3)存在包括巨细胞病毒(CMV)、EB病毒、人类疱疹病毒6型(HHV-6),肝炎病毒(HBV)或丙型肝炎病毒(HCV)在内的不受控制的病毒感染的证据。

(4)原发恶性肿瘤存在复发表现,或者在异基因造血干细胞移植后已经复发并开始接受治疗,或者因疾病本身的早期复发而需要免疫抑制剂的快速撤除。

6. 疗效指标

(1)总体缓解率(ORR),时间范围:14天、28天、56天。

(2)缓解持续时间(DOR),时限:最多24个月。

(3)总生存期(OS),时间范围:24个月。

(4)无事件生存期(EFS),时限:最多24个月。

(5)芦可替尼的浓度-效应和剂量-效应关系,时间范围:168天。

(6)累积激素剂量,时间范围:56天。

(7)慢性GVHD发病率,时间范围:24个月。

7. 安全性指标

(1)药动学(PK)参数:芦可替尼单次剂量或达到稳态时的血药峰浓度(C_{max})、谷浓度、药-时曲线下面积(AUC)、全身清除率、表观分布容积。时间范围:168天。

(2)非复发死亡率,时间范围:24个月。

(3)疾病进展/复发时间,时间范围:24个月。

四、治疗慢性移植物抗宿主病药物

芦可替尼对比BAT用于异基因造血干细胞移植后皮质类固醇难治性慢性移植物抗宿主病的Ⅲ期临床研究

1. 研究目的　评估芦可替尼对比BAT用于皮质类固醇难治性慢性GVHD的安全性及有效性。

2. 研究设计类型及方案

(1)类型:随机、非盲、多中心、开放性Ⅲ期临床研究。

(2)方案:随机分配至芦可替尼组或BAT组,分别接受一样的剂量,每日2次。随访3年,以评估相关安全性及有效性指标。

3. 研究对象　造血干细胞移植后出现慢性GVHD,且皮质类固醇难治的患者,共324例。

4. 入选标准

(1)任何供体来源(匹配的无关供者,同胞,单倍体)的骨髓、外周血干细胞或脐带血进行同种异体干细胞移植,非清髓、清髓和减低预处理强度的方案都是允许的。

(2)符合粒系和血小板植入标准:中性粒细胞计数(ANC)>1.0×10^9/L 和血小板计数>25×10^9/L。

(3)随机化分组之前根据 NIH 共识标准临床诊断为中度至重度慢性 GVHD:①中度慢性 GVHD,至少一个器官(非肺部)评分为 2 分、3 分或以上,或两个以上器官(非肺部)评分均为 1 分,或者肺部评分为 1 分;②严重慢性 GVHD,至少 1 个器官评分为 3 分,或肺部评分为 2 分或 3 分。

(4)受试者开始第 1 周期第 1 天治疗前使用过全身性或外用皮质类固醇治疗慢性 GVHD,持续时间<12 个月,并且根据 NIH 共识标准确定为皮质类固醇难治性慢性 GVHD,无论是否同时使用任何类型 CNI,具体用量符合以下之一:①给予至少 1mg/(kg·d)泼尼松 1 周以上仍无反应或疾病进展;②泼尼松≥0.5mg/(kg·d)或 1mg/kg 隔天持续治疗至少 4 周,但疾病持续存在,没有改善;③2 次及以上减量失败,将泼尼松龙剂量增加至>0.25mg/(kg·d)。

(5)受试者必须接受在第 1 周期第 1 天治疗前仅使用以下 BAT 选项之一进行治疗(在研究过程中允许添加和更改,但仅使用以下选项中的 BAT):体外光照(ECP)、低剂量甲氨蝶呤(MTX)、吗替麦考酚酯(MMF)、mTOR 抑制剂(依维莫司或西罗莫司)、英夫利昔单抗、利妥昔单抗、喷司他丁、伊马替尼、依鲁替尼。

(6)年龄 12 岁以上,性别不限,不接受健康志愿者。

5. 排除标准

(1)除皮质激素±CNI 外,还接受过第 2 种或以上抗慢性 GVHD 全身治疗的患者。

(2)从活动性急性 GVHD 到慢性 GVHD,皮质类固醇未减量的患者(±CNI 和任何全身治疗)。每天最多 30mg 氢化可的松口服(或等效生理替代剂量的皮质类固醇)是允许的。

(3)先前使用过 JAK 抑制剂治疗的急性 GVHD 患者,除非已达到完全或部分反应,并且在接受第 1 周期第 1 天治疗之前至少 8 周以上脱离 JAK 抑制剂。

(4)在第 1 周期第 1 天前 6 个月内造血干细胞移植失败。

(5)原发恶性肿瘤复发的患者,或者在造血干细胞移植后因复发接受过治疗的患者。

(6)在用于恶性肿瘤复发抢先治疗的非计划的供体淋巴细胞输注(DLI)之后发生的皮质类固醇难治性慢性 GVHD。作为其移植一部分的已经预先计划好的 DLI 而不是用于治疗恶性肿瘤复发的参与者是合格的。

(7)在开始第 1 周期第 1 天治疗的 7 天内,需要>1mg/(kg·d)剂量的甲基泼尼松龙或同等剂量的任何皮质类固醇治疗慢性 GVHD 以外适应证。

6. 疗效指标

(1)芦可替尼与研究者选择的最佳有效治疗对中/重度皮质类固醇耐药慢性 GVHD 患者的疗效比较,通过第 7 周期第 1 天的总体缓解率(ORR)进行评估(时间范围:从基线到第 168 天)。

(2)无失败生存率(failure-free survival,FFS,时间范围:最多 36 个月)。

(3)根据修改的 Lee cGVHD 症状量表评估症状的改善[时间范围:至第 7 周期第 1 天(从基线到第 168 天)]。

(4)最佳整体反应(BOR)(时间范围:从基线到治疗结束,最长 36 个月)。

(5)第 3 周期结束时的 ORR,时间范围:第 4 周期第 1 天(从基线到第 84 天),在第 4 周期第 1 天根据 NIH 共识标准获得总体反应(CR+PR)受试者的百分比。

(6)反应持续时间(时间范围:从第一次对治疗有反应到 GVHD 进展或死亡的时间,最长约 36 个月)。

(7)OS(时间范围:从随机化分组开始到因任何原因死亡的时间,最多观察至约 36 个月)。

(8)在第 7 周期第 1 天每日皮质类固醇剂量减少≥50%的受试者百分比[时间范围:第 7 周期第 1 天(从基线到第 168 天)]。

(9)在第 7 周期第 1 天成功撤除所有皮质类固醇的受试者百分比[时间范围:第 7 周期第 1 天(从基线到第 168 天)]。

(10)受试者的症状和生活质量,以及随时间的潜在变化(FACT-BMT 及 EQ-5D 量表评估,时间范围:从基线到治疗结束,最长 36 个月)。

7. 安全性指标

(1)非复发死亡率的累积发生率(时间范围:第 3、6、12、18 和 24 个月)。

(2)恶性肿瘤复发的累积发生率(时间范围:第 3、6、12、18 和 24 个月)。

(3)不良事件的发生率和严重程度(时限:从基线到治疗结束后 30~35 天,最长约 36 个月),不良事件包括任何第二原发性恶性肿瘤的发生,感染,体检结果,生命体征的变化,血常规、生化和凝血功能。

五、治疗皮质类固醇抵抗型急性移植物抗宿主病药物

CYP-001 治疗皮质类固醇抵抗型急性移植物抗宿主病的 I 期临床研究

1. 研究目的　评估两种不同剂量的 CYP-001 治疗皮质类固醇抵抗型急性 GVHD 的安全性、耐受性及疗效。

注:CYP-001 中的活性成分是同种异体间充质母细胞(allogeneic mesenchymoangioblast,MCA)衍生的间充质干细胞(mesenchymal stem cell,MSC),其使用专有的 Cymerus 平台技术生产。

2. 研究设计类型及方案

(1)类型:多中心、开放性、剂量递增型 I 期临床研究。

(2)方案:所有受试者在研究期间均按当地医疗程序接受标准化治疗。前 8 名受试者分配到 A 组,在第 0、7 天分别通过静脉滴注给予 1×10^6/kg 数量的 CYP-001,最大总剂量

不超过 1×10^8/kg。根据对A组受试者安全性审查结果，后8例受试者被分配到B组，在第0、7天分别通过静脉滴注给予 2×10^6/kg 数量的CYP-001，最大总剂量不超过 2×10^8/kg。在第一剂CYP-001静脉滴注后100天内进行详细随访，受试者将在第0、3、7、14、21、28、60和100天接受研究访问。随后，受试者将进入长期随访期，其在第一剂CYP-001后2年结束。

3. 研究对象　造血干细胞移植后出现Ⅱ~Ⅳ级急性GVHD，且对皮质类固醇治疗无效的患者，共16例。

4. 入选标准

(1)血液病造血干细胞移植后，符合激素抵抗型Ⅱ~Ⅳ级急性GVHD诊断标准的患者。

(2)预期寿命至少为1个月。

(3)同意在给予CYP-001后的两年内配合收集相关数据。

(4)年龄18~70岁，性别不限。

(5)不接受健康志愿者。

5. 排除标准

(1)怀孕或哺乳或计划在接受最后一剂CYP-001后3个月内怀孕。

(2)在第一剂CYP-001之前30天或5个半衰期内(以较长者为准)接受任何药物试验。

(3)已知或怀疑目前有酒精或精神类药物滥用。

(4)进展或复发的血液恶性肿瘤，或伴有尚未控制的实体瘤，或可能在研究期间复发的恶性实体瘤(除基底细胞癌或鳞状细胞癌的既往病史)。

(5)心力衰竭(NYHA功能分级为Ⅱ~Ⅳ级)和/或呼吸衰竭。

(6)血流动力学不稳定和/或心血管事件的高风险。

(7)终末器官衰竭。

(8)脑膜炎，伴有低氧血症的肺炎，HIV或其他严重或不受控制的全身性感染，研究者认为这可能会影响患者参与试验的能力。

6. 疗效指标

(1)28天完全反应率。

(2)28天部分反应率。

(3)28天总生存期率。

(4)100天完全反应率。

(5)100天部分反应率。

(6)100天总生存期率。

7. 安全性指标

(1)治疗相关急性不良事件的发生率和严重程度(时间范围：28天)。

(2)被认为可能与CYP-001相关的严重不良事件的发生率和严重程度(时间范围：100天)。

六、联合治疗慢性移植物抗宿主病药物

一项评估 entospletinib 联合皮质类固醇作为慢性移植物抗宿主病一线治疗的疗效和耐受性的临床研究

1. 研究目的　评估 entospletinib 联合皮质类固醇作为慢性 GVHD 一线治疗的疗效和耐受性。

注:entospletinib 是一种选择性 Syk 抑制剂,强烈抑制 BCR 介导的 B 细胞激活和增殖,以及单核细胞中免疫复合体激活的细胞因子的产生。

2. 研究设计类型及方案

(1)类型:随机、双盲、安慰剂对照Ⅱ期临床研究。

(2)方案:ENTO 组给予 entospletinib(ENTO)400mg 或 200mg(片剂),每日 2 次,共 48 周,联合全身性皮质类固醇;安慰剂组给予同样规格的安慰剂,每日 2 次,共 48 周,联合全身性皮质类固醇。

3. 研究对象　异基因造血干细胞移植后新诊断为慢性 GVHD 的患者,共 66 例。

4. 入选标准

(1)受试者在试验前对本研究知情同意,并自愿签署了书面的知情同意书。

(2)男性或非妊娠、非哺乳期女性,年龄≥18 岁,不接受健康志愿者。

(3)新诊断的慢性 GVHD,定义如下:①异基因造血干细胞移植后至少 100 天;②在首次服用 ENTO/安慰剂之前至少 1 天且不超过 21 天接受新疗程的全身性皮质类固醇[≥0.5mg/(kg·d)]作为慢性 GVHD 一线治疗;③中度至重度慢性 GVHD(通过 NIH 慢性 GVHD 诊断和分期标准评估,至少涉及 3 个器官系统或一个评分为 2 的器官系统或肺评分为 1)。

(4)恶性血液病的患者移植后需要达到完全缓解。

(5)心电图正常,或虽然有异常,但研究者判定为没有临床意义。

5. 排除标准

(1)无法耐受初始≥0.5mg/(kg·d)(或等效剂量)剂量的全身性皮质类固醇治疗。

(2)入组前 4 周内发生未控制的感染。

(3)移植后有接受以下治疗:①清除 B 细胞的生物制剂;②CD19 CAR-T 细胞治疗;③BTK/SYK/JAK/PI3K 抑制剂;④光疗,除非用于急性 GVHD。

(4)入组开始前 60 天内使用 ATG 或 campath 治疗。

(5)访视期间出现严重器官功能障碍:①需要吸氧,流量>2L/min;②不受控制的心律失常或心力衰竭。

6. 疗效指标

(1)最佳反应率(基于 NIH 的慢性 GVHD 活动性评估标准,在 24 周内评估达到完全或部分反应的参与者比例)。

(2)皮肤症状的李氏症状量表(Lee Symptom Scale,LSS)变化(时间范围:基线水平,

第24周)。

注:LSS是患者报告的问卷,用于测量症状负担。每个LSS量表的分值范围在0到100之间,分数越高表示症状越严重。从基线值降低与临床结果的改善相关。

(3)口腔症状的LSS变化(时间范围:基线水平,第24周)。

(4)眼部症状的LSS变化(时间范围:基线水平,第24周)。

(5)整体的LSS总分变化(时间范围:基线水平,第24周)。

(6)对治疗反应的持续时间(时间范围:最多48周,反应持续时间定义为从最佳总体反应到进展性疾病的时间)。

(7)与基线相比,全身皮质类固醇用量减少至少50%的受试者比例(时间范围:基线至48周以内)。

(8)进行慢性GVHD二线治疗的受试者比例(时间范围:48周以内)。

(9)无失败生存率(failure-free survival,时间范围:48周以内),定义为从试验开始到以下之一情形的时间:①由于潜在疾病导致的复发或死亡;②非复发死亡率;③加入或开始另一种用于慢性GVHD的全身治疗。

7. 安全性指标

(1)治疗引起任何紧急不良事件(AE)的受试者比例(时间范围:最多48周加30天)。

注:治疗引起的不良事件定义为以下一种或两种:①在研究药物或安慰剂开始日期之后或之后发病的任何AE,并且不迟于研究药物或安慰剂永久停止后30天的早期;②任何导致过早停用研究药物或安慰剂的AE。

(2)因不良事件而永久停用任何研究药物的参与者比例(时间范围:最多48周加30天)。

(3)治疗相关实验室检查异常的参与者比例。

第七节　抗移植物抗宿主病药物的研发现状及展望

一、抗移植物抗宿主病药物的研发现状

由于缺少精心设计的大规模临床研究结果,世界各地关于GVHD防治用药存在较大差异。欧洲血液和骨髓移植协会(EBMT)及美国国家综合癌症网络(NCCN)发布的相关指南提供了一些异基因造血干细胞移植后GVHD的管理建议,目前已更新至2020版。值得注意的是,虽然可用于GVHD二线治疗的药物种类繁多,对于激素难治性GVHD(SR-GVHD),JAK抑制剂芦可替尼是目前唯一获FDA批准用于SR-aGVHD的药物,BTK抑制剂伊布替尼是唯一获FDA批准用于SR-cGVHD的药物。SR-GVHD患者的诊治一直是临床难题,芦可替尼、伊布替尼等药物的获批,极大提高了患者生存率。

从机制上来看,aGVHD主要以Th1型细胞因子为主,包括IL-1β、IL-6和IFN-γ等,抗aGVHD新药的开发也围绕这些靶点进行。而cGVHD发病机制更为复杂,通常分为急性

炎症、慢性炎症免疫力失调和异常组织修复持续导致纤维化三个阶段。目前cGVHD治疗药物的研发主要集中在抑制第2阶段，包括抑制同种异体反应性T细胞、恢复调节性T细胞功能或抑制B细胞等。目前针对GVHD开发的药物主要有（部分药物作用机制可参阅本章第一节）：

1. JAK抑制剂　代表药物为芦可替尼（ruxolitinib），是选择性JAK1/JAK2抑制剂，由诺华和Incyte共同研发，2011年获FDA批准上市用于骨髓纤维化，2017年在国内获批，适用于SR-aGVHD及SR-cGVHD。新型JAK抑制剂也越来越多被开发用于GVHD的防治。如itacitinib是一款由Incyte公司开发的JAK1抑制剂，拟用于联合皮质类固醇在未接受过治疗的aGVHD患者中的一线治疗，但在关键Ⅲ期GRAVITAS-301研究中失败，与皮质类固醇单药相比，itacitinib联合皮质类固醇一线治疗Ⅱ～Ⅳ类aGVHD的28天总体缓解率未能达到显著性差异（66.4% vs 74%）。目前itacitinib还在继续开展与钙调神经磷酸酶抑制剂联用预防GVHD的试验（GRAVITAS-119）。由CTI公司和Baxalta公司联合开发的pacritinib则是一种选择性JAK2和FLT3抑制剂，也在进行一项与西罗莫司及他克莫司联用预防GVHD的Ⅰ/Ⅱ期临床研究（NCT02891603），尚未达到研究终点。

2. 钙调磷酸酶抑制剂　代表药物为环孢素，已广泛用于造血干细胞移植后GVHD防治。与环孢素相比，他克莫司抑制T细胞活化的作用更强，不良反应少。他克莫司于1994年获FDA批准，2001年在国内上市，2008年浙江海正药业首仿上市。他克莫司在心、肺、肠、骨髓等移植中应用有很好的疗效，同时在治疗特应性皮炎（AD）、系统性红斑狼疮（SLE）等自身免疫性疾病中也发挥着积极的作用。

3. BTK抑制剂　伊布替尼是第一个获批的BTK抑制剂类药物，动物模型研究发现，伊布替尼具有改善cGVHD的作用。Miklos等对42例SR-cGVHD患者使用伊布替尼治疗，结果显示ORR为67%（其中21% CR），超过半数的患者应答持续时间超过5个月，近2/3患者的糖皮质激素用量可降至0.12mg/（kg·d），并且患者生存质量明显改善。基于这一结果，伊布替尼在美国已被FDA批准用于多次治疗失败后的成年cGVHD患者。另一个有望上市用于cGVHD的二代BTK抑制剂为acalabrutinib，正在进行由弗雷德·哈钦森癌症研究中心发起的一项用于复发中/重度cGVHD的临床试验（NCT04198922），尚处于招募中。

4. mTOR抑制剂　代表药物为西罗莫司，这是一种大环内酯类的抗生素免疫抑制剂，属第一代mTOR抑制剂，适用于SR-aGVHD及SR-cGVHD。由辉瑞研发，于1999年获FDA批准上市，2000年在国内上市。而另一款一代mTOR抑制剂依维莫司虽然分别于2016年和2019年先后完成对cGVHD的预防（NCT01509560）和治疗（NCT01862965）的Ⅱ期临床试验，但均无结果发布。第二代mTOR抑制剂（如OSI027s、INK128、AZD8055、AZD2014）和第三代mTOR抑制剂（如Rapalink-1）均尚无用于GVHD的相关报道。

5. 细胞制剂　代表产品为间充质干细胞，已有多个中心开展了间充质干细胞用于GVHD的临床试验，商品化的间充质干细胞制剂有remestemcel-L、prochymal等，目前仍缺乏大规模临床试验结果。此外还有多种细胞制剂应用，例如，一项由瑞典乌普萨拉大学医院开展的Ⅰ/Ⅱ期临床研究，旨在评估胎盘来源的同种异体蜕膜基质细胞用于SR-aGVHD的有效性（NCT04118556），该研究正在进行中，预计2027年完成。而一项来自意大利的Ⅰ/Ⅱ期临床研究（NCT02749084），则评估了SR-cGVHD患者中多次输注供体来源的纯化调节性T细胞（Tr cell）安全性及有效性。该研究纯化的Tr cell从原始HSC供体获得，白细胞分离后使用CliniMACS Plus系统纯化Tr cell，以消耗CD8和CD19阳性细胞并富集CD25 ^{high} Tr cell，预计于2022年完成。

6. α1-抗胰蛋白酶（AAT）　主要通过下调炎症和增加调节性T细胞与效应T细胞的比率来抑制GVHD，2020版EBMT共识及NCCN指南均推荐用于SR-aGVHD。商品化的AAT如CSL开发的CSL964，已经在丹麦上市。

7. 阿巴西普　是一种通过重组脱氧核糖核酸技术产生的合成蛋白质，为选择性T细胞共刺激调节剂，T细胞完全激活至少需要得到来自抗原递呈细胞的2种信号转导，其中T细胞上的CD28与抗原递呈细胞上的CD80或CD86的相互作用是共刺激信号转导的关键步骤，本品可与抗原递呈细胞上的CD80和CD86结合，进而阻断两者与T细胞上的CD28的相互作用，抑制T细胞的激活。由百时美施贵宝公司开发，2005年3月在美国首次上市，同年在加拿大上市，2020年8月通过先声药业合作于国内上市。2020版NCCN指南推荐用于SR-cGVHD。

8. 替度鲁肽（teduglutide）　一种胰高血糖素样肽2（GLP-2）类似物，是一种天然生成的激素，可减少胃排空和分泌，并调节小肠内膜细胞的生长、增殖和修复。该药增加了这些细胞的数量，增加小肠吸收、减少腹泻。2012年12月获FDA批准上市用于短肠综合征。弗莱堡大学开展了一项替度鲁肽治疗具有胃肠道症状的SR-GVHD患者的Ⅰ期临床研究（NCT04290429），目前已停止招募，结果尚未公布。

9. 抗TNF-α抗体　TNF-α是GVHD发生过程中的一种重要的炎症因子，中和TNF-α可以降低aGVHD的发生。英夫利昔单抗于1998年被FDA批准上市，其作用机制包括拮抗TNF-α活性，对免疫细胞的直接细胞毒性和诱导T细胞凋亡。2020版NCCN指南推荐用于SR-aGVHD，2017年5月在国内上市。依那西普是一种人源化TNF-α受体-抗体融合蛋白，由2个Ⅱ型TNF-α受体p75的胞外段和人IgG1的Fc段结合而成，与内源性可溶性受体结构相似，该药与细胞外液中的可溶性TNF-α以及细胞膜表面的TNF-α高亲和性结合，通过抑制TNF-α活性起控制炎症、阻断病情进展的作用。1998年11月获FDA批准上市。2020版NCCN指南推荐用于SR-cGVHD。

10. 抗CD20单克隆抗体　一项Ⅱ期前瞻性研究中对24例cGVHD患者使用抗CD20单抗+泼尼松+环孢素作为一线治疗，结果显示，1年ORR达83%（29% CR+54% PR），OS率达83%，累积NRM仅14%，复发率仅9%，提示加用抗CD20单抗可能使患者在生存方面获益，而且不影响其移植物抗肿瘤效应（GVL）。但近期一项研究发现，cGVHD患者的调节性B细胞（Br cell）有明显缺陷，且Br cell数量与cGVHD严重程度密切相关，有持续初始B细胞减少的患者在应用抗CD20单抗后甚至出现cGVHD加重，这可能与其造成Br cell减少有关，因而我们推测在以Br cell减少为主要机制的cGVHD患者中应用抗CD20

单抗效果不佳。利妥昔单抗由罗氏开发，1997 年 11 月获准在美国上市，商品名为 Rituxan，该产品主要用于非霍奇金淋巴瘤和淋巴细胞白血病的治疗，为全球首个获批的 CD20 类单抗，2000 年在国内上市，目前推荐用于 SR-cGVHD。另一个 FDA 批准上市的 CD20 单抗 ofatumumab 尚处于临床试验阶段。

11. neihulizumab（AbGn-168H） 是一种免疫检查点激动剂抗体，可调节 T 细胞稳态。独特的作用机制提供了对 T 细胞稳态的自然调节，可在晚期活化的 T 细胞中优先诱导细胞死亡，而不会影响静止的 T 细胞和早期活化的 T 细胞。由于炎症条件下的致病性 T 细胞通常处于晚期活化状态，因此消除该细胞群体可能会调控 T 细胞相关疾病（如 GVHD）的自身免疫炎症。目前 neihulizumab 用于 GVHD 的临床研究均在进行中，尚无结果展示。

12. 那他珠单抗 是一种 α_4 整合素的单克隆抗体，可以有效抑制免疫活性。临床上那他珠单抗是一种用于治疗多发性硬化和克罗恩病的新型生物制剂，于 2004 年 5 月通过 FDA 快速通道审批上市。一项来自美国的临床研究（NCT02176031）显示，那他珠单抗联合糖皮质激素治疗初治胃肠道（GI）GVHD 的患者，第 28 天整体反应率为 57.1%（12/21），其中 7 例完全缓解，但试验过程中严重不良事件发生率达 38.1%（8/21）。另一项 NCT02133924 研究正在进行中，期待能获得满意的结果。

13. 阿仑单抗 为抗 CD52 单克隆抗体，CD52 是一种存在于 B、T 淋巴细胞表面的抗原，其作用机制是结合至 B、T 淋巴细胞表面后导致抗体依赖性细胞溶解，2020 版欧洲血液和骨髓移植协会（EBMT）指南及 NCCN 指南推荐用于 SR-aGVHD，另 NCCN 指南推荐也可用于 SR-cGVHD。2001 年 5 月获 FDA 批准上市，目前尚未在国内上市。

14. 抗 CD40L 单抗 研究显示，阻断 CD40L 可有效破坏与免疫激活相关的关键信号转导。BMS-986004 是百时美施贵宝研发的一款抗 CD40L 单抗，目前正在开展一项联合他克莫司及西罗莫司预防 GVHD 的Ⅰ/Ⅱ期临床研究（NCT03605927），主要终点为Ⅱ~Ⅳ级 aGVHD 的发生率（时间范围：HSCT 后 1 年），次要终点为 HSCT 后 1 年的 cGVHD 发生率，该研究仍在招募中。

15. 抗 CD30 单抗 brentuximab vedotin 是 2017 年经 FDA 批准用于治疗某些类型的癌症（如霍奇金淋巴瘤）的药物。有研究显示，患 aGVHD 的患者 CD30 蛋白水平升高。麻省总医院开展了一项 brentuximab vedotin 治疗 SR-aGVHD 的Ⅰ期临床研究（NCT01596218），试图确定可以给予 GVHD 患者最安全的 brentuximab vedotin 剂量。该研究已完成，但目前尚无结果发布。

16. CD25 单抗 代表药物为巴利昔单抗，能特异地与激活的 T 淋巴细胞上的 CD25 抗原高亲和性结合，从而阻断 IL-2 与 IL-2 受体结合，抑制 T 细胞增殖。适用于 SR-aGVHD，由诺华公司研发，于 1998 年获 FDA 批准上市，2004 年国内获批上市。EBMT 共识推荐的另一种用于 SR-aGVHD 的 CD25 单抗为达克珠单抗，可以选择性结合高亲和力白细胞介素-2 受体亚基 CD25，2016 年获 FDA 批准上市。

17. 托珠单抗 罗氏公司生产的托珠单抗是一种 IL-6 受体单克隆抗体，商品名雅美罗，于 2010 年通过 FDA 审批在美国上市，用于类风湿性关节炎的治疗，2013 年获得进口注册引入国内。2020 版 NCCN 指南推荐用于 SR-aGVHD。

18. 维多珠单抗 是由武田研发的一款人源化单抗药物,通过特异性结合 $\alpha_4\beta_7$ 整合素,阻断 $\alpha_4\beta_7$ 与黏膜地址素细胞黏附分子-1 结合,从而阻止淋巴细胞进入肠黏膜,进而有效降低肠道炎症反应。2014 年 5 月获 FDA 批准上市,2020 年 3 月在国内获批上市,2020 版 EBMT 共识推荐用于 SR-aGVHD。此外,武田正在开展一项维多珠单抗预防 aGVHD 的Ⅲ期临床研究(NCT03657160),计划招募约 558 名参与者,以 1∶1 的比例随机分配到维多珠单抗 300mg 或安慰剂组,预计 2021 年完成,将为维多珠单抗扩大适应证提供线索。

19. 帕比司他(panobinostat) 是 2015 年 2 月由 FDA 批准上市的组蛋白脱乙酰酶(HDAC)抑制剂,由 NOVARTIS PHARMS 公司研发。一项帕比司他联合糖皮质激素用于 aGVHD 的Ⅰ/Ⅱ期临床研究显示,整体反应率为 93.8%(15/16)。另一项 panobinostat 联合西罗莫司及他克莫司在预防 GVHD 的Ⅱ期临床试验中,部分结果显示Ⅲ度 aGVHD 的发生率为 14.3%(1/7),中度 cGVHD 的发生率为 16.7%(2/12),无更严重 GVHD 发生。期待更多Ⅲ期临床研究结果为帕比司他用于 GVHD 提供更可靠数据支持。

20. KD025 是一种选择性 Rho 相关卷曲螺旋蛋白激酶 2(ROCK2)抑制剂,主要通过抑制 STAT3、IRF4 和 RORγt 的信号转导,而降低 T 细胞因子 IL-21 和 IL-17 的释放,同时还通过增加 STAT5 活性以增加 Foxp3+Tr cell 的表达,使得效应 T 细胞数量减少,Tr cell 水平重建。虽然 T 细胞介导的炎症是 aGVHD 的主要特征,但纤维化往往是 cGVHD 的最终结果,因此 ROCK 激酶系统作为纤维化的常见最终途径至关重要。目前正在进行Ⅱ期临床试验(NCT03640481)。烨辉医药获得 KD025 的中国区开发权,尚处于 IND 阶段。

21. 吗替麦考酚酯(MMF) MMF 适用于 GVHD 的二线治疗,1995 年 FDA 批准上市用于接受同种异体肾脏或肝脏移植的患者中预防器官排斥反应,1997 年在国内上市。

22. F-652 是亿帆医药研发的一种 IL-22-Fc 融合蛋白,IL-22 最早在 IL-9 诱导的 T 细胞和肥大细胞中被发现,属于 IL-10 蛋白家族成员,曾被称为白介素-10 相关的 T 细胞诱导因子。IL-22 有 2 个受体,分别是 IL-22 R1 和 IL-22 R2。F-652 发挥其生物学功能是通过结合 IL-22 R1 和 IL-22 R2,进而激活下游 STAT3 信号通路而实现的。IL-22 R1 主要表达在上皮细胞、皮肤、肠道、肝细胞、胰腺腺泡细胞、肾、脂肪等,血液细胞、免疫细胞不表达 IL-22 R1 受体,不是 F-652 的靶器官。因此,F-652 不直接参与和促进炎症反应。目前正在进行一项Ⅱa 期临床研究(NCT02406651),旨在研究 F-652 与全身性皮质类固醇联用对新诊断为Ⅱ~Ⅳ度肠道 aGVHD 的受试者的安全性及有效性,已停止招募,暂无结果发布。

23. MaaT013 法国 MaaT Pharma 公司研发的一种含有高丰度菌群的活菌灌肠制剂,属于标准化的粪便移植(fecal microbiota transplantation,FMT)。正在进行一项Ⅱ期临床试验(Heracles 研究),该试验旨在验证 MaaT013 在治疗接受同种异体造血干细胞移植后患有 SR-aGVHD 患者的安全性与疗效。已停止招募,尚未发布结果。

24. CD24fc 由美国昂科免疫公司(OncoImmune)开发,通过抑制 Siglec-10 而下调 NF-κB 活性,并且抑制促炎细胞因子如 TNF-α、IL-6 和 IL-1 的表达。2019 年 1 月,完成了以预防 GVHD 为适应证的Ⅱ期临床试验。该Ⅱ期临床试验旨在确定 CD24Fc 用于 GVHD 的最大耐受剂量，最后一名患者于 2018 年 12 月完成，研究显示了 CD24Fc 极好的安全性和耐受性。目前正在进一步开展 CD24Fc 联合甲氨蝶呤及他克莫司预防异基因造血干细胞移植后 aGVHD 的Ⅲ期临床研究，预计 2024 年完成。

25. OCU300　Ocugen 公司致力于眼部移植物抗宿主病（ocular graft versus host disease，oGVHD），以往的 OCU200 是一种抗血管生成的肿瘤抑素融合蛋白，用于治疗年龄性黄斑变性，OCU300 主要通过两个方面改进以对 oGVHD 患者有效：一是无防腐剂配方可以预防角膜损坏，二是采用眼科纳米乳剂技术，药物将在患者眼睛的表面停留更长的时间，并改善对靶组织的吸收，从而提高其有效性，FDA 已于 2017 年批准该药为 oGVHD 孤儿药。现正在进行Ⅲ期临床研究，已完成试验，但尚未发布结果。

26. 体外光分离置换疗法（extracorporeal photopheresis，ECP）　严格意义上来说，ECP 并不是一种新的药物，应属于新型的医疗技术。ECP 是指通过机器在体外实时分离患者血液中的白细胞、红细胞和血小板，红细胞和血小板会立即回输，而白细胞则在与光照增敏药物（如甲氧沙林）混合后经历紫外线 A 辐照后再回输的过程。尽管 ECP 可能有益的确切原因尚不完全清楚，但研究人员认为经历 ECP 后的淋巴细胞引起 GVHD 的风险降低。一项来自 MD 安德森癌症中心的Ⅱ期临床试验（NCT00609609）显示，ECP+皮质类固醇治疗 aGVHD 在第 56 天时缓解率高于单纯皮质类固醇治疗（65% vs 53%），此外，包含 ECP 的 GVHD 预防方案也展现出一定疗效（NCT00639717）。这一新型技术的具体应用细节还有待进一步探索和标准化。

二、抗移植物抗宿主病药物的研发展望

GVHD 发生数虽然随着造血干细胞移植的广泛运用而增加，但由于造血干细胞移植本身人群比例较低，因此仍属于罕见病范畴。FDA 授予了相关鼓励及政策优惠，吸引着更多新药针对 GVHD 细分人群进行开发。在我国，对 GVHD 新药的开发有限。在单抗市场，随着未来几年内单抗明星产品陆续面临专利到期，国产单抗的研发正在成为热门领域，但目前多集中在曲妥珠单抗、贝伐珠单抗、利妥昔单抗、阿达木单抗等几个热门品种，其中仅有利妥昔单抗仿制品适用于 GVHD 治疗。此外，嘉禾生物的英夫利昔单抗和百奥泰的 BAT1806（托珠单抗注射液）已进入Ⅲ期临床研究，但目前针对适应证均为类风湿性关节炎，这两类单抗也有在 GVHD 患者中尝试。对于酪氨酸激酶抑制剂，2019 年，正大天晴和齐鲁制药的 JAK 抑制剂枸橼酸托法替布片先后通过审批，其他多家企业也随后开展了申报；百济神州研发的国产 BTK 抑制剂泽布替尼也已分别于 2019 年、2020 年在美国和国内获批上市，但目前适应证还仅为成人套细胞淋巴瘤、慢性淋巴细胞白血病。总体来说，我国 GVHD 新药的研发与其他药物类似，同样存在缺乏创新、品种申报不均及多为仿制药的问题。

GVHD 发病机制复杂，常涉及 T 细胞、B 细胞等多种亚群失常及各种各样细胞因子的

参与,一线治疗失败后往往不是某种药物、某一靶点能起到一针见血的作用,通过不同作用机制、多种给药途径的药物的联合用药可能发挥协同作用。目前,针对新靶点的原研药的研发仍以国外医药巨头占主导地位,但这些新型药品通常缺乏购买途径,即便在国内上市,同样存在价格昂贵的问题。国产仿制药可采用老药新用模式,开发更多适用GVHD的新适应证,为广大造血干细胞移植患者提供更经济且优质的治疗选择。

(姜尔烈　许　聪　张凤奎)

参考文献

[1] JAGASIA M H, GREINIX H T, ARORA M, et al. National institutes of health consensus development project on criteria for clinical trials in chronic graft-versus-host disease: I. The 2014 diagnosis and staging working group report. Biology of Blood and Marrow Transplantation, 2015, 21(3): 389-401 e381.

[2] ZEISER R, BLAZAR B R. Acute graft-versus-host disease-biologic process, prevention, and therapy. New England Journal of Medicine, 2017, 377(22): 2167-2179.

[3] HARRIS A C, YOUNG R, DEVINE S, et al. International, multicenter standardization of acute graft-versus-host disease clinical data collection: A report from the mount sinai acute GVHD international consortium. Biology of Blood and Marrow Transplantation, 2016, 22(1): 4-10.

[4] JAGASIA M, ARORA M, FLOWERS M E, et al. Risk factors for acute GVHD and survival after hematopoietic cell transplantation. Blood, 2012, 119(1): 296-307.

[5] SARANTOPOULOS S, RITZ J. Aberrant B-cell homeostasis in chronic GVHD. Blood, 2015, 125(11): 1703-1707.

[6] ALHO A C, KIM H T, CHAMMAS M J, et al. Unbalanced recovery of regulatory and effector T cells after allogeneic stem cell transplantation contributes to chronic GVHD. Blood, 2016, 127(5): 646-657.

[7] FLOWERS M E, MARTIN P J. How we treat chronic graft-versus-host disease. Blood, 2015, 125(4): 606-615.

[8] BRUNSTEIN C G, MILLER J S, MCKENNA D H, et al. Umbilical cord blood-derived T regulatory cells to prevent GVHD: kinetics, toxicity profile, and clinical effect. Blood, 2016, 127(8): 1044-1051.

[9] SOCIE G, SCHMOOR C, BETHGE W A, et al. Chronic graft-versus-host disease: long-term results from a randomized trial on graft-versus-host disease prophylaxis with or without anti-T-cell globulin ATG-Fresenius. Blood, 2011, 117(23): 6375-6382.

[10] CHEN Y B, PERALES M A, LI S, et al. Phase 1 multicenter trial of brentuximab vedotin for steroid-refractory acute graft-versus-host disease. Blood, 2017, 129(24): 3256-3261.

[11] CUTLER C, KIM H T, BINDRA B, et al. Rituximab prophylaxis prevents corticosteroid-requiring chronic GVHD after allogeneic peripheral blood stem cell transplantation: results of a phase 2 trial. Blood, 2013, 122(8): 1510-1517.

[12] LAI Y R, CHEN Y H, HU D M, et al. Multicenter phase Ⅱ study of a combination of cyclosporine a, methotrexate and mycophenolate mofetil for GVHD prophylaxis: results of the Chinese Bone Marrow Transplant Cooperative Group (CBMTCG). Journal of Hematology & Oncology, 2014, 7(1): 59.